Evelyn Tribole
Elyse Resch
Intuitiv essen

GOLDMANN

Buch

Endlich Schluss mit dem Diätwahn! Wer bewusst und ohne Schuldgefühle isst und auf seinen Körper hört, der wird lernen, seinen Körper zu akzeptieren. So fällt es ganz leicht, stressfrei und auf natürliche Weise zu einem gesunden Gewicht zu finden und, was am wichtigsten ist, sich beim Essen endlich wohlzufühlen!
Die Autorinnen haben Ihren Bestseller für diese Ausgabe aktualisiert und ergänzt.

Autorinnen

Evelyn Tribole ist Ernährungswissenschaftlerin mit eigener Praxis. Sie war Ernährungsexpertin bei »Good Morning America« und nationale Sprecherin der American Dietetic Association. Sie lebt in Newport Beach, Kalifornien.

Elyse Resch ist seit 30 Jahren als Ernährungstherapeutin mit eigener Praxis tätig. Ihr Spezialgebiet sind Essstörungen, intuitives Essen und präventive Ernährung. Sie lebt in Beverly Hills, Kalifornien.

Außerdem von Evelyn Tribole und Elyse Resch
im Programm

Intuitiv essen – das Workbook

auch als E-Book erhältlich

EVELYN TRIBOLE
ELYSE RESCH

INTUITIV ESSEN

Schluss mit dem Diätwahn: Genuss ohne schlechtes Gewissen

Aus dem Amerikanischen
von Gabriele Lichtner

GOLDMANN

Die überarbeitete amerikanische Originalausgabe erschien 2020 unter dem Titel »Intuitive Eating« bei St. Martin's Essentials, St. Martin's Publishing, New York.
Das Buch ist ursprünglich unter dem Titel »Intuitiv abnehmen« im Goldmann Verlag erschienen.

FSC
www.fsc.org
MIX
Papier | Fördert gute Waldnutzung
FSC® C014496

Penguin Random House Verlagsgruppe FSC® N001967

1. Auflage
Deutsche Erstausgabe Dezember 2024

Redaktion: Andrea Kalbe
Dieses Buch wurde im Auftrag von St. Martin's Press LLC durch die Literarische Agentur Thomas Schlück GmbH, 30827 Garbsen, vermittelt.
Umschlag: Uno Werbeagentur, München
Satz: Uhl + Massopust, Aalen
Druck und Bindung: GGP Media GmbH, Pößneck
Printed in Germany
CH · MW

ISBN 978-3-442-18020-2

www.goldmann-verlag.de

Wir widmen dieses Buch
unseren ehemaligen und gegenwärtigen Klientinnen
und zukünftigen intuitiven Esserinnen
und den für dieses Ziel arbeitenden
Gesundheitsexpertinnen und -experten:
Mögen Ihnen Würde, Gesundheit
und Glück beschieden sein – unabhängig von
Körpermaßen oder Körperform.
Mögen Sie niemals an Ihrer inneren Weisheit
und Ihren Erfahrungen zweifeln.

Inhalt

Vorwort

Intuitiv essen erschien in englischer Sprache unter dem Titel *Intuitive Eating* zum ersten Mal im Jahr 1995. Im Laufe der Jahre haben Hunderttausende Menschen dieses Buch gelesen. Während des Lesens hatten sie im Innersten das Gefühl, genau zu verstehen, was wir meinten. Wir haben viele Briefe und E-Mails bekommen, in denen stand: »Sie schreiben über mich« oder »Woher wissen Sie, dass ich mich so fühle« oder »Endlich versteht es jemand«. Aber während viele das Buch verstanden haben, gibt es andere, die fragten, was intuitives Abnehmen wirklich bedeutet. Werden wir von unserem Instinkt geleitet? Wissen wir einfach, was und wie viel und wann wir essen sollen? Bei der Vorstellung dieser vierten Ausgabe möchten wir daher die Gelegenheit ergreifen und so klar wie möglich beantworten, was intuitives Essen wirklich ist.

Um zu verstehen, warum wir mit all der für einen intuitiven Esser nötigen Weisheit geboren wurden, sind ein paar Grundkenntnisse über das menschliche Gehirn hilfreich. Wir können uns dann besser vorstellen, wie wir das Leben eines intuitiven Essers führen können, obwohl wir täglich mit schier unendlichen Wahlmöglichkeiten natürlicher und verarbeiteter Nahrungsmittel bombardiert werden – und mit den unerbittlichen Diätbotschaften, von denen es nur so wimmelt.

Wir Menschen funktionieren über das dynamische Zusammenspiel von Instinkt, Fühlen und Denken, zwischen denen das Gehirn der Vermittler ist und die zusammenarbeiten, um unser Leben zu dirigieren. Der Psychiater und Achtsamkeitsexperte Daniel Siegel nennt diesen Prozess »Mindsight« (innere Sicht). Es gibt drei Gehirnregionen, die für diese machtvolle Integration verantwortlich sind:

Die erste Region, der Hirnstamm, wird auch Reptilienhirn genannt, denn als die frühen Reptilien die Erde bevölkerten, agierten und reagierten sie ausschließlich nach ihrem Instinkt, der von diesem Teil gesteuert wird. Sie überlegten nicht und fühlten nicht – sie agierten einfach. Im Verlauf der Evolution entwickelte sich mit der Entstehung der Säugetiere auch eine andere Ebene der Hirnfunktion, das limbische System. Es ist verantwortlich für die Emotionen und soziales Verhalten. Die hier entstehenden Gefühle überlagern die instinktiven Reaktionen des Reptilienhirns. Die Instinkte, die im Stammhirn entstehen, werden zum limbischen System gesandt, wodurch die Wahrnehmung erweitert wird (Levine 1997). Schließlich entwickelte sich die dritte Hauptregion des Gehirns, das rationale Gehirn oder der Cortex. Das rationale Gehirn führt die Instinkte und Gefühle der anderen beiden Gehirnregionen zusammen, kontrolliert diese aber nicht, sondern nimmt die instinktiven und gefühlsmäßigen Teile unseres Wesens wahr und wägt sie ab. Im rationalen Gehirn entstehen Gedanken und Sprache.

Intuitives Essen umfasst alle drei Teile des menschlichen Gehirns. Bis zum Kleinkindalter folgen wir diesem Prozess der Ernährung unwillkürlich. Wenn wir älter werden, entscheiden wir häufiger auch aufgrund von Gedanken und Gefühlen, was und wie wir essen. Unseren Klientinnen und Klienten erklären wir oft, dass wir nicht nur aus Zunge und Magen, sondern auch aus unserem Geist bestehen – unserem Verstand und unserer Psyche. Häufig hören wir: »Ich dachte, dass ich als intuitiver Esser alles essen könnte, was ich will. Also esse ich jetzt, was ich möchte und so viel wie ich möchte, wann immer ich mich danach fühle!« Diese Auffassung verzerrt den Grundsatz des intuitiven Essens. Es stimmt schon: Schließen Sie Frieden mit dem Essen und essen Sie, was Ihrem Gaumen gefällt. Geben Sie sich die Freiheit, ohne Bedingungen zu essen, und essen Sie so viel, wie Sie brauchen, um Ihren Körper zufriedenzustellen. Aber immer zu essen, wenn Sie gerade Lust dazu haben, ohne auf Ihren Hunger oder auf Ihr Sättigungsgefühl zu achten, wäre sicher keine sehr befriedigende Erfahrung und könnte Ihnen körperliches Unwohlsein bereiten. Sich auf die Sättigungshinweise Ihres Körpers einzustellen, ist ein wichtiger Teil des intuitiven Essens.

Als intuitiver Esser vertrauen Sie Ihrem Gehirn, denn es ist Teil Ihres Körpers. Während Sie die Prinzipien des intuitiven Essens anwenden, legen Sie Informationen in den Gedächtnis-»Ordnern« ab, die in Ihrem Gehirn gelagert sind. Wenn Sie Hunger haben, müssen Sie für die Entscheidung, was Sie essen, einige dieser Ordner hervorholen. Sie werden einschätzen, wie hungrig Sie sind, und dann überlegen, welche Nahrungsmittel Ihren Hunger und Ihre Geschmacksknospen zufriedenstellen können. Vielleicht stellen Sie sich auch verschiedene Nahrungsmittel bildlich vor, ihren Geschmack, ihre Konsistenz, ihre Temperatur. Vielleicht öffnen Sie ebenfalls den Ordner, in dem vergangene Essenserfahrungen abgelegt sind, und fragen sich, ob das, was Sie gerade wählen wollen, ein anderes Mal gut für Sie war. Hat das Essen lange vorgehalten? Hat es Ihren Blutzucker hochgepusht, nur damit Sie bald darauf schon wieder Hunger bekamen? Hatten Sie nachher Verdauungsprobleme? Oder haben Sie dieses Essen voll und ganz genossen und wollen Sie es nun wieder haben? Auch Ihre Gefühle können ins Spiel kommen, wenn Sie Lust haben zu essen. Sind Sie vielleicht emotional aufgewühlt und wollen essen, um sich zu trösten und zu beruhigen? Oder haben Sie Langeweile und denken an bestimmte Nahrungsmittel, um sich zu zerstreuen? All dies könnte Ihre Entscheidung beeinflussen, was Sie essen und ob Sie überhaupt essen.

Am Anfang Ihrer Reise mit dem Ziel, wieder ein intuitiver Esser zu werden, werden Ihnen Hunger, Sättigung, Zufriedenheit, Gedanken und Gefühle rund ums Essen wahrscheinlich in extremem Maß bewusst sein. Ihr Gehirn muss dauernd mit Zunge und Magen in Einklang gebracht werden. Aber während Sie geübter darin werden, Ihre inneren Signale wahrzunehmen, übernehmen die Instinkte und Ihre intuitive Weisheit nach und nach eine größere Rolle im Essensprozess. Beim intuitiven Essen geht es also darum, dass Sie darauf zurückkommen, die für Sie nötigen Informationen abzurufen – Ihre Reptilien-Instinkte, Ihre Emotionen und Ihre rationalen Gedanken.

Wir können kaum glauben, dass es schon fünfundzwanzig Jahre her ist, dass *Intuitiv essen* zum ersten Mal erschien. Auch wenn diese Zeit schnell vergangen ist, war sie angefüllt mit vielen wichtigen Erfahrungen. Wir haben unzählige Anrufe, E-Mails, Social-Media-Messages und Briefe von Menschen aus allen Teilen der USA und aus der ganzen Welt erhalten. Dadurch sind wir in Kontakt mit Menschen gekommen, die wir ohne dieses Buch niemals kennengelernt hätten. Wir haben viele Geschichten darüber gehört, wie *Intuitiv essen*

Leben verändert und Beziehungen zum Essen und zum Körper geheilt hat. Wir haben mit Menschen gesprochen, die am Anfang ihrer Reise waren und sich an uns wandten, weil sie einen stärker auf sie zugeschnittenen Prozess brauchten – in persönlichem, telefonischem oder virtuellem Kontakt. Viele haben uns ihren Dank ausgedrückt, für die das Buch der Einstieg zur Heilung war, mit dem sie den Prozess erfolgreich allein durchführen konnten.

Nicht selten wurden wir gefragt, ob wir in anderen Landesteilen Ernährungstherapeuten empfehlen können, die mit intuitivem Essen vertraut sind. Um unsere Botschaft zu verbreiten, haben wir weltweit mehr als tausend Experten als zertifizierte professionelle Berater und als zertifizierte Laienberater für intuitives Essen ausgebildet. Wir haben Vorträge gehalten, sind im Fernsehen aufgetreten und wurden im Hörfunk und für Podcasts interviewt. In Zeitungs- und Zeitschriftenartikeln und im Internet sind wir zitiert worden. Außerdem haben uns Kollegen um Erlaubnis gebeten, *Intuitiv essen* zur Grundlage von College-Vorlesungen, Workshops und Seminaren zu machen.

Diese Erfahrungen waren für uns sehr wichtig. Wir konnten unsere Arbeit, die wir vorher nur in unseren Praxen, übers Telefon oder virtuell durchgeführt hatten, ausweiten. Wir konnten die Philosophie von *Intuitiv essen* an diejenigen weitergeben, die wir nie erreicht hätten, wenn es das Buch nicht gegeben hätte.

Es hat uns sehr berührt zu erfahren, dass *Intuitiv essen* das Leben so vieler Menschen verändert hat. Nicht wenige waren nach Jahren gescheiterter Diäten verzweifelt und schöpften nach dem Lesen von *Intuitiv essen* zum ersten Mal wieder Hoffnung. Manche erzählten uns, dass sie ihren Kopf von den strafenden und obsessiven Gedanken über ihr Essverhalten und ihre Körperwahrnehmung befreien konnten und dass diese Klärung Platz für positives Denken und den Entschluss schuf, tiefgreifende Veränderungen in ihrem Leben anzugehen. Viele berichteten von einem neuen, starken Gefühl der Selbstachtung, weil die Arbeit an einem Prozess, der den Wert ihrer inneren Stimme anerkennt, ihnen Stärke verlieh. Durch *Intuitiv essen* haben sie gelernt, der Weisheit zu vertrauen, die immer in ihnen vorhanden, aber durch Jahre des Selbstzweifels verschüttet worden war. Der Zweifel an den ihnen angeborenen Essenssignalen hatte dazu geführt, dass sie auch an ihren Einstellungen zu vielen anderen Aspekten ihres Lebens gezweifelt hatten.

Wir haben Geschichten von Menschen gehört, die sich aus von Missbrauch geprägten Beziehungen lösten, von Menschen, die sich mit ihnen Nahestehenden, mit denen sie zerstritten waren, wieder versöhnten, und von Menschen, die bedeutende berufliche Veränderungen in Angriff genommen haben, nachdem sie ihren ständigen Kampf mit dem Essen und ihrem Körper nicht mehr zu führen brauchten. Uns wurde auch von Liebesbeziehungen berichtet, die für einige nicht möglich gewesen wären, solange sie mit Sorgen um ihren Körper und dem neuesten, zum Scheitern verurteilten Diätversuch beschäftigt waren. *Intuitiv essen* hat all diesen Menschen die Freiheit gegeben, mit ihrem eigentlichen Leben fortzufahren, weil sie Selbstzweifel und Verzweiflung hinter sich lassen konnten. (Es muss jedoch bedacht werden, dass Menschen mit einem höheren Gewicht wahrscheinlich weiterhin Diskriminierungen ausgesetzt sein werden, auch wenn sie intuitive Esser geworden sind.)

Intuitiv essen hat auch das Leben vieler unserer Berufskolleginnen und -kollegen verändert. Bei jeder Konferenz, an der wir teilnehmen, hören wir von Ernährungstherapeuten und Psychotherapeuten, wie dankbar sie sind, dieses Buch zu haben, um es an ihre Patienten weiterzugeben. Auch wir selbst haben festgestellt, wie hilfreich es ist, ein Buch zur Hand zu haben, das wir unseren Patienten mit nach Hause geben können, damit sie jederzeit darin nachschlagen können. Manche haben uns sogar gesagt, dass es ihnen hilft, sozusagen einen Teil von uns mit sich nehmen zu können, falls sie Unterstützung brauchen!

In dieser vierten Ausgabe von *Intuitiv essen* haben wir einige Teile hinzugefügt, durch die wir hoffen, eine breitere Leserschaft zu erreichen und allen noch mehr Werkzeuge zur Verfügung zu stellen. Wir haben im Kapitel zum Thema intuitives Essen bei Kindern und Jugendlichen einen Abschnitt mit aufgenommen, in dem wir babygesteuerte Beikosteinführung/feste Nahrung behandeln. Damit wollen wir Eltern helfen, die angeborene innere Essensweisheit ihrer Kinder zu bewahren. Und wir möchten Eltern dabei helfen, eine schwierige Beziehung wieder zu heilen, die sich vielleicht bei ihren Kindern rund ums Essen entwickelt hat. Wie schön wäre es, wenn alle Kinder das ihnen angeborene intuitive Essen ihr ganzes Leben lang beibehalten könnten!

Außerdem haben wir das Kapitel über die Forschung, die sich mit der Wirkung von intuitivem Essen beschäftigt, erweitert. Als wir das Konzept des intuitiven Essens entwickelten, haben wir Hunderte Untersuchungen durchgesehen, die zusammen mit unserer klinischen Erfahrung die Grundlage für die Prinzipien des intuitiven Essens bildeten. Auch wenn unser

Konzept auf Annahmen beruht, die durch Untersuchungen abgesichert sind (oder genauer gesagt davon angeregt sind), ist das nicht dasselbe, als wenn wir sagen: »Untersuchungen zeigen, dass intuitives Essen tatsächlich wirkt.« Nun können wir das.

Als *Intuitiv essen* zum ersten Mal erschien, hatten wir keine Ahnung, dass unser Konzept so viele Untersuchungen anregen würde. Heute gibt es bereits mehr als 125 allein zum intuitiven Essen, und darüber hinaus werden zurzeit einige weitere durchgeführt. In dieser Neuausgabe erörtern wir die spannende Forschung zur interozeptiven Wahrnehmung, auf der das intuitive Essen beruht. Bei der interozeptiven Wahrnehmung handelt es sich um unsere Fähigkeit, Vorgänge im Körperinnern wahrzunehmen. Dazu gehören zum Beispiel körperliche Zustände wie eine volle Blase oder Herzrasen sowie Sättigungs- und Hungeranzeichen. Jedes Signal entspricht einem empfundenen Gefühl im Körper, das einzigartig ist, vergleichbar mit einem Fingerabdruck. Wenn wir mittels interozeptiver Wahrnehmung auf unseren Körper hören, haben wir eine Fundgrube an Informationen, um unsere biologischen und psychologischen Bedürfnisse zu befriedigen! In anderen Worten, unsere Wünsche, Bedürfnisse und Emotionen sind stark an die direkte Erfahrung von Wahrnehmungen im Körper im gegenwärtigen Moment gebunden. Die Prinzipien intuitiven Essens wirken entweder indem die interozeptive Wahrnehmung verstärkt wird oder indem die Hindernisse für die Nutzung dieser »Superkraft« beseitigt werden. Diese Hindernisse entstehen normalerweise im Kopf in Form von Regeln, Glaubenssätzen und Gedanken.

Den Schwerpunkt dieses Buches bildet auch weiterhin das

Thema Zufriedenheit als treibende Kraft beim intuitiven Essen. Sie werden sehen, wie tiefgreifend die durchs Essen zu erlangende Zufriedenheit durch alle anderen Prinzipien in diesem Buch beeinflusst wird. Darüber hinaus haben wir im ganzen Buch an vielen Stellen Aktualisierungen vorgenommen. Zum Beispiel sind wir im Laufe der Jahre sensibel dafür geworden, welche Wirkung die Erwähnung von Zahlen auf unsere Leser hat. Ob sich diese auf ihr Körpergewicht, ihre Körpergröße oder auf Portionsgrößen beziehen, diese Zahlen können zu Vergleichen und negativen Gefühlen führen. Daher haben wir so weit wie möglich auf die Angabe von Zahlen verzichtet. Darüber hinaus haben wir die meisten auf das Gewicht bezogenen Feststellungen entfernt, weil wir glauben, dass jede Konzentration auf das Gewicht nur das in unserer Kultur existierende toxische Gewichtsstigma aufrechterhält. Dieses Problem ist so allgegenwärtig, dass wir Abschnitte über Diätkultur und Gewichtsstigma angefügt haben, damit Sie leicht verstehen können, wie es Sie beeinflusst, auch wenn Sie nicht bewusst eine Diät machen!

Im aktualisierten Anhang finden Sie wichtige Adressen und Informationen. Die »Schritt-für-Schritt-Anleitung« im Anhang haben wir beibehalten. Diese Übersicht ist eine Wohltat für alte und neue Leser auf ihrer Reise zum intuitiven Essen. Wenn Sie das Buch zum ersten Mal in der Hand haben, können Sie wählen: Vielleicht möchten Sie zunächst das ganze Buch lesen und dann die Übersicht, um sich den Prozess zusammengefasst in Erinnerung zu rufen. Leser, die mit dem Prozess des intuitiven Essens bereits vertraut sind, können diesen Abschnitt nutzen, um das Konzept im Schnellcheck zu wiederholen und zu überprüfen. Oder Sie lesen ein Prinzip nach dem anderen und nutzen gleich anschließend die Übersicht, um zu sehen, ob Sie auf dem richtigen Weg sind. Noch ein Wort zur Reihenfolge der Prinzipien: Manche fühlen sich vielleicht zu einem bestimmten Prinzip hingezogen und möchten es unabhängig von der Reihenfolge lesen. Es gibt keine »richtige Art und Weise«, um intuitives Essen zu verstehen – folgen Sie einfach Ihrem Bauchgefühl, wenn Sie dieses Buch lesen. Welche Herangehensweise Sie auch wählen, wir hoffen, dass die Schritt-für-Schritt-Anleitung ein hilfreiches Werkzeug für Sie ist.

Schließlich möchten wir den vielen Menschen danken, die wir im Laufe der Jahre kennenlernen und mit denen wir arbeiten durften – sie waren unsere Lehrer und Inspiration. Danke!

Einleitung

Wenn man für jede Diät wie bei einem Vielfliegerprogramm Punkte bekäme, hätte sich manch einer schon eine Reise zum Mond und zurück verdient. Die globale Abnehmindustrie hat bis zum Jahr 2023 fast 280 Milliarden Dollar verdient und könnte davon diese Reise für mehrere Generationen finanzieren (Bacon und Aphramor 2011). Wir scheinen unsere Autos mehr zu respektieren als unseren Körper. Stellen Sie sich vor, Sie bringen Ihr Auto regelmäßig zum Mechaniker, damit dieser es neu einstellt; doch nachdem Sie viel Geld und Zeit investiert haben, funktioniert es immer noch nicht. Dafür würden Sie sich ganz sicher nicht selbst verantwortlich machen.* Doch trotz der Tatsache, dass 90 bis 95 Prozent aller Diäten erfolglos sind, machen die meisten Menschen sich selbst dafür verantwortlich, nicht jedoch die Diät! Ist es nicht merkwürdig, dass wir bei einer so hohen Misserfolgsrate von Diäten nicht das *Verfahren an sich* in Frage stellen?

Aber was heißt eigentlich Misserfolg? Traditionell bezieht dieser sich darauf, dass die Mehrheit der Menschen, die eine Diät machen und Gewicht verlieren, dieses wieder zunehmen,

* Der Wirtschaftsbericht umfasst Adipositas-Chirurgie, Nahrungsmittel, Fitnessgeräte und Fitnessstudios, Abnehmprodukte und -programme. https://tinyurl.com/Global-stats

wobei die Mehrheit sogar mehr Gewicht wieder zunimmt. (Studien zeigen, dass bis zu zwei Drittel der Diäthaltenden mehr Gewicht zunehmen, als sie verloren haben!) Sich für die Definition von Misserfolg auf das Abnehmen zu fokussieren, negiert die Wurzel des Problems: Warum sind die Menschen so darauf fixiert, abnehmen zu wollen? Warum schätzt man dünnere Körper mehr als dickere? Warum bewerten Menschen sich selbst aufgrund einer Zahl auf der Waage? Diäten beruhen auf einem grundsätzlichen Fehler: Sie fördern das Gewichtsstigma und erkennen nicht an, dass es Menschen in allen Formen und Größen gibt und jedes einzelne Individuum wertvoll ist. In diesem Buch möchten wir Sie mit Informationen versorgen, die Ihnen helfen, nicht weiter sich selbst und Ihrem Körper Vorwürfe zu machen. Wir werden einige neue Ideen vorstellen, die Ihnen helfen werden, Ihre Individualität und alles, was Ihr authentisches Selbst ausmacht, wertzuschätzen.

Als wir beide uns selbstständig gemacht und begonnen haben, als Ernährungsberaterinnen zu arbeiten, kannten wir uns noch nicht. Doch wir haben unabhängig voneinander erstaunlich ähnliche Beratungserfahrungen gemacht, die uns unsere Arbeit überdenken ließen. Das brachte uns dazu, unsere Arbeitsweise grundlegend anders zu gestalten, und war Jahre später der Auslöser für dieses Buch.

Obwohl wir unabhängig voneinander praktizierten, schworen wir uns beide das Gleiche: Wir wollten nicht mehr mit Gewichtskontrolle arbeiten, was wir als Falle ansahen. Aber während wir versuchten, die Beratung zur Gewichtsabnahme zu vermeiden, bekamen wir von Ärzten weiterhin Patienten überwiesen. Normalerweise hatten sie zu hohen Blutdruck und einen zu hohen Cholesterinspiegel. Was auch immer ihre medizinischen Probleme waren, Gewichtsabnahme wurde als Schlüssel zu ihrer Behandlung angesehen. Wir aber wollten es anders machen. Unsere Patienten sollten erfolgreich sein, sie sollten zu der kleinen Gruppe von fünf Prozent gehören, die tatsächlich abnehmen. Ganz offensichtlich war unser Bewusstsein noch nicht so weit geschärft, um den auf dem Gewicht liegenden Fokus auch nur zu hinterfragen, der in einem großen Teil der Gesellschaft vorherrscht. Auch gab es damals noch nicht die große Menge an Forschung, die wir heute haben und die bedrückende Misserfolgsraten und durch Diäten hervorgerufene Schäden belegt.

Wir entwarfen Essenspläne, angepasst an die Vorlieben und Abneigungen, den Lebensstil und die besonderen Notwendigkeiten unserer Patienten. Diese Pläne beruhten auf dem weithin anerkannten »Austauschsystem«, das von vielen für diabetische Essensplanung und Gewichtskontrolle benutzt wird. Wir sagten unseren Patienten, dass es sich nicht um eine Diät handelte, denn auch damals wussten wir schon, dass Diäten nicht funktionieren. Wir machten uns mit scheinbar vernünftigen Argumenten selbst vor, dass diese Essenspläne keine Diäten waren; schließlich konnten unsere Klienten zwischen Huhn, Pute, Fisch oder magerem Fleisch wählen. Sie konnten einen Bagel oder einen Muffin oder ein Toastbrot essen. Wenn sie unbedingt einen Keks wollten, konnten sie einen haben (nicht fünf!). Sie mussten sich niemals hungrig fühlen. Wenn sie ein unstillbares Verlangen nach einem bestimmten Nahrungsmittel hatten, dann sollten sie es ohne Schuldgefühl essen. Zugleich sagten wir ihnen sanft, aber bestimmt, dass es beim Erreichen ihres Ziels hilfreich sei, sich an ihre Pläne zu halten. Jede Woche wurde gewogen (was wir heute nicht mehr tun würden!) und schließlich erreichten sie ihr Zielgewicht.

Doch nach einiger Zeit riefen uns dieselben Patientinnen und Patienten an und baten erneut um Hilfe. Sie hatten wieder zugenommen. Sie entschuldigten sich dafür, aber aus irgendeinem Grund könnten sie sich nicht mehr an den für sie ausgearbeiteten Plan halten. Vielleicht bräuchten sie jemanden, der sie überwachte? Sie fühlten sich schuldig und demoralisiert.

Obwohl es *unser* Plan war, der nicht funktioniert hatte, nahmen unsere Patienten alle Verantwortung für das Scheitern auf sich. Sie vertrauten uns – wir waren die »großen Ernährungsexpertinnen«, die ihnen geholfen hatten abzunehmen. Daher hatten *sie* etwas falsch gemacht, nicht wir. Mit der Zeit wurde klar, dass irgendetwas mit unserem Ansatz nicht stimmte. All unsere guten Absichten verstärkten nur einige sehr negative, minderwertige Vorstellungen, die unsere Patienten von sich selbst hegten – dass sie nicht genügend Selbstdisziplin hätten, dass sie es nicht schaffen könnten und daher schlecht wären. Das führte zu einer Anhäufung neuerlicher Schuldgefühle.

Das war ein Wendepunkt. Wie konnten wir es moralisch vertreten, unseren Patienten Dinge beizubringen, die ernährungstechnisch und logisch betrachtet gesund zu sein schienen, aber gleichzeitig einen so emotionalen Aufruhr verursachten? Andererseits – wie konnten wir etwas unberücksichtigt lassen, das eine so tiefgreifende Wirkung auf die zukünftige Gesundheit der Patienten hatte? (Diese Art zu denken war uns jedenfalls beigebracht worden.)

Während wir uns mit diesen Fragen herumschlugen, arbeiteten wir uns durch populärwissenschaftliche Literatur und wissenschaftliche Studien, die eine völlige Abkehr von Diäten empfahlen (auch von solchen, die von Ernährungswissenschaftlern empfohlen wurden). Dort wurde eine Art zu essen vorgeschlagen, bei der die Wahl völlig freigestellt wurde, ohne Rücksicht darauf, welche Nährwerte man zu sich nahm. Zunächst waren wir sehr skeptisch, wenn nicht sogar ablehnend. Wie konnten wir als Ernährungswissenschaftlerinnen (offiziell registrierte Diätberaterinnen), die den Zusammenhang zwischen Ernährung und Gesundheit studiert hatten, eine Art zu essen gutheißen, die die Grundlage unseres Wissens zu negieren schien?

Allerdings: Bei den »gesunden« Essensplänen blieben die Menschen an – nicht selten mit Verzweiflung einhergehende – Diäten gebunden, aber das Essen nach Wunsch, wie es in den populärpsychologischen Büchern der späten 1960er und in den 1980er Jahren beschrieben wurde, schien auch nicht zu funktionieren.

Schließlich lösten wir den Konflikt, indem wir das Konzept des intuitiven Essens mit seinen zehn Prinzipien entwickelten. Eine Anmerkung für Angehörige der Gesundheitsberufe: Wir haben erkannt, dass dieser Konflikt, oder diese kognitive Dissonanz, eine häufige Erfahrung für diejenigen ist, die in einem Gesundheitsbereich ausgebildet wurden, der den Fokus auf das Gewicht legt – dass das Gewicht einer Person deren Gesundheit bestimmt. Doch zur Gesundheit gehört viel mehr als das, was man isst – die Beziehung zum Essen, psychische Gesundheit, soziale Determinanten, um nur einige zu nennen. Außerdem ist das Körpergewicht keine Verhaltensweise. Es wird zu einer Reise großen Umlernens und fühlt sich anfangs unangenehm an. Sie sollten nur wissen, dass Sie dabei nicht allein sind.

Unser Buch wurde zu einer Brücke zwischen der wachsenden Anti-Diät-Bewegung und der Gesundheitsgemeinde. Wie kann man gleichzeitig eine Versöhnung mit verbotenen Themen rund ums Essen herbeiführen und gesund essen, ohne jedoch eine Diät zu machen? In diesem Buch sagen wir Ihnen, wie es geht.

Die meisten unserer Klientinnen und Klienten fühlen sich in ihrem Körper nicht wohl, wissen aber nicht, wie sie das ändern sollen. *Intuitiv essen* bietet Ihnen eine neue Art zu essen, bei der Sie nicht kämpfen müssen und die gesund für Körper und Geist ist. Es handelt sich um eine Vorgehensweise, die Sie von den Fesseln einer Diät befreit (die nur zu Entbehrung, Rebellion und neuerlicher Gewichtszunahme führen). Es bedeutet, dass Sie zurück zu Ihren Wurzeln gehen und Ihrem Körper und seinen Signalen vertrauen. *Intuitiv essen* wird nicht nur Ihre Beziehung zum Essen verändern, es wird Ihr Leben verändern. Viele der in diesem Buch erwähnten Klientinnen kamen nur zu uns, um abzunehmen. Doch auch wenn sie sich in ihrem Körper physisch oder psychisch vielleicht unwohl fühlten und glaubten, dass sie nicht gut genug wären, bis sie abgenommen hätten, lernten sie schließlich, sich im »Hier und Jetzt« wohlzufühlen und Dankbarkeit zu empfinden.

Wir verurteilen niemanden für den Wunsch abzunehmen – das ist eine Folge der allgegenwärtigen und problematischen Diätkultur. Dabei handelt es sich um ein gesellschaftliches System von Überzeugungen, Botschaften und Verhaltensweisen, die Wert auf das Gewicht und die äußere Erscheinung einer Person legen, anstatt auf deren Wohlbefinden, was leider ganz üblich und normal geworden ist. Die Diätkultur setzt Dünnsein mit Gesundheit und moralischer Tugend gleich, während sie einige Nahrungsmittel verteufelt und andere in den Himmel hebt. Kaum ein Tag vergeht, an dem man nicht Gespräche hört, Werbung sieht oder durch Social-Media-Posts scrollt, in denen es um schrumpfende Körper geht. Auch im Gesundheitswesen Beschäftigte sind nicht immun gegen die Diätkultur, denn einige setzen Patienten auf Diäten, die Kalorien oder auch ganze Nahrungsmittelgruppen einschränken; dabei gibt es bis heute nicht eine einzige Studie, die zeigt, dass dies nachhaltig oder auf Dauer wirkungsvoll oder unschädlich ist. Traurigerweise weist die Forschung darauf hin, dass Beschäftigte in Gesundheitsberufen die hauptsächlichen Verursacher des Gewichtsstigmas sind.

Das Problem ist, dass jede Konzentration auf die Gewichtsabnahme Ihre Fähigkeit sabotiert, sich wieder mit den intuitiven Essenssignalen Ihres Körpers zu verbinden. Wenn Sie sich auf das Gewicht konzentrieren, richtet sich Ihre Aufmerksamkeit auf äußere Maßstäbe fürs Essen - zum Beispiel die Portionsgrößen oder die Makros der Nahrungsmittel -, anstatt sich mit Ihren inneren Hinweisen zu verbinden. (Daher sagen wir gerne, dass intuitives Essen ein Insider-Job ist.) Wenn Sie sich stattdessen auf Ihren täglichen Fortschritt konzentrieren - zum Beispiel mehr Zufriedenheit aus Ihren Mahlzeiten zu gewinnen und beim Essen und im Leben präsenter zu sein -, wird Ihnen das ein Gefühl der Verbundenheit geben, das zu einem Zustand der Freude und des Wohlbefindens führen kann.

Doch bevor wir fortfahren, möchten wir eine Einschränkung erwähnen. Dieses Buch wurde von zwei weißen Cis-Frauen geschrieben, die dünn sind und dankbar für die vielen Privilegien. Wir haben beide keine Ernährungsunsicherheiten oder Gewichtsstigmata erfahren, die wahrscheinlich viele erlebt haben, die jetzt dieses Buch lesen.

Es ist wichtig, mit einem Experten zu arbeiten, der sowohl in intuitivem Essen ausgebildet ist als auch berufliche Erfahrung mit dem speziellen Problem hat, von dem Sie betroffen sind, zum Beispiel einem Trauma, medizinischer Ernährungstherapie, einer Essstörung oder einer psychischen Krankheit. Hinzu kommt, dass viele Menschen keinen Zugang zu den Ressourcen haben, die sie zum Erlernen dieses Prozesses brauchen und die unbedingt nötig sind. Wir kennen nicht einmal all die Gründe, die vielleicht verhindern, dass Menschen Zugang zu diesen Ressourcen haben. Intuitives Essen ist ein Privileg.

Wir wünschten, dass das Leiden, das so viele in dieser Welt erfahren, nicht existieren würde. Wir werden weiter daran arbeiten, diese Welt zu einer besseren zu machen – zu einer, in der alle Zugang zu intuitivem Essen haben. Intuitives Essen ist ein Werkzeug, und wir lernen kontinuierlich hinzu und streben umfassende Inklusivität an.

Intuitives Essen ist ein mitfühlendes, selbstfürsorgendes Konzept, bei dem alle Körper mit Würde und Respekt behandelt werden.

Die Beziehung, die Sie zu Ihrem Körper haben, und die Beziehung, die sich vielleicht zwischen uns als Autorinnen und Ihnen als Leser bildet, ist uns sehr wichtig. Wir sind demütig offen für Feedback hinsichtlich Verbesserungen.

Wir hoffen, dass Ihr Leben durch intuitives Essen eine positive Wendung nimmt – bei unseren Klientinnen hatte es diese Wirkung.

- »Sagen Sie Ihren Leserinnen auf jeden Fall Folgendes: Wenn sie einen Essanfall haben, kann sich das als eine großartige Erfahrung herausstellen, weil sie in der Folge dieses Anfalls viel über ihre Gedanken und Gefühle lernen.«

- »Wenn Sie eine Zeit lang abwarten, um herauszufinden, ob Sie wirklich Hunger haben, heißt das nicht, dass Sie nicht essen dürfen, wenn Sie merken, dass Sie *keinen* Hunger haben. Es ist nur eine Pause, um sicherzugehen, dass Sie nicht automatisch essen. Wenn Sie trotzdem essen wollen, können Sie das tun!«
- »Wenn ich zu einer Beratungsstunde komme, fühle ich mich, als ob ich zum Beichten zu einem Priester gehe. Das kommt von all den Malen, die ich zu einem Diätberater gegangen bin und ihm nach dem Wiegen sagen musste, dass ich gesündigt hatte. Das Gefühl hat nichts mit Ihnen zu tun, es kommt von der inneren Essenspolizei.«
- »Ich fühle mich, als wäre ich aus dem Gefängnis entlassen worden. Ich bin frei und denke nicht mehr die ganze Zeit nur ans Essen.«
- »Manchmal ärgere ich mich, weil das Essen seine Magie verloren hat. Nichts ist mehr so reizvoll wie vorher, als es verboten war. Ich suche nach dem alten Nervenkitzel, der durch Essen bei mir ausgelöst wurde, aber mir ist klar, dass die aufregenden Momente in meinem Leben nicht mehr vom Essen herrühren.«
- »Mit der Erlaubnis kommt die Wahl. Und es ist ein ungeheuer starkes Gefühl, etwas danach auswählen zu können, was ich selbst möchte, und nicht danach, was mir irgendjemand vorschreibt.«
- »Nachdem ich meine Essanfälle aufgegeben hatte, fühlte ich mich manchmal ziemlich niedergeschlagen und

manchmal sogar voller Wut. Ich merkte, dass das Essen meine schlechten Gefühle überdeckt hatte. Aber es hatte auch meine guten Gefühle überdeckt. Und lieber habe ich gute und schlechte Gefühle, als dass ich gar nichts fühle!«
- »Als ich merkte, wie sehr ich Essen und Diäten benutzte, um mit meinem Leben klarzukommen, wurde mir plötzlich bewusst: Ich muss meine belastende Lebenssituation verändern, wenn ich jemals aufhören will, Essen als Bewältigungsstrategie einzusetzen.«

Anmerkung: Wir erkennen an, dass es sich bei der Geschlechtsidentität (beim Gender) um eine ganze Bandbreite handelt, und in dieser Version von *Intuitiv essen* schreiben wir geschlechtsinklusiv, indem wir genderneutrale Sprache und Pronomen verwenden, es sei denn, wir beziehen uns auf eine spezielle Person, die ihr Pronomen klargestellt hat.

1. Wissenschaftliche Untersuchungen zu intuitivem Essen

Als wir am Anfang unseres Projekts zusammentrugen, was intuitives Essen ausmacht, sichteten wir Hunderte von Studien, die zusammen mit unserer klinischen Erfahrung schließlich die Grundlage für die zehn Prinzipien des intuitiven Essens bildeten. Heute ist die Forschung zum intuitiven Essen belastbarer; mehr als 125 Studien zeigen die Vorteile auf. Langsam setzt sich die Erkenntnis durch, dass intuitives Essen ein erlernbarer Essensstil ist, der das psychische und körperliche Wohlbefinden positiv beeinflusst. In diesem Kapitel werden wir einige Studien ausführlicher vorstellen, die den Prozess, die Vorteile und die Merkmale intuitiven Essens bestätigen, um Ihnen einen Eindruck von den Veränderungen zu geben, die in Ihrem Leben geschehen können, wenn Sie Ihren inneren intuitiven Esser wiederentdecken.

Eine komplette Liste finden Sie im Quellenverzeichnis.

Breites Interesse nach Medienberichten

Obwohl unser Buch bereits 1995 zum ersten Mal veröffentlicht wurde, erwachte erst zehn Jahre später ein breites Interesse der Forschung und Öffentlichkeit an unserer Arbeit. Ausgelöst wurde es von der Veröffentlichung zweier Studien zum intuitiven Essen, deren Ergebnisse globale Aufmerksamkeit in den Medien fanden.

Steven Hawks, Professor für Gesundheitswissenschaft an der Brigham Young University in Provo (Utah) und seine Kollegen veröffentlichten 2005 eine der ersten Untersuchungen, die den Zusammenhang von intuitivem Essen und Gesundheit bei College-Studentinnen erforschte (Hawks et al. 2005). Für diese relativ kleine Studie entwickelten Hawks und Kollegen eine Skala, um intuitive Esser zu definieren (2004), und es zeigte sich, dass diejenigen Frauen, die auf der Skala oben angesiedelt waren, niedrigere Blutfettwerte und ein geringeres Herzerkrankungsrisiko hatten als diejenigen Studentinnen, die auf der Skala unten angesiedelt waren. Es gab also einen deutlichen Zusammenhang zwischen intuitivem Essen und positiven Gesundheitsindikatoren.

Schon kurz darauf traten Dr. Hawks und ich (ET) in der Today Show auf und sprachen über intuitives Essen. Dr. Hawks gab noch einige Interviews, darunter CNN, MSNBC und der *Washington Post.*

Wissenschaftliche Definition und Messung

Im Jahr 2006 veröffentlichte Dr. Tracy Tylka von der Ohio State University eine große Untersuchung mit fast 1100 College-Studentinnen, die sich auf drei Hauptmerkmale intuitiven Essens stützte (Tylka 2006):

1. bedingungslose Erlaubnis zu essen, wenn man Hunger hat, und das zu essen, was man möchte,
2. Essen aus körperlichen Gründen und nicht aus emotionalen,
3. Verlass auf innere Hunger- und Sättigungssignale, die Zeit und Menge des Essens bestimmen.

Tylkas Untersuchung war ein umfangreiches Unternehmen, denn um die Hauptkriterien intuitiven Essens festzulegen und zu überprüfen, wurde eine Reihe von vier Studien durchgeführt. Im ersten Teil wurde die »Intuitive Eating Scale (IES)« (Skala intuitiven Essens) aufgestellt und überprüft, um damit intuitive Esser messen und identifizieren zu können.

Als Nächstes füllten die Studentinnen die Skala intuitiven Essens zusammen mit einer Reihe anderer Tests aus, um auf dieser Grundlage den Zusammenhang zwischen intuitivem Essen und mehreren Indikatoren zu überprüfen, die die geistige Gesundheit, das Körperbewusstsein und Essstörungssymptome widerspiegeln.

Frauen, die auf der Skala hoch angesiedelt waren, wurden als intuitive Esser identifiziert. Verglichen mit denjenigen Frauen, die auf der Skala niedrig angesiedelt waren, waren die intuitiven Esserinnen zufriedener mit ihrem Körper, ohne das Ideal von Magerkeit zu verinnerlichen, was darauf hinweist, dass das Selbstwertgefühl intuitiver Esser mit geringerer Wahrscheinlichkeit darauf beruht, dünn zu sein. Personen, die alle Punkte auf der Skala erreichten, hatten ein hohes Selbstwertgefühl, waren mit ihrem Leben zufrieden, zeigten Optimismus und lösungsorientierte Bewältigungsmechanismen.

Im Jahr 2013 aktualisierte Tylka die Skala intuitiven Essens, indem sie eine noch größere Studie mit 1405 Frauen und 1195 Männern durchführte. Diese Studie überprüfte ein viertes Merkmal intuitiver Esser – die Body-Food Choice Congruence (Übereinstimmung von Essenswahl und Körperbedürfnissen). Sie entspricht dem Prinzip der sanften Ernährung und dem Gefühl, das Essen im Körper auslöst (Tylka und Kroon Van Diest 2013). Dies war das erste Mal, dass die Skala auch bei Männern überprüft wurde.

Tylka und Hawks entwickelten unabhängig voneinander verschiedene Werkzeuge, um die Merkmale intuitiven Essens zu erfassen. Hawks' Skala intuitiven Essens (2004) umfasst vier Komponenten:

1. Intrinsisches Essen (Essen aufgrund innerer Signale)
2. Extrinsisches Essen (Essen aufgrund äußerer Einflüsse wie Stimmung, Gemeinschaft und Essenszugänglichkeit)
3. Anti-Diät-Verhalten (Essen nicht aufgrund von Diäten, Kalorienzählen oder dem Wunsch abzunehmen)
4. Selbstfürsorge (Körperakzeptanz, sich unabhängig von der Körperform um seinen Körper kümmern)

Heute werden bei der Forschung zu intuitivem Essen hauptsächlich Tylkas Skalen verwendet. Bedeutsamerweise ergaben beide dieser Skalen, dass intuitive Esser ein größeres interozeptives Bewusstsein haben. Dieses Konzept ist sehr wichtig, denn es ist Teil der wissenschaftlichen Grundlage für den Prozess intuitiven Essens. Betrachten wir es also näher.

Interozeptives Bewusstsein ist Ihre Superpower: Die Grundlage für intuitives Essen

Interozeptives Bewusstsein. Interozeptives Bewusstsein ist die Fähigkeit, Gefühle im Körperinneren wahrzunehmen. Es geht dabei um eine direkte Erfahrung, die Wahrnehmung eines Gefühls, das im gegenwärtigen Moment existiert – es geht nicht um die Vergangenheit oder die Zukunft. Zum interozeptiven Bewusstsein gehören zum Beispiel grundlegende Zustände wie das Gefühl einer erweiterten Blase, Hunger- und Sättigungsanzeichen und das Spüren aller Emotionen. Jede Emotion löst im Körper ein einzigartiges physisches Gefühl aus. Das Wahrnehmen von Gefühlen liefert wichtige Informationen für die Erfüllung psychischer und biologischer Bedürfnisse. Immer mehr Forschungen zeigen, dass interozeptive Wahrnehmung eng verbunden mit körperlichem und geistigem Wohlbefinden ist (Quadt et al. 2018).

In seinem wegweisenden Buch *How Do You Feel: An Interoceptive Moment with Your Neurobiological Self* (Wie fühlen Sie sich: Ein interozeptiver Moment mit Ihrem neurobiologischen Selbst) beschreibt der Wissenschaftler A. D. Craig den Moment des gespürten Gefühls als *»umfassenden emotionalen Moment«*; das ist der momentane Zustand aller Gefühle, die das *empfindende Selbst* repräsentieren. Wir glauben, das ist einer der Gründe, warum Menschen intuitives Essen als lebensverändernd beschreiben – sie werden auf einer sehr tiefen Ebene wieder mit ihrem fühlenden Selbst verbunden.

Intuitives Essen ist also der persönliche Prozess, seine Gesundheit zu respektieren, indem man den direkten Botschaften des Körpers zuhört und ihnen antwortet, um dessen Bedürfnisse zu befriedigen. Die Prinzipien intuitiven Essens wirken entweder, indem das interozeptive Bewusstsein gestärkt wird oder indem die Hindernisse für die Wahrnehmung und Beantwortung der im Körper empfundenen Gefühle entfernt werden. Diese Hindernisse entstehen meist im Kopf in Form von Regeln, Glaubenssätzen und Gedanken (siehe Tabelle Seite 40).

Das Problem mit der heutigen Ernährungsweise besteht darin, dass viele Menschen ihre Körpergefühle nicht respektieren, geschweige denn ihnen vertrauen. Stattdessen essen sie aufgrund externer Faktoren – nach Regeln und Ernährungsplänen, die letztlich Verwirrung zwischen dem Kopf und dem Körper hervorrufen. Interozeptives Bewusstsein beruht auf inneren Gefühlen, es geht um einen »Inside Job«. Deswegen ist das Essen aufgrund äußerer Faktoren wie dem Zählen von Makros, Kalorien oder Punkten nicht hilfreich, um eine Verbindung zu seinem Körper herzustellen.

Interozeptive Sensitivität. Eine ausgezeichnete Studie aus Deutschland stellte eine wichtige Frage: Woher wissen wir, ob jemand fähig ist, intuitiv zu essen (Herbert et al. 2013)? Da interozeptives Bewusstsein der Schlüsselmechanismus intuitiven Essens ist, verwendeten die Forscher den Goldstandard, um interozeptive Empfindungsfähigkeit zu messen, nämlich den Test zur Wahrnehmung des Herzschlags. Das Schlüsselwort hier ist »Wahrnehmung«. Die Forscher schlossen die Versuchspersonen an Elektroden an, die den Herzschlag jeweils einer Person maßen. Derweil wurden die Versuchspersonen instruiert, ihren Herzschlag zu zählen, indem sie ihn nur wahrnahmen (ohne ihre Finger auf den Puls zu legen). Tatsächlich hatten diejenigen, die mehr Punkte auf der Skala zu intuitivem Essen hatten, eine größere Genauigkeit bei der Wahrnehmung ihres Herzschlags. Für diejenigen, die mehr darüber lesen wollen, haben wir in unserem Arbeitsbuch *Intuitiv essen – das Workbook* eine wahrgenommene Herzschlagaktivität aufgenommen. (Eine wichtige Warnung: Wenn Sie ein Trauma erlebt haben und/oder eine dissoziative Störung hatten, braucht es mehr, um solche Wahrnehmungen wiederherzustellen. Je nach Ihrer speziellen Situation könnte es nötig sein, mit einem Traumaspezialisten oder einer Expertin für intuitives Essen zu arbeiten.)

Interozeptive Reaktionsfähigkeit. Körperbewusstsein selbst ist nur ein Teil des Prozesses, ein intuitiver Esser zu werden. Die Art und Weise, wie ein Individuum diese innerkörperlichen Gefühle würdigt und darauf antwortet, wird als *interozeptive Reaktionsfähigkeit* bezeichnet. Stellen Sie sich vor, Ihre beste Freundin klopft an Ihre Tür, um hilfreiche Neuigkeiten zu überbringen. Obwohl Sie das Klopfen hören, lassen Sie sie nicht herein. Hier geht es um Reaktionsfähigkeit. Eine Studie aus dem Jahr 2017 ergab, dass intuitive Esser ihrem Körper mehr Respekt zollten und eine größere interozeptive Reaktionsfähigkeit hatten. Es hängt alles zusammen. Die Menschen, die ihren Körper respektierten, reagierten auch auf seine Botschaften. Das kulturell verursachte Problem ist jedoch, dass das Gewichtsstigma in Kombination mit dem Einfluss des Patriarchats und der Gesundheitspolizei uns darauf konditioniert hat, unserem Körper und seinen Signalen zu misstrauen.

Wenn Beschäftigte in Gesundheitsberufen oder Wissenschaftler mit unserer Arbeit (oder der Forschung) nicht vertraut sind, finden wir es hilfreich, zuerst das interozeptive Bewusstsein zu erklären. Dies scheint ihre Aufmerksamkeit zu erlangen, woraufhin sie die Verbindung zu intuitivem Essen und dessen Gültigkeit erkennen.

Die Prinzipien intuitiven Essens und interozeptives Bewusstsein

Verbessert das interozeptive Bewusstsein	Entfernt Hindernisse für das interozeptive Bewusstsein
Honorieren Sie Ihren Hunger.	Legen Sie die Diätmentalität ab.
Respektieren Sie Ihre Sättigung.	Schließen Sie Frieden mit dem Essen.
Entdecken Sie den Sättigungsfaktor.	Sagen Sie der Essenspolizei den Kampf an.
Bewegung – fühlen Sie den Unterschied.	Bewältigen Sie Ihre Gefühle mit Freundlichkeit.
	Respektieren Sie Ihren Körper.
	Erhalten Sie Ihre Gesundheit mit sanfter Ernährung.

Studienergebnisse zu Vorteilen und Merkmalen

Allgemeine Vorteile intuitiven Essens

Eine kürzlich durchgeführte Metaanalyse von 24 zwischen 2006 und 2015 durchgeführten Studien ergab, dass intuitives Essen in Zusammenhang mit folgenden Vorteilen steht (Ricciardelli 2016):

- Höhere Körperanerkennung und -zufriedenheit
- Positive Emotionalität
- Höhere Lebenszufriedenheit
- Bedingungslose Selbstachtung und Optimismus
- Psychologische Widerstandsfähigkeit
- Höhere Motivation, sich zu bewegen, wenn der Fokus eher auf Spaß liegt als auf Schuldgefühlen und äußerer Erscheinung

Darüber hinaus stand intuitives Essen in keinem Zusammenhang mit gestörtem Essverhalten, Diäten, schlechtem interozeptiven Bewusstsein und der Verinnerlichung des Ideals, dünn zu sein.

Jugendliche

Sally Dockendorff und Kollegen (2012) wandten Tylkas Skala für intuitives Essen (2006) auf mehr als 500 Mittelschuljugendliche an. Dockendorff identifizierte eine zusätzliche Hauptkomponente intuitiven Essens, und zwar Vertrauen – die

Fähigkeit, den angeborenen Hunger- und Sättigungssignalen des Körpers zu vertrauen. Das heißt, intuitiven Essern dieser Altersgruppe reichte es nicht, sich ihrer Hunger- und Sättigungsanzeichen bewusst zu sein, für die Jugendlichen war es auch wichtig, dass sie diesen Signalen genügend vertrauten, um sich nach ihnen zu richten. Wenn man die wachsende Essensfeindlichkeit und Gewichtsstigmatisierung bedenkt, könnte diese Art Vertrauen ein unerlässliches Merkmal aller intuitiven Esser sein, unabhängig von deren Alter.

Dockendorffs Ergebnisse für diese Gruppe von Jugendlichen stimmten mit denen Tylkas bei College-Studentinnen (2006) überein. Jugendliche, die auf Dockendorffs Skala intuitiven Essens weit oben angesiedelt waren, hatten im Vergleich zur Kontrollgruppe kulturelle Schlankheitsideale weniger verinnerlicht, waren weniger unzufrieden mit ihrem Körper und hatten weniger Stimmungsprobleme. Intuitive Esser waren insgesamt zufriedener mit ihrem Leben und erlebten sich selbst häufiger als gut gelaunt. Dies ist besonders bemerkenswert, weil Jugendliche stark von Hormonschwankungen beeinflusst und außerdem einem hohen Anpassungsdruck in der Peergroup ausgesetzt sind, was ihre Stimmung und ihre Zufriedenheit mit dem Leben beeinflussen kann.

Wie gesund ist die Essensauswahl intuitiver Esser?

Eine Hauptsorge von Kritikern intuitiven Essens gilt einer der wichtigsten Komponenten dieses Essstils – der bedingungslosen Erlaubnis zu essen, was man möchte und immer wenn man Hunger hat. Die Kritiker befürchten, dass die »Erlaubnis« zu essen, was man möchte, zu ungesunder Ernährung und Gewichtszunahme führen würde. Diese Annahme war der Ausgangspunkt einer Studie von Smith und Hawks (2006), die bei einer Gruppe von fast 350 College-Studentinnen und -Studenten untersuchte, welchen Zusammenhang es zwischen den gesundheitlichen Folgen der Essensauswahl und intuitivem Essen gibt. Entgegen den Erwartungen der Kritiker war die Ernährung derjenigen, die hoch auf der Skala angesiedelt waren, vielfältiger als die der Kontrollgruppe. Auch der BMI der intuitiven Esser war niedriger. Darüber hinaus gab es keinen Zusammenhang zwischen der Menge an Junkfood innerhalb der Gesamternährung. Die intuitiven Esser ernährten sich also nicht ungesund. Intuitive Esser berichteten auch von mehr Genuss beim Essen. Interessanterweise wurden mehr Männer als Frauen als intuitive Esser identifiziert (173 Studenten und 124 Studentinnen). Eine wissenschaftliche Überprüfung evaluierte den Zusammenhang zwischen intuitivem Essen und Gesundheitsindikatoren. Sie ergab, dass intuitives Essen mit verbessertem Blutdruck, besseren Blutlipiden und einer besseren Essensaufnahme korreliert (Van Dyke und Drinkwater 2014).

Eine Anmerkung zum Body-Mass-Index (BMI): Der BMI ist sehr problematisch, weil er den Gesundheitsstatus nicht genau widerspiegelt – er ist sogar eine schlechte Bestimmungsgröße für die Gesundheit (wir beschreiben dies genauer auf Seite 284).

Vorläufige Studien weisen darauf hin, dass intuitives Essen mit Gewichtsstabilität zusammenhängt (Tylka et al. 2013), was eine wichtige Determinante für die Gesundheit sein kann. Gewichtsschwankungen (wiederholte Zu- und Abnahme) können dagegen das Risiko für Herzkrankheiten oder Diabetes Typ 2 steigern (Bacon und Aphramor 2011). Bei einigen Menschen kann als Nebeneffekt des intuitiven Essens eine Gewichtsabnahme auftreten, vor allem wenn das intuitive Essen ihnen geholfen hat, ihre Bedürfnisse der Selbstfürsorge zu befriedigen. Es wäre aber ein Fehler, intuitives Essen zum Abnehmen zu empfehlen, denn intuitives Essen beruht auf einem inneren Prozess, während der Fokus auf dem Körpergewicht auf äußeren Faktoren beruht. Es würde außerdem das Gewichtsstigma verstärken und das philosophische Prinzip HAES (Health at Every Size, etwa: Gesundheit bei allen Körpermaßen) konterkarieren, das wir auf Seite 292 ausführlicher besprechen. Eine kürzlich durchgeführte dreijährige zukunftsweisende Studie illustriert dieses Problem. Frauen, die versuchten abzunehmen, verzeichneten im Vergleich zu ihrer Ausgangspunktzahl im dritten Jahr eine *Abnahme* ihrer Punkte auf der Skala (Leong et al. 2016). Darüber hinaus nahm bei diesen Frauen das Binge Eating zu, was mit der Forschung übereinstimmt, die einen Zusammenhang zwischen Diäten und Binge Eating feststellt.

Der Hauptzweck intuitiven Essens ist der Aufbau einer gesunden Beziehung zum Essen, zum Geist und zum Körper. Es handelt sich um ein gewichtsneutrales Modell, was bedeutet, dass der Fokus nicht auf den Körpermaßen liegt, sondern auf der Heilung Ihrer Beziehung zum Essen.

Gesundheit und Wohlbefinden

Positive Gesundheitspsychologie stellt die angenehme Seite emotionaler Zustände dar. Dazu gehören Optimismus, Glück, Genussfähigkeit – alles Eigenschaften, von denen mehrere

Studien gezeigt haben, dass sie Indikatoren für den zukünftigen Grad an Gesundheit und Wohlbefinden sind. Darüber hinaus verstärken und verbinden sich deren Auswirkungen im Laufe der Zeit, sodass die Betroffenen gesünder werden, besser sozial integriert und widerstandsfähiger sind. Auch körperliche Gesundheitsvorteile resultieren nachgewiesenermaßen aus diesen psychischen Zuständen, zum Beispiel ein niedrigerer Spiegel des Stresshormons Cortisol und weniger Entzündungen. Eine Studie von Tylka und Wilcox (2006) mit 340 College-Studentinnen zeigte, dass zwei Hauptmerkmale intuitiven Essens (1. Essen aus körperlichem Grund anstatt aus emotionalen Gründen und 2. Verlass auf innere Hunger- und Sättigungssignale bei der Entscheidung, wann und wie viel gegessen wird) sehr zum psychischen Wohlbefinden beitrugen: Studentinnen mit diesen beiden Merkmalen zeigten mehr Optimismus, psychische Widerstandsfähigkeit, bedingungslose Selbstachtung, positive Emotionen, lösungsorientierte Bewältigungsmechanismen und soziale Problemlösefähigkeit.

Die Ergebnisse dieser Studie betonen einmal mehr, wie wichtig es ist, die eigenen Gefühle wahrzunehmen, sich mit ihnen auseinanderzusetzen und ebenso seine biologischen Hinweise auf Hunger und Sättigung zu respektieren. Diese Ergebnisse bestätigen viele Prinzipien intuitiven Essens *(Honorieren Sie Ihren Hunger; Respektieren Sie Ihre Sättigung; Bewältigen Sie Ihre Gefühle mit Freundlichkeit; Legen Sie die Diätmentalität ab).*

Essstörungen. Eine Studie aus Deutschland untersuchte den Zusammenhang zwischen intuitivem Essen und Essstörungen (Van Dyck et al. 2016). Sie lieferte den ersten Beweis für niedrigere Punkte auf der Skala intuitiven Essens bei Menschen mit Essstörungen und regte an, dass die Skala für intuitives Essen ein nützliches Werkzeug bei der Beobachtung des Erholungsprozesses sein könnte. Das stimmt mit weiterer Forschung überein, die positive Auswirkung verspricht, wenn intuitives Essen bei der Prävention und der Behandlung von Essstörungen eingesetzt wird. Ebenso zeigt eine Studie mit Sportlern im Ruhestand, dass intuitives Essen helfen könnte, gestörtes Essverhalten zu reduzieren, und dass Sportler wieder lernen, ihren Körpersignalen in Bezug auf Hunger und Sättigung zu vertrauen, wenn sie ihren Sport nicht mehr ausüben (Plateau, C.R., Petrie, T.A. und Papathomas, A., 2017).

Die bis heute vielversprechendste Studie fragte: Können Patienten mit Essstörungen lernen, intuitiv zu essen? (Richards et al. 2017) Das Ergebnis der Studie war ein deutliches Ja. Die zweijährige Pilotstudie ergab, dass die Prinzipien intuitiven Essens in einer stationären Behandlungsumgebung wirksam vermittelt werden können. Verbesserung wurden übergreifend bei Anorexie, Bulimie und anderen nicht näher bestimmten Essstörungen festgestellt. Es soll jedoch angemerkt werden, dass unterernährte Gehirne Schwierigkeiten im Fühlen von Hungersignalen haben können und eine verlangsamte Magenleerung, die zu einem beständigen Sättigungsgefühl führen kann, keinen genauen Endpunkt für das Essen liefert. Mit wieder aufgenommener Ernährung werden diese Signale verlässlicher und wahrnehmbarer.

Eine von einem Team europäischer Forscher durchgeführte Studie aus dem Jahr 2019 untersuchte 86 Probanden – 44 mit Anorexie und eine Kontrollgruppe von 42 Gesunden, um die Beziehung zwischen intuitivem Essen, Essstörungsgenesung und interozeptivem Bewusstsein zu überprüfen. (Letzteres wurde gemessen, indem man beide Gruppen ihren Herzschlag wahrnehmen ließ, so wie weiter oben in diesem Kapitel beschrieben.) Diese Studie hatte mehrere wichtige Ergebnisse:

- Die gesunde Kontrollgruppe, die auf der Skala intuitiven Essens weiter oben rangierte, hatte ein stärkeres interozeptives Bewusstsein (nicht überraschend, aber eine gute Bestätigung).
- Während die Heilung der Anorexie-Patienten voranschritt, was durch eine bessere Gewichtswiederherstellung mit zunehmender Aufenthaltsdauer in der Klinik nachgewiesen wurde, verbesserte sich sowohl ihre interozeptive Sensitivität als auch ihre Einordnung auf der Skala intuitiven Essens.
- In beiden Gruppen bedeutete eine stärkere interozeptive Sensitivität eine höhere Eingruppierung auf der intuitiven Essensskala.

Dies ist eine vielversprechende Studie für die Gesundung von Menschen mit Essstörungen!

Diabetes. Jüngere Forschungen weisen darauf hin, dass intuitives Essen ein wertvolles Instrument sein kann, um den Blutzucker zu kontrollieren (Wheeler et al. 2016; Willig et al. 2014). Bei Kindern und Jugendlichen mit Diabetes mellitus Typ 1 ergab sich ein umgekehrter Zusammenhang zwischen Hämoglobin A1c und den Punkten auf der Skala intuitiven Essens. Intuitives Essen könnte sogar eine stärkere Wirkung beim Management von Diabetes haben, weil Menschen mit Diabetes gefährdeter sind, Essstörungen zu entwickeln, und intuitives

Essen mit einer Abnahme des Risikos problematischen Essverhaltens verbunden ist.

Interventionsstudien

Im Jahr 2017 war ich (E.T.) Gast bei Christy Harrisons Podcast *Food Psych* und erzählte dort, dass ich das Arbeitsbuch *Intuitiv essen – das Workbook* unter anderem deshalb geschrieben hatte, um Forschern eine standardisierte Methode für ihre Interventionsstudien an die Hand zu geben. Blair Burnette von der Virginia Commonwealth University hörte das Interview und kontaktierte mich mit einer Forschungsidee, bei der das Arbeitsbuch verwendet werden sollte. Zwei Jahre später beendete sie die Studie, bei der die Testpersonen College-Studentinnen waren, die sowohl als Einzelpersonen als auch in Gruppen untersucht wurden. Die Studie hatte einige spannende Ergebnisse:

- weniger Körperunzufriedenheit, Diätverhalten, Binge Eating und unkontrollierte Essensanfälle sowie geringere Verinnerlichung von Gewichtsvorurteilen,
- Zunahme von Körperwertschätzung, Wertschätzung der Funktionsfähigkeit des Körpers, von intuitivem Essen insgesamt, von intuitiver Bewegung und der Lebenszufriedenheit!

Eine aktuelle Kurzzeitstudie verwendete eine Kombination aus intuitivem Essen sowie Akzeptanz- und Commitment-Therapie (ACT) (Boucher et al. 2016). ACT ist eine anerkannte Therapieform, bei der es um psychische Flexibilität durch Achtsamkeit geht und die auf dem Wertesystem einer Person beruht. Frauen, die die dreimonatige Intervention vollendet hatten, zeigten Verbesserungen in folgenden Bereichen: Binge Eating, allgemeine mentale Gesundheit, psychologische Flexibilität und intuitives Essen.

Ein zehnwöchiges Wellness-Interventionsprogramm am Arbeitsplatz kombinierte intuitives Essen und Achtsamkeit, um problematisches Essverhalten anzugehen, das eine nicht beabsichtigte Folge vieler traditioneller Arbeitsplatz-Wellnessprogramme ist, weil diese den Fokus auf Gewichtsverlust legen (Bush et al. 2014). Bei der Interventionsgruppe zeigten sich im Vergleich zur Kontrollgruppe Verbesserungen in Körperwertschätzung, intuitivem Essen und problematischem Essverhalten. Gewicht und BMI wurden nicht als Merkmal für Erfolg verwendet, weil der Fokus auf dem Gewicht problematisches Essverhalten auslösen kann.

Was intuitives Essen fördert oder behindert

Studien zeigen, dass viele Faktoren einen Einfluss auf intuitives Essen haben, zum Beispiel Kommentare und Ernährungsstile der Eltern oder anderer Fürsorgepersonen, selbst auferlegtes Schweigen über Gedanken und Gefühle, Körperakzeptanz und -wertschätzung sowie kulturelle Einflüsse. Diese Studien werden im folgenden Abschnitt näher beleuchtet.

Ernährungspraktiken und Essensbotschaften von Eltern/Fürsorgepersonen

Elterliche Ernährungsmethoden. Galloway und Kollegen (2010) untersuchten den Einfluss elterlicher Ernährungsweisen auf intuitives Essen und den Body-Mass-Index mit einem neuen Untersuchungsmodell. Fast einhundert College-Studentinnen und -Studenten *und* deren Eltern füllten einen Fragebogen aus, der sich auf die Ernährungsgewohnheiten der Eltern während der Kindheit der Studenten und Studentinnen bezog. Fragen waren zum Beispiel: Passten Ihre Eltern auf, wie viele

- Süßigkeiten (Bonbons, Eiscreme, Kuchen und Gebäck) Sie aßen?
- Knabbereien (wie z. B. Kartoffelchips) Sie aßen?
- Nahrungsmittel mit hohem Fettgehalt Sie aßen?

Als Nächstes maßen die Forscher den Grad an intuitivem Essen aufgrund von Tylkas Skala intuitiven Essens. Die Ergebnisse zeigten, dass das Überwachen der Eltern und ihre Einschränkung bei der Essensaufnahme einen signifikanten Einfluss auf das emotionale Essen und die Punkte auf der Skala intuitiven Essens der Studentinnen und Studenten hatten.

Eltern, die das Essen ihrer Töchter überwachten und einschränkten, hatten Töchter, die a) von signifikant mehr emotionalem Essen berichteten und b) weniger dazu tendierten, aufgrund von körperlichen Hunger- und Sättigungssignalen zu essen. Bei männlichen Studenten war der Zusammenhang etwas anders. Eltern, die sich erinnerten, die Essensaufnahme ihres Sohnes eingeschränkt zu haben, berichteten nicht von mehr emotionalem Essen.

Das könnte daran liegen, dass der soziale Druck, dem Ideal des Dünnseins zu entsprechen, bei Frauen größer ist. Die Forscher folgerten, dass kontrollierende Ernährungspraktiken von Eltern potenziell langfristige Folgen haben und zur Entwicklung emotionalen Essens beitragen können.

Einfluss von Essensbotschaften von Eltern/Fürsorgepersonen. Kroon Van Diest und Tylka (2013) kamen in einer Studie mit College-Studentinnen und -Studenten zu ähnlichen Ergebnissen. Sie entwickelten einen Fragebogen, in dem die Probanden bewerten sollten, in welchem Maß in ihrer Kindheit ihre Eltern/Fürsorgepersonen die folgenden Verhaltensweisen zeigten:

- Sie sagten ihnen, dass sie bestimmte Nahrungsmittel nicht essen sollten, weil sie sie »fett machen würden«.
- Sie redeten über Diäten oder das Einschränken bestimmter hochkalorischer Nahrungsmittel.
- Sie ermahnten, dass sie zu viel aßen.

Die Forscherinnen fanden heraus, dass ein hohes Maß an kritischen und einschränkenden Essensbotschaften von Fürsorgepersonen in Zusammenhang stand mit niedrigen Werten auf der Skala intuitiven Essens und höheren Body-Mass-Index-Zahlen.

Diese Studien zum Ernährungsverhalten von Eltern bestätigen die Forschungsarbeiten von Leann L. Birch, die zeigen, dass der Versuch von Eltern, das Essen ihrer Kinder einzuschränken, sich als Bumerang erweist, weil er eine Entfremdung der Kinder von ihren natürlichen Hunger- und Sättigungssignalen bewirkt und schließlich genau die Probleme herbeiführt, die vermieden werden sollten. Die Untersuchungsergebnisse stützen auch viele Prinzipien intuitiven Essens, zum Beispiel *Sagen Sie der Essenspolizei den Kampf an; Honorieren Sie Ihren Hunger; Spüren Sie Ihre Sättigung* und *Schließen Sie Frieden mit dem Essen.*

Selbst auferlegtes Schweigen. Selbst auferlegtes Schweigen (Self-Silencing) ist das Unterdrücken eigener Gedanken, Gefühle oder Bedürfnisse. Es handelt sich hier um ein Problem von Frauen, das deren psychische Gesundheit beeinflusst. Auch wenn es keine Studien mit homosexuellen Männern und Menschen anderswo auf dem Gender-Spektrum gibt, glauben wir, dass es dort vielleicht ähnlich aussieht und unser Verständnis für dieses Problem von weiterer Forschung profitieren würde. Es wird angenommen, dass der Prozess des selbst auferlegten Schweigens in der Jugend beginnt, einer verletzlichen Zeit, in der die Unzufriedenheit mit dem eigenen Körper und sozialer Druck entstehen. Wenn sie ihre eigene Stimme zum Verstummen bringen, beginnen junge Frauen, körperliche oder Hungerhinweise zu ignorieren oder zu unterdrücken, sobald sie mit gesellschaftlichen Vorstellungen von Magerkeit nicht zusammenpassen. Das Ausdrücken von Gedanken, Gefühlen oder Bedürfnissen scheint jedoch ein wesentlicher Aspekt gesunden Essverhaltens zu sein. In einer Studie, die nur Frauen berücksichtigte und keine anderen Menschen auf dem Gender-Spektrum, untersuchten Shouse und Nilsson (2011) die Beziehung zwischen gestörtem Essverhalten, intuitivem Essen und selbst auferlegtem Schweigen und fanden heraus, dass intuitives Essen maximiert wird, wenn eine Frau ein hohes Maß an emotionalem Bewusstsein und ein niedriges Maß an selbst auferlegtem Schweigen aufweist.

War das hohe emotionale Bewusstsein jedoch mit stärkerem selbst auferlegtem Schweigen verbunden, wiesen die Testpersonen mehr gestörtes Essverhalten und weniger intuitives Essen auf. Die Forscherinnen vermuten, dass bei einer bei den Frauen vorhandenen Klarheit über ihre Gedanken und Gefühle und gleichzeitiger Unterdrückung ihrer Stimme die Essenssignale einer Verwirrung unterliegen, welche das Vertrauen in innere Hunger- und Sättigungssignale verringert. Die intuitivsten und am wenigsten essgestörten Frauen der Studie wiesen ein hohes emotionales Bewusstsein und kaum selbst auferlegtes Schweigen auf. Die Ergebnisse dieser Studie stützen die Prinzipien *Sagen Sie der Essenspolizei den Kampf an* und *Bewältigen Sie Ihre Gefühle mit Freundlichkeit.* (Anmerkung: Weitere Forschung ist nötig bei Menschen des ganzen Gender-Spektrums.)

Akzeptanz und Körperwertschätzung

Während die Fähigkeit zum intuitiven Essen angeboren ist, wird das Beibehalten intuitiven Essens von der Umgebung beeinflusst, zu der auch die Familie, Freunde sowie Gewichtsstigma und Diätkultur gehören. Wird intuitives Essen von der Umgebung nicht akzeptiert und/oder es werden rigide Regeln fürs Essen aufgestellt, die die inneren Erlebnisse einer Person ignorieren (wie Hunger oder Zufriedenheit), kann das natürliche Essverhalten darunter leiden. Wenn darüber hinaus die Kritik am eigenen Körper von anderen bestärkt wird, kann das dazu führen, in einer vom eigenen Innern abgelösten Art zu essen, um dadurch die äußere Erscheinung zu beeinflussen. Außerdem trägt auch der Druck von Familienmitgliedern, Freunden, in der Gesundheitsfürsorge Tätigen und der Gesellschaftskultur dazu bei, durch das Essen die Körperform beeinflussen zu wollen. Viele Menschen sind überrascht, wenn sie erfahren, dass sogar Komplimente eine Art sein können, eine Person aufgrund ihrer äußeren Erscheinung zu beurteilen. Hinterfragen Sie einmal Komplimente wie »Du siehst toll aus – hast du abgenommen?« oder »Ich wünschte, ich hätte so einen Körper wie du«.

Akzeptanzmodell intuitiven Essens

Eine Reihe von Untersuchungen von Tracy Tylka und Kollegen (Avalos, Tylka und Wood-Barcalow 2005), Augustus-Horvath und Tylka 2011) mit fast sechshundert College-Studentinnen beziehungsweise achthundert Frauen im Alter von achtzehn bis fünfundsechzig Jahren ergab, dass eine Betonung von Körperfunktionen und Körperwertschätzung wirksame Methoden sind, um Körperakzeptanz und intuitives Essverhalten umzusetzen. Wenn Frauen die Funktionalität ihres Körpers über dessen Äußeres stellen, ist die Wahrscheinlichkeit größer, dass sie entsprechend ihren biologischen Körpersignalen essen. Darüber hinaus ergaben die Studien, dass eine Haltung, die den eigenen Körper achtete, intuitives Essen wahrscheinlicher machte. Bei einer positiven Haltung dem eigenen Körper gegenüber ist ein höheres Bewusstsein der Körpersignale vorhanden und gleichzeitig auch eine stärkere Tendenz, auf sie einzugehen. So weisen diese Studien darauf hin, dass es wichtig ist, eine positive Einstellung dem eigenen Körper gegenüber zu fördern, die den Schwerpunkt auf dessen Wertschätzung und Funktionalität legt und nicht auf seine äußere Erscheinung.

Tylka und Kollegen fanden heraus, dass es in allen Altersgruppen einen Zusammenhang zwischen Körperwertschätzung und intuitivem Essen gibt. Sie bestimmten vier Hauptmerkmale für Körperwertschätzung:

1. eine positive Meinung vom eigenen Körper haben, unabhängig von den Körpermaßen und vermeintlichen Unvollkommenheiten,
2. sich der Bedürfnisse des Körpers bewusst sein und sich um sie kümmern,
3. sich auf gesunde Weise verhalten, um für den Körper zu sorgen,
4. den Körper schützen, indem unrealistische Körperideale der Medien zurückgewiesen werden.

Tylka und Kollegen halten es für wichtig, Magerkeit als ideales Körperbild in der westlichen Welt in Frage zu stellen und stattdessen die Akzeptanz einer Vielfalt unterschiedlicher Körperformen und -größen zu fördern.

Vergegenständlichung

In einer Kultur zu leben, in der soziale Medien uneingeschränkt herrschen, bedeutet, dass es einfacher denn je ist, die Körper miteinander zu vergleichen und zu kritisieren. Dies ist eine

Form der Vergegenständlichung, bei der der Selbstwert eines Menschen mit dessen äußerer Erscheinung in Zusammenhang gebracht wird. Das ist ein Problem, weil es in direktem Zusammenhang mit gestörtem Essverhalten, Essstörungen, Körperbildbeeinträchtigung und weniger intuitivem Essen steht. Eine faszinierende Studie chinesischer Forscher mit mehr als 1100 jugendlichen Mädchen zeigte, dass eine stärkere Nutzung dieser Art sozialer Medien mit weniger intuitivem Essen korreliert (Luo et al. 2019).

Laut dieser Studie aßen die Jugendlichen umso weniger intuitiv, je mehr sie im Internet Vergegenständlichung erlebten. Glücklicherweise fanden die Forscher zwei wichtige schützende Faktoren: (1) Körperwertschätzung und (2) ein weiter gefasstes Schönheitskonzept, das innere Charaktereigenschaften und ein weites Spektrum unterschiedlicher Körpermaße und -erscheinungsformen mit einbezieht. Diejenigen, die eine weiter gefasste Definition von Schönheit hatten, wiesen mehr intuitives Essverhalten auf – selbst dann, wenn die Vergegenständlichung im Internet für sie präsent war.

Kulturelle Akzeptanz

Eine faszinierende Reihe von Studien mit multikulturellen Probanden (Hawks et al. 2004, Madanat und Hawks 2004) verweist auf den Einfluss der westlichen Kultur auf intuitives Essen. Personen aus anderen Kulturen, die vor und während der frühen Phase ihres Lebens in einem westlichen Kulturkreis natürliche individuelle Esser waren, opferten dieses Essverhalten für das Streben nach dem westlichen dünnen Körperideal. Während der Übernahme neuer kultureller Werte werden durch eine mediale Bombardierung mit Bildern dünner Menschen die westlichen Schönheitsstandards verinnerlicht. In der Folge wird nach und nach der ursprüngliche intuitive Essstil aufgegeben, und äußere Essenssignale übernehmen die Regie, was zu Essstörungen führen kann.

Diese Untersuchungen der Körperakzeptanz bestätigen und unterstützen Prinzip 8 – *Respektieren Sie Ihren Körper.*

Es wäre jedoch ein Fehler, die Anpassung an die westliche Kultur allein den Medien zuzuschreiben. Das tiefgründige Buch *Fearing the Black Body: The Racial Origins of Fat Phobia* (in etwa: Angst vor dem schwarzen Körper: Die rassistischen Ursprünge der Fettphobie) der Wissenschaftlerin Sabrina Strings beschreibt, wie eine Kombination aus weißer Vormachtstellung und Patriarchat der Fettphobie und dem Gewichtsstigma Vorschub leisteten, die im frühen 16. Jahrhundert in Europa entstanden.

Kennzeichen intuitiven Essens

Die Ergebnisse all dieser Studien zeigen, dass intuitive Esser viele Merkmale aufweisen, die mit körperlicher und psychischer Gesundheit in Zusammenhang stehen, wie in der Tabelle auf Seite 61 zusammengefasst.

Behandlung und Prävention von Essstörungen

Bis vor Kurzem standen bei der Forschung zu Essstörungen vor allem Symptomatik, Verlauf und Behandlung im Zentrum, ohne positives Essverhalten zu berücksichtigen. In einer Studie von 2006 untersuchten Tylka und Wilcox jedoch die verschiedenen Indikatoren intuitiven Essens und erbrachten den Beleg, dass sie in hohem Maß zum psychischen Wohlbefinden beitragen und dass intuitives Essen mehr bedeutet als die Abwesenheit von Essstörungssymptomen. Darüber hinaus empfahlen sie, intuitives Essen in den Erziehungsprozess bei der Behandlung von Essstörungen mit aufzunehmen, da es die Fähigkeit des Patienten zur Gesundung fördern kann.

Eine aktuelle Studie (Young 2011) ergab, dass das Modell intuitiven Essens ein vielversprechender Ansatz für die Prävention von Essstörungen unter College-Studenten ist. Es zeigte sich auch, dass intuitives Essen einen höheren Anreiz auf Studenten ausübt, weil es nicht das Stigma von »Essstörungen« hat und so für die freiwillige Teilnahme von Studenten an Präventionsprogrammen weniger bedrohlich klingt.

Binge-Eating-Behandlung

Eine Studie von Laura Smitham von der University of Notre Dame arbeitete mit einem achtwöchigen Programm intuitiven Essens (auf der Grundlage unseres Buches) bei der Behandlung von einunddreißig Frauen, bei denen eine Binge-Eating-Störung diagnostiziert worden war (Smitham 2008). Das Ergebnis war eine so erhebliche Minderung des Binge Eating, dass die diagnostischen Kriterien für eine Binge-Eating-Störung auf diese Frauen nicht mehr zutrafen. Ein Nachteil der Studie war das Fehlen einer Kontrollgruppe.

Eine achtjährige Langzeitstudie folgte fast 1500 Personen von ihrer Jugend bis zum jungen Erwachsenenalter und maß intuitives Essen, gestörtes Essverhalten und psychische Gesundheit (Hazzard et al. 2020). Die Studie ergab, dass eine höhere Einstufung bei intuitivem Essen sowohl am Beginn 2010 als auch bei einer Folgeuntersuchung 2018 mit *niedrigerem* Auftreten folgender Aspekte zusammenhing:

- Depressive Symptome
- Niedrige Selbsteinschätzung
- Körperunzufriedenheit
- Ungesundes Gewichtskontrollverhalten
- Extremes Gewichtskontrollverhalten
- Binge Eating

Diese Ergebnisse weisen darauf hin, dass intuitives Essen langfristig mit einer besseren psychischen und verhaltensbezogenen Gesundheit korreliert. Die stärkste Schutzwirkung wurde für Binge Eating beobachtet. Diese Studie reiht sich in weitere Untersuchungen ein, die bestätigen, dass intuitives Essen einzigartig zu psychischem Wohlbefinden beiträgt – weit über den Vorteil der Abwesenheit von Diäten und gestörtem Essverhalten hinaus.

Bei zwei größeren Untersuchungen mit Binge-Eating-Betroffenen waren auch Kontrollgruppen einbezogen (Kristeller und Wolever 2011). Der Ansatz ähnelte dem Prozess zum intuitiven Essen und führte ebenfalls zu einer deutlichen Reduktion des Binge Eating. Der angewandte Behandlungsprozess beruhte auf dem Mindfulness-Based Eating Awareness Training (MB-EAT) (Bewusstseinstraining für achtsamkeitsbasiertes Essen), das von Jean Kristeller entwickelt wurde und bei dem ein großer Teil der Merkmale denen des intuitiven Essens ähnlich ist (siehe Tabelle auf Seite 61). Auch wenn das

MB-EAT-Trainingsprogramm keine Komponente hat, die dem Prinzip Legen Sie die Diätmentalität ab entspricht, ist auch Kristeller der Meinung, dass Diäten der Einstimmung auf Körper- und Bewusstseinsvorgänge zuwiderlaufen.

Intuitives Essen für eine gesamtheitliche Gesundheit und als Prävention gegen Essstörungen

Viele Forschungsarbeiten weisen darauf hin, dass intuitives Essen ein vielversprechender und umfassender Ansatz für ein gesundes Essverhalten mit physischen und psychischen Gesundheitsvorteilen ist. Aufgrund der wachsenden Anzahl von Untersuchungen, die belegen, dass intuitive Esser eine Fülle unterschiedlicher Nahrungsmittel zu sich nehmen, ein höheres Selbstwertgefühl, eine größere psychische Widerstandsfähigkeit und geringere Essstörungssymptome haben, halten wir intuitives Essen für eine Lösung, um Essstörungen vorzubeugen. Es ist an der Zeit, unsere Autonomie zu stärken, wieder Freude am Essen zu haben und diese Panikmache und unsere Sorgen zu überwinden.

Im nächsten Kapitel erklären wir, warum es Zeit ist, die öffentliche Gesundheitspolitik, die den »Krieg gegen Fettleibigkeit« führt, hinter uns zu lassen. Sie ist ein gescheitertes Paradigma, das Leiden und Gewichtsstigmatisierung verursacht. Außerdem erhöht diese Politik das Risiko von Essstörungen, deren Gefahren in einem Positionspapier der Academy for Eating Disorders dokumentiert sind.

Kennzeichen intuitiven Essens

Diese Tabelle fasst die Untersuchungsergebnisse derjenigen Merkmale zusammen, die mit intuitivem Essen in Zusammenhang stehen.

Anmerkung: Die Korrelation intuitiven Essens mit weniger Essensproblemen, mehr Wohlbefinden, höherer Lebenszufriedenheit und höherer Körperwertschätzung spiegelt wahrscheinlich den Erlebensgrad von Gewichtsstigmatisierung und Diätkultur wider.

BEI INTUITIVEN ESSERN NIEDRIGER/ WENIGER VORHANDEN	BEI INTUITIVEN ESSERN HÖHER/STÄRKER AUSGEPRÄGT
gestörtes Essverhalten	Selbstwertgefühl
Triglyceridwerte	Wohlgefühl und Optimismus
emotionales Essen	Vielfalt an Nahrungsmitteln
Self-Silencing (Unterdrücken eigener Gedanken, Gefühle und Bedürfnisse)	Körperachtung und -akzeptanz
unkontrolliertes Essen	HDL (gutes Cholesterin)
Binge Eating	interozeptives Bewusstsein
Verinnerlichung von Gewichtsvorurteilen	Genuss durchs Essen
Blutdruck	lösungsorientierte Bewältigungsmechanismen
Körperunzufriedenheit	psychische Widerstandsfähigkeit
	bedingungslose Selbstachtung
	Lebenszufriedenheit

2. Nie wieder Diät!

»Ich kann einfach keine Diät mehr machen. Sie sind meine letzte Rettung.« Sandra hatte ihr ganzes Leben lang eine Diät nach der anderen absolviert und wusste, dass sie keine mehr aushalten würde. Sie hatte alle hinter sich: Paleo, Whole30, Keto, kein Gluten, keine Milchprodukte, zuckerfrei, Weight Watchers ... zu viele, um sie alle aufzuzählen. Sandra war eine Diätexpertin. Anfangs machten ihr Diäten Spaß, sie fand sie sogar belebend. »Ich dachte jedes Mal, dass *diese* Diät jetzt anders wäre.« Und so ging der Kreislauf mit jeder neuen Diät oder jedem neuen Essensplan von Neuem los, jeden Sommer. Aber die verlorenen Pfunde kamen immer wieder.

Sandra hatte einen absoluten Tiefpunkt erreicht, was Diäten anging. Doch inzwischen war sie mehr denn je von Essen und ihrem Körper besessen. Sie kam sich dumm vor. »Ich hätte mich schon lange darum kümmern und das in den Griff bekommen sollen.« Ihr war überhaupt nicht klar, dass es diese Gewichtsstigmatisierung war, die Vorstellung, dass ihr Körper nicht in Ordnung sei, und die stets folgende Diät, um ihn »in Ordnung zu bringen«, was zu ihrem Zustand geführt hatte. *Diäten* waren der Grund, warum sie sich mehr und mehr mit Essen beschäftigte. *Diäten* hatten das Essen zu ihrem Feind gemacht. Wegen der *Diäten* hatte sie ein schlechtes Gewissen, wenn sie etwas aß, was nicht diätgerecht war (sogar in den

Zeiten, in denen sie eigentlich gar keine Diät machte). *Diäten* hatten ihren Stoffwechsel träge werden lassen.

Sandra brauchte Jahre, um zu erkennen, dass Diäten nicht wirken. (Ja, sie kannte die sich langsam ausbreitende Auffassung, dass Diäten nicht funktionieren, aber sie dachte immer, bei ihr wäre es anders.) Während die meisten Experten und Konsumenten inzwischen akzeptieren, dass Modediäten nicht wirken, ist es hart für die Nation der gewichtsstigmatisierten und daher körperbesessenen US-Amerikaner, daran zu glauben, dass sogar »sanfte Diäten« nutzlos sind. Den größten Teil ihres Lebens – seit sie mit vierzehn ihre erste Diät gemacht hatte – war Sandra in einem Gesellschaftsmythos unserer Zeit gefangen gewesen – dem gesellschaftlichen Auftrag, »dünn und gesund« zu sein, der »großen Diät-Hoffnung«.

Mit dreißig hatte Sandra das Gefühl, festgefahren zu sein. Aber während sie den Gedanken an eine weitere Diät nicht ertragen konnte, merkte sie nicht, dass ihre Probleme durch die Diäten und verschiedene Essenspläne selbst verursacht worden waren. Sandra war auch enttäuscht und wütend. »Ich weiß alles über Diäten«, sagte sie. Tatsächlich konnte sie Kalorien und Fettgramm aufsagen wie eine wandelnde Nährwertdatenbank. Das ist der große Widerspruch – abzunehmen, ohne wieder zuzunehmen, lässt sich normalerweise nicht durch Wissen erreichen. Wenn wir nur genügend Kenntnisse über Essen und Ernährung bräuchten, um normalgewichtig zu sein, dann hätten die meisten US-Amerikaner kein Gewichtsproblem. Die Informationen sind leicht erhältlich. Man braucht nur ein beliebiges Lifestyle- oder Gesundheitsmagazin aufzuschlagen oder im Internet zu recherchieren und findet jede Menge Diäten und Essensvergleiche.

Und je verbissener man Diäten angeht, desto weniger Erfolg hat man. Es ist wirklich sehr schmerzhaft, wenn man alles richtig gemacht hat und doch scheitert. Je verbissener man sein Essen einzuschränken versucht, desto mehr strengen sich Körper und Geist an, die selbst auferlegte Hungersnot zu überleben. Und was Ihre Zellen angeht, versuchen Sie, sie zu töten. Schließlich sendet Ihr Gehirn Chemikalien aus, die Sie dazu bringen, große Mengen an Essen zum Überleben zu suchen. Der Heißhunger steigert sich, bis Sie ihm nicht mehr widerstehen können, und bei vielen Menschen führt der Essensdruck zu völlig unkontrollierter Nahrungsaufnahme. Es ist, als würde man den Atem anhalten. Man hat die Illusion von Willensstärke, um das Atmen zu beschränken. Aber an irgendeinem Punkt hält der Körper es nicht mehr aus, denn er braucht Luft zum Überleben. Wenn man schließlich atmet, ist es ein verzweifeltes Schnappen nach Leben, anstatt höflich einzuatmen.

Symptome des Diät-Rückschlags

Mit Diät-Rückschlag bezeichnen wir die Nebenwirkungen von Diäten (oder einer Art Essenseinschränkung mit dem Ziel abzunehmen) – sie können kurzfristig oder chronisch sein, je nachdem wie lange man schon Diäten macht. Vielleicht tritt anfangs nur eine Nebenwirkung auf, es können sich aber auch schon mehrere angesammelt haben.

Als Sandra zu uns kam, hatte sie die klassischen Symptome des Diäten-Rückschlags. Sie war nicht nur »diät-müde«, sie aß auch weniger und hatte die ganze Zeit Hunger – ihr Körper war am Verhungern, und ihr Stoffwechsel am Zusammenbrechen. Andere Symptome sind zum Beispiel:

- *Allein der Gedanke, eine weitere Diät zu machen, löst das Bedürfnis oder ein großes Verlangen* nach »sündigem« Essen aus, zum Beispiel Eiscreme, Schokolade und Kekse.
- *Nach dem Beenden einer Diät gibt man einem Essanfall nach und fühlt sich schuldig.* Eine Untersuchung ergab, dass bei 49 Prozent der Personen, die eine Diät beendet haben, Essanfälle auftreten.
- *Wenig Vertrauen in sich selbst, wenn es um Essen geht.* Nun, jede Diät hat Ihnen beigebracht, Ihrem Körper oder dem Essen, das Sie ihm geben, *nicht* zu trauen. Obwohl es der Vorgang der Diät selbst ist, der Sie scheitern lässt, untergräbt jeder neue erfolglose Versuch Ihre Beziehung zum Essen.
- *Das Gefühl, dass man es nicht verdient zu essen,* weil man glaubt, dass der eigene Körper nicht in die Hierarchie der Diätkultur passt.
- *Immer kürzere Diätdauer.* Die Dauer einer Diät wird kürzer und kürzer. Die Unfähigkeit, für längere Zeitspannen Diät zu halten, kann Sie glauben lassen, dass Sie schlecht darin sind, Diät zu halten. Aber Diäten erschaffen einen Zustand, an dem Sie wie bereits erläutert scheitern müssen. Ihr Körper ist klug und auf Überleben programmiert. Er wird mit jeder selbst auferlegten Essenseinschränkung immer klüger.
- *Das »letzte Abendmahl«.* Vor jeder neuen Diät wissen Sie, dass Sie Sachen essen, die Sie eine Zeit lang nicht mehr essen werden. Deswegen steigt in dieser Zeit häufig die konsumierte Essensmenge. Das kann bei einer Mahlzeit oder über mehrere Tage der Fall sein. Diese letzte Stufe vor der »Diät-Reinigung« scheint fast eine Abschieds-

party vom Essen zu sein. Für eine unserer Klientinnen, Marilyn, fühlte sich *jede* Mahlzeit an, als sei sie ihre letzte. Sie aß jedes Mal, bis sie sich unangenehm voll fühlte, als hätte sie Angst, nie wieder zu essen. Und mit gutem Grund! Sie hatte Diäten gemacht, seit sie zwölf war - mehr als zwei Drittel ihres Lebens! Dazu gehörten auch Fastenperioden und Diäten mit wenigen Kalorien. Ständig kam die nächste Diät schon auf sie zu - also besser essen, solange es noch ging.

- *Rückzug aus der Gesellschaft.* Da es schwer ist, während einer Diät zu einer Party oder einem Abendessen zu gehen, lehnt man solche Einladungen häufig ab. Zuerst scheint das Vermeiden von Gelegenheiten, zu denen Essen in Gesellschaft gehört, ein weiser Entschluss zu sein, der der Diät nützt. Doch solches Verhalten kann zum Problem werden. Da man oft Angst hat, die Kontrolle nicht aufrechterhalten zu können, spart man manchmal »Kalorien oder Fettgramme für die Party« auf, isst also vorher sehr wenig. Wenn man dann auf der Party erscheint, hat man Heißhunger und verliert die Kontrolle über sein Essverhalten.
- *Träger Stoffwechsel.* Bei jeder Diät lernt der Körper, sich besser für die nächste selbst auferlegte Hungersnot (die nächste Diät) zu rüsten. Der Stoffwechsel wird langsamer, während der Körper jede Kalorie effektiv ausnutzt, als wäre es die letzte. Je drastischer die Diät ist, desto stärker stellt der Körper auf Überlebensmodus um, bei dem er keine Kalorie wieder hergeben will. Diese Wirkung machte Schlagzeilen, als eine Studie über die Teilnehmer von *Biggest Loser* herausfand, dass deren Stoff-

wechsel sechs Jahre später noch immer um durchschnittlich 700 Kalorien am Tag herabgesetzt war. Schlimmer noch, ihre Muskelmasse betrug im Vergleich zur Ausgangssituation viereinhalb Kilo weniger (Fothergill et al. 2016). Den Stoffwechsel anzuheizen, ist wie das Schüren eines Feuers. Wenn man das Holz wegnimmt, erlischt das Feuer. Um den Stoffwechsel anzuheizen, müssen wir eine ausreichende Menge Kalorien zu uns nehmen, sonst findet unser Körper einen Ausgleich und verlangsamt seinen Stoffwechsel. Ein Teil des Ausgleichs ist, dass der Körper seine eigene Muskelmasse verzehrt, um sie als Energiequelle zu nutzen (da er die Aminosäuren aus den Muskelproteinen durch einen Glukoneogenese genannten Prozess in Glukose umwandeln kann).

- *Kaffeekonsum, um den Tag zu überstehen.* Kaffee und Diätgetränke werden oft missbraucht, um sich mit Energie versorgt zu fühlen, während man unterernährt ist.
- *Essstörungen.* Und schließlich sind häufige Diäten für manche Menschen der Einstieg in eine Essstörung mit Merkmalen wie Einschränkung, Purging und/oder Binge Eating. Eine Studie zeigt, dass 35 Prozent der Menschen, die Diät machen, danach ein gestörtes Essverhalten haben und 30 bis 45 Prozent dieser Menschen unter einer vollständigen Essstörung leiden (Shisslak und Crago 1995). Leider gab es nach dieser vor so langer Zeit veröffentlichten Studie keine Folgestudien, denn konventionelle Gewichtsforscher haben wenig bis gar kein Interesse daran, die Schäden von Diäten und deren Zusammenhang mit gestörtem Essverhalten und Essstörungen zu untersuchen. Darüber hinaus evaluieren sehr wenige Studien

zu Gewichtsverlust die schädlichen Folgen von Essenseinschränkung.

Obwohl Sandra das Gefühl hatte, nie wieder eine Diät machen zu können, zeigte sich bei ihr das Phänomen des »letzten Abendmahls«. Sie aß größere Mengen als gewöhnlich und aß viel von ihren Lieblingsspeisen. (Sie dachte, dass sie diese nie wieder sehen würde.) Es war, als würde sie sich auf eine lange Reise vorbereiten und dafür Extrakleidung einpacken. Allein der Gedanke, an ihren Essproblemen zu arbeiten, versetzte sie in die Vor-Diätmentalität, etwas, das sehr häufig auftritt.

Während Sandra gerade die Zwecklosigkeit von Diäten zu verstehen begann, hatte sich ihr unbedingter Wunsch, schlank zu sein, nicht verändert – ein deutlicher Konflikt. Sie hielt noch immer an der Illusion des Schlankheitsideals der Diätkultur fest, um dem Problem der Gewichtsstigmatisierung zu entkommen.

Das Diät-Paradoxon

In unserer Gesellschaft ist das Streben nach einer schlanken Figur in der heimtückischen Verkleidung von Gesundheit und Wellness zum Schlachtruf geworden. Wer hochkalorisch oder »ungesund« isst, fühlt sich schuldig. Man kann sich aber durch »gutes Verhalten« bewähren, indem man eine Diät anfängt oder zumindest die Absicht hat. Und so kommt der Entbehrungskreislauf der Diäten in Gang – der Kampf gegen die Pfunde und das darauf folgende »Sündigen«. Eine Woche Reiskräcker, die nächste Woche Eis.

»Ich fühle mich schuldig, wenn der Verkäufer an der Kasse sieht, was ich kaufe«, klagte eine Klientin, die ihren Einkaufswagen mit Obst, Gemüse, Vollkorngetreide, Nudeln und einem kleinen Becher mit *echter* Eiscreme vollgepackt hatte. Als würden wir in einem Essenspolizeistaat leben, in dem die Essensmafia regiert. Und es gibt immer irgendein Diätangebot, das man nicht ablehnen kann. Eine Übertreibung? Nein. Es gibt einen guten Grund für diese Wahrnehmung, wobei mehrere Faktoren zusammenwirken.

Medikalisierung und die Politik des Körpergewichts

Bis in die frühen 2000er Jahre ging das Streben nach einem dünneren Körper vor allem von der Schönheits- und Fitnessindustrie aus. Aber das änderte sich mit diesen politischen Schlüsselereignissen:

- 2002 proklamierte Präsident Bush in den USA den Krieg gegen Fett, was das zur Folge hatte, was Sonya Renee Taylor in ihrem großartigen Buch *The Body Is Not an Apology* (in etwa: Der Körper ist keine Entschuldigung) den »Körperterrorismus« nennt.
- 2010 startete Michelle Obama in den USA eine Kampagne, um die »Epidemie« der »Fettleibigkeit« von Kindern zu bekämpfen, was eine neue Form elterlichen Schuldbewusstseins hervorrief.
- 2013 entschied die American Medical Association gegen ihre eigene wissenschaftliche Kommission, »Fettleibigkeit« als Krankheit einzustufen – obwohl es nicht genug Beweise für diese Behauptung gab. Plötzlich wurden

> allein die Körpermaße zur Krankheit, nicht aufgrund von Wissenschaft, sondern aufgrund eines populären Votums und des finanziellen Anreizes, mit Verschreibungen zum Abnehmen Geld zu verdienen.

Einer der wichtigsten Gründe für Gewichtszunahme sind Diäten, ungeachtet des tatsächlichen Körpergewichts vor der Diät (O'Hara und Taylor 2018). Das ist ironisch, wenn man bedenkt, dass Diäten sogar von Medizinern empfohlen werden. Wenn Diäten den gleichen Standards wie verschreibungspflichtige Medikamente unterliegen würden, würden sie kläglich scheitern und gar nicht erst zugelassen werden! Es gibt viele Untersuchungen, die belegen, dass Essenseinschränkung mit dem Ziel der Gewichtsabnahme langfristig nicht wirksam, nicht nachhaltig und darüber hinaus schädlich ist – *auch wenn sie von einem Arzt oder einer Ernährungsberaterin verschrieben wurde!* Aber trotz dieser Forschungen wird Gewichtsabnahme noch immer verschrieben. Dies ist ein moderner Semmelweis-Reflex, bei dem Belege verworfen werden, weil sie etablierten Normen, Glaubenssätzen oder Paradigmen widersprechen. Dieser kulturelle Reflex wurde nach dem Arzt benannt, der entdeckte, dass Menschenleben gerettet werden könnten, wenn die Ärzte sich die Hände waschen würden. Aber die Entdeckung von Dr. Semmelweis wurde von seinen Medizinerkollegen als lächerlich abgetan und abgelehnt. Später, nach dem Tod von Dr. Semmelweis, bewies sie sich allerdings als richtig (siehe Seite 66, »Diäten erhöhen Ihr Risiko für Gewichtsschwankungen«).

Wenn »Fettleibigkeit« also als Krankheit und Epidemie eingestuft wird, legitimiert dies das Streben nach Dünnsein in der

Schönheits-, Diät- und Fitnessindustrie. Plötzlich war Abnehmen ein gesundheitliches und moralisches Gebot. Aber das Streben nach Dünnsein im Namen der Gesundheit erhält die Gewichtsstigmatisierung und den Kreislauf des Abnehmens und Zunehmens aufrecht, erhöht das Risiko von Essstörungen und schadet der Beziehung zu Essen, Psyche und Körper. Hinzu kommen nun die gängigen Medien, die diese Botschaften mit ihren unkritischen Berichten über fehlerhafte Studien noch verstärken. Bezieht man noch die sozialen Medien mit ihren Influencerinnen und ihrer Werbung mit ein, ergibt sich ein riesiges Chaos. Hier ein kurzer Einblick:

Werbung

Eine 1993 in der Zeitschrift *Eating Disorders: The Journal of Treatment and Prevention* veröffentlichte Studie ergab, dass die Werbung für Diätprodukte (Diätlebensmittel, Abnehmhilfen und Essen für bestimmte Diätprogramme) zwischen 1973 und 1991 in den USA fast linear zugenommen hat. Bedenkt man das Wachstum der Diätindustrie, hat sich diese Zahl sicher mehrfach erhöht. Allein in den USA macht die Hälfte der US-Amerikaner Diäten (Mundell 2018).

Die Forscher stellten auch fest, dass es einen parallelen Trend im Auftreten von Essstörungen gibt. Sie vermuten einen Zusammenhang zwischen dem Druck der Medien (über die Werbung), Diät zu halten, und der Zunahme von Essstörungen.

Prozentanteil an der Gesamtwerbung

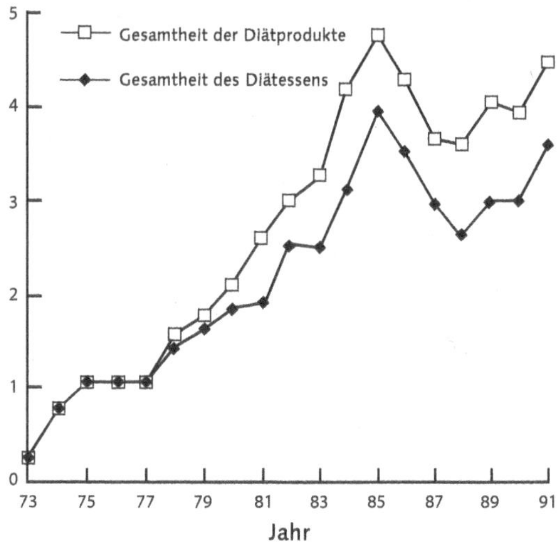

Die Gesamtsumme der Werbung für Diätprodukte und die Gesamtsumme der Werbung für Diätessen in Prozentanteilen an der gesamten Werbung 1973 bis 1991

Nachdruck mit Genehmigung von: Wiseman, Claire et al.: *Increasing pressure to be thin: 19 years of diet products in television commercials.* (*Zunehmender Druck, dünn zu sein: 19 Jahre Diätprodukte in der Fernsehwerbung*) *Eating Disorders: The Journal of Treatment & Prevention*. 1 (1): 55, 1993.

Medien

Zeitschriftenartikel, soziale Medien und Filme verstärken die Unzufriedenheit mit dem eigenen Körper und den Druck, dünn zu sein. Laut Beauty Redefined, eine Non-Profit-Organisation mit dem Ziel, ein positives Körperbild zu verbreiten, ist die Präsentation von Frauenkörpern in den letzten dreißig Jahren in allen Medien zu immer dünneren Körpern übergegangen.

Aber weniger wiegen zu wollen, ist nicht nur ein Problem von Frauen (obwohl der Druck auf Frauen deutlich größer ist). Die Verbreitung von Light-Bier-Werbung hat den Samen des Körperbewusstseins auch in die Köpfe der Männer gepflanzt – ein schlanker Bauch ist besser als ein Bierbauch. Dazu passen Männerzeitschriften wie *Men's Fitness* und *Men's Health*.

Und traurigerweise haben wir bereits die erste Generation derjenigen in die Welt gesetzt, die schon als Kinder auf ihr Gewicht achten. Untersuchungen haben gezeigt, dass bereits Schulkinder sich ständig mit ihrem Gewicht beschäftigen – der Spiegel einer Nation, die vom Körpergewicht geradezu besessen ist.

Diäten können nicht gegen die Natur ankommen

Eine Diät ist eine Form des Hungerns. Die erste Gelegenheit richtig zu essen wird oft mit solcher Intensität erlebt, dass es sich unkontrollierbar anfühlt, wie eine Verzweiflungstat. Dennoch handelt es sich um eine normale Reaktion auf das Hungern. Und trotzdem führen die meisten das übermäßige Essen nach einer Diät auf Charakterschwäche oder mangelnde Willenskraft zurück. Diese Interpretation untergräbt nach und nach das Vertrauen in sich selbst, mit Essen vernünftig umgehen zu können. Jeder Verstoß gegen eine Diät, jede Situation, bei der man sich außer Kontrolle fühlt, ist die Grundlage der

»Diätmentalität«. Man kann die biologischen Gesetze nicht außer Kraft setzen. Es geht nicht um Willenskraft. Wenn man unterernährt ist – ob nun durch eine Hungersnot oder durch eine selbst auferlegte Diät –, ist man von Essen besessen.

Vielleicht machen Sie keine Diät, sondern essen im Namen von Gesundheit und Fitness nur achtsam. Aber um jeden Preis Kohlenhydrate zu vermeiden ist im Wesentlichen das Gleiche wie eine Diät und hat häufig Unterernährung zur Folge.

Diätkultur

Wir machen Ihnen keinen Vorwurf wegen Ihres Wunschs, Gewicht zu verlieren – man muss sich dafür nicht schämen. Dieser Wunsch ist völlig verständlich, denn er ist ein Nebenprodukt unserer Diätkultur und eine Strategie, die Gewichtsstigmatisierung zu überleben. Es ist wichtig, den Einfluss der Diätkultur zu verstehen, denn er ist überall, integriert in unser Leben, und er kann präsent sein, ohne dass es offensichtlich wird. Die beste Definition der Diätkultur stammt von Christy Harrison, eine anerkannte Beraterin für intuitives Essen und Moderatorin des beliebten Podcasts *Food Psych: Diet culture is a system of beliefs that* (in etwa: Essenspsyche: Die Diätkultur ist ein System), das:

- Dünnsein anbetet und es mit Gesundheit und moralischer Tugend gleichsetzt, was bedeutet, dass man sein ganzes Leben damit zubringt, sich für irreparabel zu halten, nur weil man nicht aussieht wie das unmöglich dünne »Ideal«,
- Abnehmen als ein Mittel anpreist, um einen höheren Sta-

tus zu erlangen, was bedeutet, dass man sich gezwungen sieht, eine große Menge Zeit, Energie und Geld darauf zu verwenden, seinen Körper zu schrumpfen, obwohl die Forschung deutlich besagt, dass fast niemand den beabsichtigten Gewichtsverlust mehr als ein paar Jahre aufrechterhalten kann,
- bestimmte Arten zu essen dämonisiert, während andere für besser erachtet werden, was bedeutet, dass man gezwungen ist, beim Essen supervorsichtig zu sein, sich wegen bestimmter Essensentscheidungen schämt und von seinem Vergnügen, seinen Absichten und seiner Kraft abgehalten wird,
- Menschen unterdrückt, die nicht mit dem vermeintlichen Bild von »Gesundheit« übereinstimmen, was unverhältnismäßig großen Schaden bei Frauen, Transmenschen, Menschen mit größeren Körpern, Menschen anderer Hautfarbe und Menschen mit Beeinträchtigungen anrichtet und sowohl ihrer psychischen als auch körperlichen Gesundheit schadet.

Die Auswirkungen der Diätkultur und der Gewichtsstigmatisierung zeigen sich zum Beispiel folgendermaßen:

- der fünfjährige Sohn, der den selbst gemachten Keks seiner Mutter in seiner Lunchbox nicht isst, weil er Angst davor hat, was seine Erzieherin denken könnte,
- das Wiegen der Kinder in öffentlichen Schulen, was in Kindern Scham auslöst,
- Fremde, die unsere Wahl von Nahrungsmitteln kommentieren,

- Fremde, die laut über eine Marathon-Läuferin spotten, weil ihr Körper mehr als üblich wiegt,
- Sport wird für etwas, das man isst oder gerade essen will, als Bestrafung angesehen,
- Druck auf kommende Bräute, für das Hochzeitskleid abzunehmen,
- Druck auf Mütter, nach der Geburt »ihren ehemaligen Körper wiederzubekommen«,
- unablässige Gespräche über Essenspläne und Diäten in fast jedem sozialen Bereich, von Büros bis zu Kirchen, von Schulhöfen bis zu Familienfeiern,
- ständige Dialoge über den Körper und Entschuldigungen für ihn und für das, was man gerade isst.
- Menschen mit größeren Körpern sind stärker betroffen von:
  - unzugänglichen Sitzplätzen an öffentlichen Orten und im Nahverkehr,
  - Sicherheitsgurten in Flugzeugen, die nicht passen,
  - Mangel an Bewegungsmöglichkeiten,
  - der Verweigerung von medizinischer Fürsorge (Kinderwunschbehandlungen, Organtransplantationen, Hüft- und Knieoperationen).

Dieses unablässige Reden über Essen, Ernährung und Körper erinnert an das berühmte Minnesota Starvation Experiment, bei dem Männer im College-Alter, die im Zweiten Weltkrieg Kriegsdienstverweigerer waren und vorher keine Probleme mit dem Essen oder Körperbild hatten, auf eine halbe Hungerdiät gesetzt wurden. Infolgedessen sprachen sie zwanghaft über Essen (tatsächlich ein Symptom, wenn man zu wenig isst). In ihrem Bericht über die Studie schilderten die Wissenschaftler, dass ein Mann dieses Zwangsgerede über sich selbst nicht ertragen konnte und es als »Ernährungs-Masturbation« bezeichnete (Keys et al. 1950). In unserer heutigen Ernährungskultur ist diese Art zu reden, normal geworden.

Es ist nichts Falsches daran, gesund sein und sich gut fühlen zu wollen. Das Problem ist, dass die heimtückische Diätkultur das Wort »Gesundheit« für sich vereinnahmt hat. Gesundheit ist zu einem Synonym für Gewicht geworden – abzunehmen oder schlank zu sein, was letztlich einschränkt, was man isst. Der Schlüssel ist, den Fokus auf die Praktiken zu legen, die die Gesundheit unterstützen und die im jeweiligen Leben einer Person möglich sind. Gewicht ist keine Praktik und kein Verhalten. Gesundheit ist kein moralisches Gebot oder Erfordernis, um mit Würde und Respekt behandelt zu werden.

Es gibt viele Formen der Diät und viele Typen von Diät-Durchführenden – mehr dazu im nächsten Kapitel.

Diäten erhöhen Ihr Risiko für Gewichtsschwankungen

Wenn Diätprogramme der gleichen strengen Prüfung wie Medikamente unterzogen werden müssten, würden sie niemals zugelassen werden. Stellen Sie sich zum Beispiel ein Asthma-Medikament vor, das Ihnen das Atmen ein paar Wochen lang erleichtert, aber langfristig neue Asthma-Attacken auslöst und letztlich Ihre Lunge schädigt. Würden Sie sich selbst dafür verantwortlich machen, dass das Medikament nicht wirkt, und es trotzdem weiter einnehmen? Natürlich nicht! So ist es auch mit einer

Diät, selbst wenn Gesundheitsexperten sie verschreiben. Würden Sie sich wirklich auf eine Diät einlassen (auch wenn es eine so genannte »sanfte Diät« ist), wenn Sie genau wüssten, dass sie schließlich nicht wirkt? Das Streben nach einem bestimmten Gewicht ist problematisch. Es erhält den ewigen Kreislauf des Ab- und Zunehmens aufrecht und schädigt Ihre Beziehung zum Essen, zur Psyche und zum Körper. Der Zusammenhang zwischen Diäten und neuerlicher Gewichtszunahme ist so stark, dass der Australian National Health and Medical Research Council ihn als Beweis der Stufe A eingeordnet hat, was laut der Wissenschaftlerin Fiona Willer das wissenschaftliche Äquivalent dazu ist, dass Rauchen Lungenkrebs verursacht!

Einige ernüchternde Studien belegen, dass Diäten Gewichtszunahme fördern. (Hinweis: Diese Fakten hinsichtlich Gewichtszunahme nach Diäten bedeuten in keinem Fall, dass wir Gewichtsstigmatisierung betreiben – sie sind einfach nur wissenschaftliche Daten, die die Absurdität von Diäten bestätigen.)

- Ein Forscherteam der University of California, Los Angeles kam nach der Durchsicht von einunddreißig Langzeitstudien zu dem Schluss, dass Diäten ein zuverlässiger Vorhersagefaktor für Gewichtszunahme sind – bis zu zwei Drittel der Betroffenen nahmen nach einer Diät mehr zu, als sie abgenommen hatten (Mann 2007).
- Eine Untersuchung an fast siebzehntausend Kindern im Alter von neun bis vierzehn Jahren ergab: »... langfristig sind Diäten zur Gewichtskontrolle nicht nur unwirksam, sondern könnten Gewichtszunahme noch fördern.« (Field et al. 2003).
- Laut einer über fünf Jahre gehenden Studie (Neumark-Sztainer et al. 2006) hatten Teenager, die Diäten durchführten, ein zweifach höheres Risiko, übergewichtig zu werden, als Teen-

ager, die keine Diät machten. Zu Beginn der Studie wogen die Diät-Durchführenden nicht mehr als die Gleichaltrigen, die keine Diät machten. Das ist wichtig, denn wenn die Diät-Durchführenden mehr gewogen hätten, wäre das ein Störfaktor, der andere Faktoren als die Diät einbeziehen würde, zum Beispiel Vererbung.

- Eine aktuelle Studie mit über zweitausend Zwillingspaaren aus Finnland im Alter zwischen 16 und 25 Jahren ergab, dass das Durchführen einer Diät selbst, unabhängig von der Vererbung, in signifikantem Zusammenhang stand mit beschleunigter Gewichtszunahme (Pietiläinen et al. 2011). Bei Zwillingen, die nur einmal bewusst über eine bestimmte Periode versuchten abzunehmen, war die Wahrscheinlichkeit fast zwei- bis dreimal so hoch, an Gewicht zuzunehmen, wie bei den Zwillingen, die nie irgendeine Art Diät gemacht hatten. Darüber hinaus stieg das Risiko einer Gewichtszunahme mit jeder Diät weiter an.

Der ständige Jo-Jo-Effekt beim Durchführen von Diäten oder das ständige Ab- und wieder Zunehmen ist ein Risikofaktor für kardiovaskuläre Erkrankungen, Entzündungen, hohen Blutdruck und Insulinresistenz, wird jedoch, in vielen groß angelegten Studien, die Gewicht mit Gesundheitsproblemen in Zusammenhang bringen, selten kontrolliert (Bacon und Amphamor 2011). Zwei große Studien ergaben, dass der Jo-Jo-Effekt für die erhöhte Sterblichkeit verantwortlich ist, die mit erhöhtem Körperumfang in Zusammenhang gebracht wurde.

Aber abgesehen von derartigen Untersuchungen – was haben Ihre eigenen Erfahrungen mit Diäten Ihnen gezeigt? Viele unserer Patientinnen und Workshop-Teilnehmerinnen erzählen uns, dass sie ihre erste Diät leicht fanden – die Pfunde purzelten nur so.

Aber diese erste Diäterfahrung ist die Verführungsfalle, die das vergebliche Streben nach Gewichtsverlust durch Diäten in Gang setzt.

Biologisch gesehen erlebt Ihr Körper den Verlauf einer Diät als Hungersnot. Ihre Körperzellen wissen nicht, dass Sie Ihre Nahrungsaufnahme absichtlich einschränken. Ihr Körper wechselt in den ihm seit Urzeiten eigenen Überlebensmodus – der Stoffwechsel verlangsamt sich, und das Verlangen nach Essen wird stärker. Und mit jeder Diät lernt der Körper und passt sich an, was in neuerlicher Gewichtszunahme endet.

3. Welcher Esstyp sind Sie?

Vielleicht halten Sie noch immer Diät und wissen es gar nicht! Es gibt viele Ernährungsstile, die in Wirklichkeit unbewusste Formen von Diäten sind. Die Diätkultur und ihre heimtückischen Arten haben die Sprache von Gesundheit, Lifestyle, Wellness und sogar Achtsamkeit angenommen. So befolgt man vielleicht einen Essensplan im Namen der Gesundheit, aber in Wahrheit handelt es sich um eine Form der Einschränkung mit dem Ziel abzunehmen.

Ein Beispiel dafür ist Ted. Ted war fünfzig und erzählte, er hätte nur viermal ernsthaft eine Diät gemacht. Als er die Buchtitel in unserer Praxis durchsah (Texte zu übermäßigem Essen, Essstörungen und so weiter), stellte er fest: »Sie arbeiten viel mit ernsthaften Ernährungsproblemen ... Nun, die habe ich nicht.« Ted sah sich selbst als einen vorsichtigen Esser. Doch es stellte sich heraus, dass er unbewusst ständig Diät hielt. Er aß in einem solchen Maße zu wenig, dass er nachmittags fast ohnmächtig wurde. Der Grund: Er war immer unglücklich mit seinem Gewicht gewesen! Ted fuhr morgens eine Stunde in bergiger Gegend Rad, dann aß er zu Hause ein kleines Frühstück. Sein Mittagessen bestand normalerweise aus Salat mit Hühnchen und Eistee. (Das mag gesund klingen, enthält aber zu wenig Kohlenhydrate.) Zur Abendessenszeit schrie Teds Körper nach Essen. Ted litt dann nicht nur unter einem ernsthaften Kaloriendefizit, sondern auch unter einem Mangel an Kohlenhydraten. Die Abende wurden zu großen Fressorgien! Ted meinte, ein Problem mit dem »Essensvolumen« und ein zu starkes Verlangen nach Süßem zu haben. In Wirklichkeit litt er an der Diätmentalität, weswegen sein Körper mit abendlichen Essanfällen und Verlangen nach Süßem reagierte. Auch wenn Ted keine bestimmte Diät einhielt, hatte er von jeder Diät eine Reihe Ernährungsregeln im Kopf (und im Laufe der Zeit wurden es immer mehr), die fast völlig verhinderten, dass er noch normal essen konnte. Das ist ein Zustand, der uns bei unseren Patienten dauernd begegnet – sie tragen Altlasten von Diäten mit sich, die normalerweise zu folgenden Symptomen führen: krampfhaftes Vermeiden bestimmter Nahrungsmittel, das Gefühl, die Kontrolle verloren zu haben, sobald man etwas »Sündhaftes« isst, ein schlechtes Gewissen, wenn man eine selbst auferlegte Regel bricht (zum Beispiel »Du sollst nicht nach sechs Uhr abends essen«) und so weiter. Typisch sind dabei Phasen vorsichtigen Essens, denen eine Phase folgt, in der man sich gehen lässt, dann zahlt man dafür, indem man wieder eine Diät macht oder noch vorsichtiger isst.

Die Esspersönlichkeiten

Um Ihnen beim Erkennen Ihres persönlichen Ess- oder Diätstils zu helfen, haben wir drei Essstile herausgearbeitet: den vorsichtigen Essstil, den professionellen Diätstil und den unbewussten Essstil. Diese bestimmen das Verhalten auch, wenn man gerade nicht Diät hält. Es kann sein, das sich Ihr Verhalten mehreren Essstilen zuordnen lässt, obwohl wir festgestellt haben, dass es meist eine vorherrschende Tendenz gibt. Bestimmte Ereignisse können zu einem Wechsel der Esspersönlichkeit führen. Einer unserer Klienten zum Beispiel, ein Steueranwalt, war normalerweise ein vorsichtiger Esser, aber wenn die Abgabefrist für Steuererklärungen näher rückte, wurde er zu einem chaotischen unbewussten Esser.

Überlegen Sie in Ruhe, was Ihrem Stil am ehesten entspricht. Wenn Sie Ihr momentanes Verhalten verstehen, werden Sie einfacher lernen, wie Sie zum intuitiven Esser werden. Zum Beispiel könnten Sie herausfinden, dass Sie sich einer Form der Diät unterwerfen, ohne es überhaupt zu merken.

Der vorsichtige, fehlerlose Esser

Vorsichtige Esser neigen dazu, genau zu überwachen, welche Nahrung sie zu sich nehmen. Ted war ein Beispiel für einen vorsichtigen Esser (tagsüber). Oberflächlich betrachtet scheinen vorsichtige Esser sich perfekt zu verhalten. Sie sind extrem nährwertbewusst und scheinen gesundheits- und fitnessorientiert (Züge, die in unserer Gesellschaft Anerkennung finden und verstärkt werden). Heute wissen wir, dass Sie in Wahrheit vielleicht ein Leiden haben, das man als Orthorexie bezeichnet.

Essstil. Im Extremfall macht sich der vorsichtige, fehlerlose Esser wegen jedes Stückchens Nahrung, das er seinem Körper zuführt, verrückt. Einkäufe im Supermarkt dauern lange, weil er jedes Etikett mit Zutatenangaben genauestens prüft. Restaurantbesuche sind oft mit intensiver Befragung der Bedienung verbunden – was ist in dem Essen, wie wird es zubereitet – und mit Sonderwünschen: bitte ohne einen Tropfen Öl und ohne ein Gramm zusätzliches Fett. Was ist daran falsch? Sind das Lesen von Zutatenlisten und eine gewissenhafte Bestellung im Restaurant nicht im Interesse der Gesundheit? Mag sein. Der Unterschied ist jedoch die Intensität der Überwachung und die Unfähigkeit, eine Essensauswahl ohne Schuldgefühle zu treffen. Vorsichtige, fehlerlose Esser neigen dazu, die Menge des Essens genau zu überprüfen und zu wenig zu essen.

Der vorsichtige Esser kann die meiste Zeit des Tages damit verbringen, seine nächste Mahlzeit zu planen, und macht sich oft Gedanken, was er essen soll. Auch wenn er eigentlich keine Diät macht, tut er es gedanklich ständig – indem er jedes »ungesunde«, fette oder zuckerhaltige Essen mit Strafe belegt.

Manchmal wird das Verhalten des vorsichtigen, fehlerfreien Essers von der Tageszeit oder bestimmten Ereignissen gesteuert. Zum Beispiel achten manche vorsichtigen Esser während der Woche sehr genau auf das, was sie zu sich nehmen, um sich dadurch ihr »Recht« auf ein Schlemmen am Wochenende oder auf einer Party zu verdienen. Aber es gibt 104 Wochenendtage im Jahr – die Schlemmereien können sich schnell in ungezügeltem Essverhalten niederschlagen. Folglich kommt es häufig vor, dass ein vorsichtiger, fehlerloser Esser über eine Diät oder den aktuellsten Essensplan nachdenkt.

Das Problem. Es ist überhaupt nichts falsch daran, sich um das Wohlergehen seines Körpers zu kümmern. Zum Problem wird es, wenn das wachsame (fast ans Militante grenzende) Essverhalten sich schädlich auf eine gesunde Beziehung zum Essen auswirkt – und einen negativen Einfluss auf den eigenen Körper hat. Das Problem ist die Starrheit. Im Grunde ähneln vorsichtige, fehlerlose Esser bei näherer Betrachtung einem Evangelisten, der jeden, der ihm zuhört, von seiner Art zu essen überzeugen möchte. Diese ist seine Identität und sein Stolz.

Der chronisch Diäthaltende

Chronisch Diäthaltende halten, wie der Name schon sagt, ständig Diät. Normalerweise haben sie gerade die letzte auf den Markt gekommene Diät probiert, kennen das neueste Diätbuch oder den aktuellsten Trick, um abzunehmen, machen aber dauernd die nächste Diät, weil die letzte nicht funktioniert hat.

Essstil. Chronisch Diäthaltende haben auch Anteile des vorsichtigen Essers. Der Unterschied ist, dass jedes Nahrungsmittel danach ausgewählt wird, ob es beim Abnehmen hilft, oft unter dem Deckmantel der Gesundheit. (Obwohl mit der allgegenwärtigen Diätkultur diese Linie verschwimmt, weil für manche Menschen dünn gleichbedeutend mit gesund ist.) Macht der chronisch Diäthaltende gerade keine Diät, denkt er normalerweise schon an die nächste. Er wacht oft mit der Hoffnung auf, dass dies ein guter Tag wird – der Neubeginn (wieder einmal).

Obwohl diese Diät-Profis sehr viel über Diäten wissen, nützt ihnen das kaum etwas. Es passiert nicht selten, dass sie in dem Moment, in dem sie eine verbotene Speise essen, einer Essattacke erliegen oder im »letzten Abendmahl« schwelgen. So ist es nicht verwunderlich, dass chronisch Diäthaltende angesichts der Vergeblichkeit ihrer Mühen frustriert sind. Diät, abnehmen, zunehmen, zwischendurch Essattacken und wieder eine Diät.

Das Problem. Chronisch zu wenig zu essen, kann Überessen oder Binge Eating zur Folge haben.

Bei manchen Dauer-Diäthaltenden erzeugt die Vergeblichkeit ihrer Mühen eine so große Frustration, dass sie zu Abführmitteln, Entwässerungspillen und Diättabletten greifen, was sehr gefährlich werden kann. Und weil diese »Diäthilfen« nicht wirken, versuchen sie vielleicht extreme Methoden, zum Beispiel die dauerhafte Einschränkung von Essen in Form von Anorexie oder eine Selbstreinigung in Form von Bulimie (das Erbrechen nach einem Essanfall). Obwohl bei Anorexie und Bulimie mehrere Entstehungsfaktoren eine Rolle spielen und sie meist auch mit psychischen Problemen in Zusammenhang stehen (und vielen anderen Problemen – genetischen, sozialen, familiären und so weiter), weisen immer mehr Studien darauf hin, dass auch ständiges Diäthalten zu einer Essstörung führen kann. Eine Studie ergab, dass fünfzehnjährige Versuchspersonen mit achtmal höherer Wahrscheinlichkeit unter einer Essstörung litten, wenn sie schon Diäten hinter sich hatten.

Der unbewusste Esser

Der unbewusste Esser ist häufig mit etwas anderem beschäftigt, während er isst; zum Beispiel sieht er beim Essen gleichzeitig fern, oder er liest und isst, oder er ist beim Essen mit dem Handy beschäftigt, spielt Spiele, checkt die sozialen Medien oder surft im Internet. Weil das der betroffenen Person selten bewusst ist, kann eine Identifizierung schwierig sein.

Der chaotische unbewusste Esser lebt oft ein mit Terminen ausgefülltes Leben und ist immerzu beschäftigt. Er isst, was gerade verfügbar ist – irgendetwas aus einem Automaten, Fast Food, Süßigkeiten. Ernährung und Diäten sind dieser Person oft wichtig – nur nicht gerade in diesem entscheidenden Moment, wo sie sich mit dem beruflichen oder persönlichen Chaos auseinandersetzen muss. Chaotische unbewusste Esser sind oft so sehr damit beschäftigt, Probleme zu lösen, dass sie ihr Hungergefühl nicht wahrnehmen, bis sie völlig ausgehungert sind. So gibt es beim chaotischen Esser häufig lange Phasen, in denen er gar nichts isst.

Der widerstandslose unbewusste Esser kann dem bloßen Vorhandensein von Essen nicht widerstehen, egal, ob er hungrig oder satt ist. Bonbongläser, Kekse bei Meetings, Essen auf dem Küchentresen – an keinem geht er vorbei, ohne zuzugreifen. Meist ist er sich gar nicht bewusst, dass er isst oder wie viel. Zum Beispiel kann der widerstandslose unbewusste Esser sich auf dem Weg zur Toilette ein paar Bonbons in den Mund stecken, ohne es selbst zu merken. Gesellschaftliche Treffen, bei denen Essen eine Rolle spielt, wie Cocktailpartys oder Hotelbuffets, stellen für den widerstandslosen Esser eine große Versuchung dar.

Der nichts verschwendende unbewusste Esser schätzt den finanziellen Wert des Essens. Sein Antrieb zu essen, ist oft davon geleitet, so viel Essen wie möglich für sein Geld zu bekommen. Der nichts verschwendende Esser neigt vor allem dazu, seinen Teller immer leer zu essen (und womöglich auch noch die der anderen).

Der emotional unbewusste Esser benutzt Essen, um mit seinen Gefühlen fertigzuwerden, vor allem mit solchen, die Unbehagen verursachen, wie Stress, Ärger und Einsamkeit. Obwohl der emotionale Esser das Essen als sein Problem ansieht, ist es oft nur ein Symptom für tiefer liegende Schwierigkeiten. Beim emotionalen Esser reicht die Bandbreite des Essverhaltens vom Greifen nach einem Schokoriegel in stressigen Zeiten bis zu zwanghaften Essattacken, bei denen riesige Nahrungsmengen verschlungen werden.

Das Problem. Unbewusstes Essen in seinen unterschiedlichen Ausprägungen wird problematisch, wenn es zu chronischem Überessen führt (was leicht passiert, wenn man isst, ohne sich dessen bewusst zu sein).

Haben Sie sich schon einmal vorm Kino eine große Schachtel mit Süßigkeiten oder Popcorn gekauft und angefangen zu essen, nur um dann zu merken, dass Ihre Finger plötzlich auf dem Boden der leeren Schachtel entlangtasteten? In extremerer Form weiß man nicht mehr, was man isst, warum man begonnen hat oder wie das Essen schmeckt. Die Gedanken sind anderswo.

Wenn Ihre Esspersönlichkeit gegen Sie arbeitet

Die Essstile des vorsichtigen Essers, des chronisch Diäthaltenden und des unbewussten Essers sind beim Abnehmen wirkungslos. Die Lösung für den frustrierten Esser: sich bei einer neuen Diät oder einem neuen Essensplan noch mehr Mühe geben – was natürlich ebenfalls nicht zum Erfolg führt.

Anders beim intuitiven Esser. Der intuitive Essstil ist der einzige, der nicht gegen Sie arbeitet und Ihnen helfen kann, den Krieg mit Ihrem Körper, dem Essen und Ihren Gedanken zu beenden.

Vorstellung des intuitiven Essers

Intuitive Esser richten sich nach ihren Hungersignalen und essen mit Genuss, ohne sich schuldig zu fühlen. Der intuitive Esser ist ein nicht von außen beeinflusster Esser. Doch ein unbeeinflusster Esser zu sein, wird in unserer gesundheitsbewussten Gesellschaft immer schwerer, weil wir in der Werbung, in den Medien und von Gesundheitsexperten mit Botschaften über Nahrung, Nährstoffe und Gewicht nur so überschüttet werden.

Wenn wir unseren Klienten die Hauptmerkmale eines intuitiven Essers beschreiben, hören wir erstaunlicherweise oft die Antwort: »So isst meine Frau« oder »So isst mein Freund«. Fragen wir dann nach der Beziehung dieser Person zum Essen und ihrem Körper, ist die Antwort: »Kein Problem!«

Stellen Sie sich Kleinkinder vor. Sie sind die natürlichen intuitiven Esser – praktisch frei von Botschaften über Essen und Körperformen. Kleinkinder haben eine angeborene Essensweisheit, wenn man sich nicht einmischt. Sie essen nicht auf der Grundlage von Diätvorschriften oder Gesundheit, und trotzdem zeigen viele Untersuchungen: Ein Kleinkind, das spontan essen darf, isst das, was es braucht, wenn es ein entsprechendes Nahrungsangebot zur freien Verfügung hat. (Das ist wahrscheinlich das Schwierigste für besorgte Eltern – loszulassen und darauf zu vertrauen, dass Kinder eine angeborene Fähigkeit haben, das Richtige zu essen! In Kapitel 16 finden Sie mehr Informationen dazu, wie man einen intuitiven Esser großzieht.)

Eine im *New England Journal of Medicine* veröffentlichte bahnbrechende Untersuchung von Leann L. Birch bestätigt, dass Kinder im Vorschulalter eine angeborene Fähigkeit haben, ihre Nahrungsaufnahme dem anzupassen, was ihr Körper zum Wachsen braucht. Die Forscher fanden heraus, dass die Kalorienzufuhr zwar von Mahlzeit zu Mahlzeit sehr unterschiedlich war, sich aber nach ein paar Tagen wieder ausglich. Doch leider nehmen viele Eltern an, dass ihre Kleinen das Essen nicht angemessen regulieren können. Folglich zwingen sie den Kindern oft etwas auf, weil sie sicherstellen wollen, dass diese das ernährungsphysiologisch »Richtige« zu sich nehmen. Doch schon frühere Forschungsergebnisse von Birch und ihren Kollegen zeigen, dass solche Kontrollstrategien kontraproduktiv sind.

Ebenso ergab eine Untersuchung von Philip Costanzo, Psychologe an der Duke University, dass höheres Körpergewicht bei Schulkindern einen Zusammenhang mit dem Grad aufwies, in dem die Eltern das Essen ihrer Kinder einzuschränken versuchten. Sogar wohlmeinende Eltern mischen sich in das intuitive Essen ihrer Kinder ein. Doch wenn Eltern versuchen, die natürlichen Essenssignale eines Kindes außer Kraft zu setzen, wird das Problem schlimmer, nicht besser.

Eine Mutter, die ihr Kind füttert, wenn es ein Hungersignal von sich gibt, und die aufhört, es zu füttern, wenn das Baby zeigt, dass es genug hat, kann eine mächtige Rolle in der anfänglichen Entwicklung des intuitiven Essens spielen. Dies ist einer der Gründe, warum wir so begeistert sind von babygeleiteter Beikosteinführung (siehe Kapitel 16).

Leider sind auch Eltern von der Diätkultur beeinflusst. Aufgrund der Gewichtsstigmatisierung machen sie sich Sorgen, dass es auf sie zurückfällt, wenn sie ein korpulentes Kind haben. In der Folge üben wohlmeinende Eltern Druck auf ihre Kinder aus, was und wie viel sie essen sollen. Die Therapeutin und Ernährungswissenschaftlerin Ellyn Satter hat dahingehend eine richtungsweisende Forschungsarbeit durchgeführt. Das Ergebnis: Wenn man Eltern dazu bringt, sich zurückzuhalten und ihre Kinder ohne elterlichen Druck essen zu lassen, dann essen diese schließlich *weniger.* Warum? Das Kind beginnt seine eigenen inneren Hunger- und Sättigungssignale wieder wahrzunehmen. Und das Kind weiß, dass das Essen ihm nicht vorenthalten wird.

Laut Satter »denken Kinder, denen Essen vorenthalten wird, damit sie dünner werden, dauernd an Essen. Sie haben Angst, sie bekommen nicht genug, und tendieren dazu, zu viel zu essen, wenn sie die Möglichkeit haben.« Wir haben festgestellt, dass das ebenfalls auf Erwachsene zutrifft, die eine Diät machen. Nur ist bei Erwachsenen der Prozess des intuitiven Essens meist schon seit langer Zeit in Vergessenheit geraten, oft sehr viele Jahre. Bei Kindern reicht es meist noch, wenn die Eltern den Druck auf das Essverhalten der Kleinen aufgeben, bei Erwachsenen muss die Lockerung des Drucks von innen kommen und sich gegen den gesellschaftlichen Mythos von Diäten und einem verzerrten Körperbild zur Wehr setzen.

Doch wir alle *besitzen die natürliche Fähigkeit, intuitiv zu essen*; sie ist nur unterdrückt – dieses Buch wird Ihnen zeigen, wie Sie den intuitiven Esser in sich wiedererwecken können.

Wie der intuitive Esser in Ihnen verschüttet wurde

Die Angriffe auf das intuitive Essen lassen die ganze Kindheit hindurch nicht nach – vom Hören der Lebensmittelwerbung am Samstagmorgen bis zu den wohlmeinenden Ermahnungen der Eltern, den »Teller leer zu essen«.

Diäten. Wir haben schon gesehen, welche Schäden Diäten anrichten können; die folgende Aufzählung nennt die häufigsten:

- vermehrte Essanfälle,
- verminderte Stoffwechselrate,
- verstärkte Beschäftigung mit Essen,
- verstärkte Gefühle von Entbehrung,
- ein verstärktes Gefühl des Versagens,
- ein Gefühl geschwächter Willenskraft.

Das alles unterminiert Ihr Vertrauen in Ihre Beziehung zum Essen und bewirkt, dass Sie Ihr Essverhalten von *außen* steuern lassen (Ernährungsplan, Diät, Tageszeit, Essensregeln und so weiter). Je mehr Sie sich auf äußere Angaben stützen, um zu »beurteilen«, ob Ihr Essverhalten richtig ist, desto *weiter* entfernen Sie sich vom intuitiven Essen. Intuitives Essen verlässt sich auf *Ihre eigenen inneren* Hinweise und Signale.

Iss-gesund-oder-stirb-Botschaften. Wir werden andauernd und von allen Seiten mit Botschaften zum gesunden Essen bombardiert, sei es durch Gesundheitsorganisationen oder die Werbung. Die Botschaft? Was Sie essen, kann Ihre Gesundheit verbessern. Gehen Sie dagegen in die falsche Richtung und nehmen einen falschen Bissen zu sich, sind Sie schon einen Schritt näher am Grab. Übertrieben? Nein. Hier sind einige aktuelle Schlagzeilen, die wir bei einer Google-Suche gefunden haben:

- »12 Nahrungsmittel, die Sie töten können«, in der Zeitschrift *Men's Journal*
- »16 Nahrungsmittel, von denen Sie nicht wussten, dass sie Sie töten können«, in der Zeitschrift *Cosmopolitan*
- »Schlechte Ernährung tötet mehr Menschen in der ganzen Welt als Rauchen, besagt eine Studie«, in der *Washington Post*

Solche Botschaften führen leicht zu einem Schuldbewusstsein, wenn man das »Falsche« isst, und zu einer Verunsicherung, was man überhaupt essen sollte.

Wollen wir damit sagen, dass Sie die Vorteile gesunden Essens ignorieren sollen? Natürlich nicht. Wenn Ihre Art zu denken aber auf Diäten ausgerichtet ist, kann das Trommelfeuer der Nachrichten über »gesundes Essen« dazu führen, dass Ihre Essensauswahl noch größere Schuldgefühle erzeugt. Bedenken Sie diese Statistiken:

- Eine Harris-Umfrage von 2015 unter mehr als 2000 US-Amerikanern ergab, dass fast acht von zehn Frauen und sieben von zehn Männern in den USA sich wegen ihres Essens schuldig fühlen.

- Der *Guardian* berichtete 2013, dass drei Viertel der Frauen im Vereinigten Königreich – 24 Millionen – sagten, dass sie sich oft wegen der Menge ihres Essens schuldig fühlten.

Frauen haben besonders mit Schuldgefühlen zu kämpfen. Eine Gallup-Umfrage der American Dietetic Association zeigte, dass Frauen sich wegen ihres Essens schuldiger fühlen als Männer (44 Prozent gegen 28 Prozent). Könnte der Grund sein, dass Frauen häufiger als Männer Diäten machen? Oder dass Frauen im Allgemeinen die Zielgruppe der Gesundheitsbotschaften und Nahrungsmittelwerbung sind (denken Sie nur an die große Anzahl von Frauenzeitschriften)? Frauen sind die Hauptentscheiderinnen für die Gesundheitsvorsorge in der Familie, und sie sind im Allgemeinen auch diejenigen, die sich um Essen und Ernährung kümmern; folglich sind sie auch die Hauptzielgruppe der Werbung.

Ehrlich, wenn Sie nicht den Koch oder den Bauern getötet haben, sollten Sie sich wegen Ihrer Essensentscheidungen nicht schuldig fühlen. Schuldgefühle berauben Sie der Freude am Essen. Dieser Aspekt des Sich-schuldig-Fühlens ist einer der Gründe, warum es kontraproduktiv für das Erlernen intuitiven Essens ist, wenn Ernährungsart und gesundes Essen an *erster* Stelle des Prozesses stehen. Daher *ignorieren* wir Nährwerte zunächst ganz, denn dieser Aspekt erschwert Ihnen den Weg zum Wiedererlernen intuitiven Essens. Ist das Nährwert-Ketzerei? Nein. Wir respektieren gesunde Ernährung, nur können Nährwerte nicht an erster Stelle stehen, wenn Sie sich Ihr Leben lang Diäten unterworfen haben. Sehen Sie es so: Wenn Sie bisher all Ihre Aufmerksamkeit auf Ihre Ernährung gerichtet haben, hat Ihnen das geholfen? Der ausgeklügeltste Ernährungsplan kann zu einer anderen Form von Diät werden.

Um eine Vorstellung davon zu bekommen, ob Sie bereits ein intuitiver Esser sind oder woran Sie vielleicht noch arbeiten können, füllen Sie den folgenden Fragebogen aus und lesen Sie die Auswertung. Die Fragen darin sind Untersuchungen entnommen, in denen die Merkmale intuitiven Essens definiert sind.

Sind Sie ein intuitiver Esser?

Dieses Quiz stammt aus Tracy Tylkas Untersuchung intuitiver Esser (2006). Die Antworten werden Tylkas drei Hauptmerkmalen intuitiver Esser zugeordnet. Diese aktualisierte Einschätzung gilt sowohl für Männer als auch für Frauen und enthält eine neue Kategorie – »Übereinstimmung von Essenswahl und Körperbedürfnissen« –, die das Prinzip 10 des intuitiven Essens widerspiegelt – *Erhalten Sie Ihre Gesundheit mit sanfter Ernährung*. Antworten Sie bei jeder Feststellung mit »Ja« oder »Nein«. Wenn Sie sich unsicher sind, überlegen Sie, ob die Beschreibung im Allgemeinen auf Sie zutrifft.

BEDINGUNGSLOSE ERLAUBNIS ZUM ESSEN

Ja	Nein	
☐	☐	1. Ich versuche, bestimmte Nahrungsmittel mit hohem Fett-, Kohlenhydrat- oder Kaloriengehalt zu meiden.
☐	☐	2. Wenn ich ein starkes Verlangen nach einem bestimmten Lebensmittel habe, erlaube ich mir nicht, es zu essen.
☐	☐	3. Ich bin böse mit mir selbst, wenn ich etwas Ungesundes esse.
☐	☐	4. Es gibt verbotene Lebensmittel für mich, die ich mir nicht zu essen erlaube.
☐	☐	5. Ich erlaube mir nicht, das zu essen, was ich in dem Moment essen möchte.
☐	☐	6. Ich befolge Essensregeln von Diätplänen, die mir diktieren, was, wann und/oder wie ich zu essen habe.

ESSEN AUS EHER KÖRPERLICHEN ALS EMOTIONALEN GRÜNDEN

Ja	Nein	
☐	☐	1. Ich greife zu Essen, wenn mich Gefühle belasten (Angst, Traurigkeit, Niedergeschlagenheit), auch wenn ich keinen Hunger habe.
☐	☐	2. Ich esse, wenn ich mich einsam fühle, auch wenn ich gar keinen Hunger habe.
☐	☐	3. Ich benutze Essen als Hilfe, um meine negativen Gefühle zu betäuben.

☐ ☐ 4. Ich esse, wenn ich gestresst bin, auch wenn ich gar keinen Hunger habe.

☐ ☐ 5. Ich komme mit meinen negativen Emotionen nicht zurecht (z. B. Angst und Traurigkeit), ohne mich mit Essen zu trösten.

☐ ☐ 6. Ich esse aus Langeweile, einfach um etwas zu tun zu haben.

☐ ☐ 7. Wenn ich mich einsam fühle, esse ich, um mich zu trösten.

☐ ☐ 8. Stress und Angst kann ich nur mit Essen bewältigen.

VERLASS AUF INNERE HUNGER- UND SÄTTIGUNGSSIGNALE (VERTRAUEN)

Ja Nein

☐ ☐ 1. Ich vertraue meinem Körper, dass er mir sagt, wann ich essen soll.

☐ ☐ 2. Ich vertraue meinem Körper, dass er mir sagt, was ich essen soll.

☐ ☐ 3. Ich vertraue meinem Körper, dass er mir sagt, wie viel ich essen soll.

☐ ☐ 4. Ich verlasse mich auf meine Hungersignale, dass sie mir sagen, wann ich essen soll.

☐ ☐ 5. Ich verlasse mich auf meine Sättigungssignale, dass sie mir sagen, wann ich aufhören soll zu essen.

☐ ☐ 6. Ich vertraue meinem Körper, dass er mir sagt, wann ich aufhören soll zu essen.

ÜBEREINSTIMMUNG VON ESSENSWAHL UND KÖRPERBEDÜRFNISSEN

Ja	Nein	
☐	☐	1. Die meiste Zeit möchte ich nahrhafte Sachen essen.
☐	☐	2. Meist esse ich Sachen, die meinen Körper effektiv funktionieren lassen.
☐	☐	3. Ich esse meist Sachen, die meinem Körper Energie und Durchhaltevermögen geben.

Auswertung: Abschnitt 1–2: Jede mit »Ja« beantwortete Frage weist auf einen Bereich hin, der wahrscheinlich bearbeitet werden muss.
Abschnitt 3–4: Jede mit »Nein« beantwortete Frage weist auf einen Bereich hin, der wahrscheinlich bearbeitet werden muss.

Quelle:

1. Tylka, T. L. (2006). Development and psychometric evaluation of a measure of intuitive eating. *Journal of Counseling Psychology* 53(2), Apr:226–240.
2. Tylka, T. L. et al. (2013). A psychometric evaluation of the Intuitive Eating Scale with college men. *Journal of Counseling Psychology*, Jan;60(1):137–153.

4. Die Prinzipien intuitiven Essens: Überblick

Nur wenn Sie schwören, auf Diäten zu verzichten, und sich voll und ganz dem intuitiven Essen verschreiben, werden Sie sich aus dem Gefängnis befreien können, das Ihre Essobsession und das ständige Auf und Ab Ihres Gewichts bedeuten. In diesem Kapitel stellen wir Ihnen die Hauptprinzipien intuitiven Essens vor – eine Kurzbeschreibung jeden Grundgedankens mit entsprechenden Fallgeschichten. Das wichtigste Ziel, das der Klient oder die Klientin in diesen Beispielen erreicht hatte, war eine gesunde Beziehung zum Essen und zum eigenen Körper. Indem Sie die zehn Grundregeln des intuitiven Essens befolgen, werden Sie Ihre Beziehung zu Nahrungsmitteln normalisieren. Und denken Sie bitte daran, dass diese zehn Prinzipien nur Richtlinien sind und keine neuen Regeln, die in eine neue Diät verwandelt werden können. Der Wunsch abzunehmen, muss unbedingt zurückgestellt werden, sonst wird er die Heilung Ihrer Beziehung zum Essen, zu Ihren Gedanken und zu Ihrem Körper sabotieren. Intuitives Essen ist ein Inside-Job – es geht darum, durch interozeptives Bewusstsein auf die Botschaften Ihres Körpers zu hören. Wenn Sie sich auf Ihr Gewicht konzentrieren, stört das den Prozess, zum intuitiven Esser zu werden. Der Fokus auf die Waage oder Ihr Gewicht führt sofort einen externen Aspekt ein und treibt einen Keil zwischen Ihre innere Weisheit und Ihre Essensentscheidungen. Wir haben nichts dagegen, wenn Menschen als Nebeneffekt des intuitiven Essens abnehmen – aber wir haben viele Menschen gesehen, die diese wichtige Perspektive falsch interpretierten, einschließlich der Medien und Gesundheitsexperten!

Prinzip 1
Legen Sie die Diätmentalität ab

Werfen Sie alle Diätbücher und Zeitschriftenartikel weg, die immer wieder die falsche Hoffnung wecken, dass Sie schnell und dauerhaft abnehmen können. Werden Sie wütend auf eine Diätkultur, die das Abnehmen propagiert, und auf all die Lügen, die Sie dazu gebracht haben, sich als Versagerin zu fühlen, wenn abermals eine Diät nicht funktioniert hat und Sie alle Pfunde wieder zunahmen. Wenn Sie auch nur eine winzige Hoffnung zurückbehalten, dass eine neue und bessere Diät kommen und Sie retten wird, hindert Sie das daran, endlich frei zu sein und das intuitive Essen wiederzuentdecken.

James hat den größten Teil seines Lebens Diät gehalten, angefangen mit den Einschränkungen, die ihm als Kind seine Mutter auferlegt hat, bis zu einem Proteinfasten, das ihm seinen letzten, leider kurzzeitigen »Erfolg« bescherte. Als James in unsere Praxis kam, wog er mehr, als er je im Leben gewogen hatte. Er wusste, dass er nie wieder bereit wäre, eine Diät zu machen, fühlte sich aber schuldig, weil er meinte, dass er das tun »sollte«. *Seine Diätmentalität abzulegen* war ein Meilenstein für James. Ihm wurde klar, dass er kein Versager war, sondern dass das System der Diäten selbst die Falle war, die ihn immer wieder hatte scheitern lassen.

Heute hat James durch intuitives Essen seinen Weg zurück aus dem Teufelskreis gefunden. Er hat nicht mehr das Gefühl, eine Diät machen zu »sollen«, und ist glücklich und noch etwas erstaunt, dass er sein Essen ohne Schuldgefühle genießen kann, während er alles isst, was er möchte.

Prinzip 2
Honorieren Sie Ihren Hunger

Ernähren Sie Ihren Körper nach seinen biologischen Bedürfnissen durch eine angemessene Energie- und Kohlenhydratzufuhr. Sonst kann leicht das Bedürfnis entstehen, zu viel zu essen. Sind Sie erst einmal überhungert, treten alle guten Absichten, mäßig und bewusst zu essen, in den Hintergrund. Zu lernen, auf erste biologische Hungersignale zu hören, ist die Voraussetzung, um wieder Vertrauen zu sich selbst und seinem Körper aufzubauen.

Für Tim war ein entscheidender Schritt auf dem Weg zum intuitiven Esser, auf seinen biologischen Hunger zu hören. Tim war Arzt und hatte während seiner medizinischen Ausbildung eine Diät nach der anderen gemacht, während er versuchte, ein extremes Arbeitspensum von über achtzig Stunden in der Woche durchzuhalten. Er hatte fast immer Hunger, ignorierte diese Signale seines Körpers jedoch, weil er dachte, er verdiene es wegen seiner Körpermaße nicht zu essen. Am Nachmittag geriet sein Essverhalten außer Kontrolle, und er gab seinen Essattacken mit Snacks aus dem Automaten nach. Wegen seines chaotischen Essverhaltens hatte er die meiste Zeit wenig Energie.

Heute hat Tim gelernt, auf seine biologischen Hungersignale zu achten und ihnen Respekt zu zollen, indem er sich die Zeit nimmt, in Ruhe etwas zu essen. Er weiß jetzt, dass er auf seinen knurrenden Magen hören und frühstücken muss, bevor er zur Arbeit geht, weil er sich sonst am Vormittag nicht wirklich auf seine Patienten konzentrieren kann. Tim hat gelernt, *seinen Hunger zu honorieren* und den einzelnen Mahlzeiten am Tag einen festen Platz einzuräumen. So fühlt er sich den ganzen Tag über voller Energie.

Prinzip 3
Schließen Sie Frieden mit dem Essen

Rufen Sie einen Waffenstillstand aus, beenden Sie den Essenskampf! Geben Sie sich die bedingungslose Erlaubnis zu essen. Wenn Sie sich ein bestimmtes Nahrungsmittel verbieten, kann das intensive Gefühle von Entbehrung hervorrufen, die zu unkontrollierbaren Gelüsten führen und oft in Essattacken enden. Geben Sie Ihrem Bedürfnis schließlich doch nach, ist das Ergebnis oft ein Sich-Überessen plus Schuldgefühl.

Nancy ist Serviererin und ihr Arbeitsumfeld ein Gourmetrestaurant, das eine Reihe köstlicher Speisen im Angebot hat. Bevor Nancy zur intuitiven Esserin wurde, hielt sie sich tapfer von all den verführerischen Dingen im Restaurant fern. Jeden Abend verließ sie ihre Arbeitsstelle physisch erschöpft und mit quälenden Visionen von all den leckeren Sachen, die sie sich verbot. Ihr Widerstand hielt an, bis geschah, was sie veranlasste, ihren ersten Termin bei uns zu vereinbaren. Denn in der Woche davor gab es für sie plötzlich nur noch ein Verlangen: zu essen. Und sie aß, aber wie!

Bei Nancy trat als Folge des Entbehrungsgefühls die »Letztes Abendmahl«-Wirkung ein. Ihr Körper zeigte eine Gegenreaktion, weil sie sich nicht erlaubt hatte, ihre Lieblingsspeisen anzurühren.

Heute ist Nancy eine intuitive Esserin, die isst, was ihr gefällt, in ihrem Gourmet-Restaurant und auch sonst. Weder schränkt sie die Speisen ein, die sie mag, noch fühlt sie sich schuldig, wenn sie gelegentlich zu viel davon isst. Sie hat sogar entdeckt, dass einige der Gerichte, die so verlockend aussahen, ihr gar nicht schmecken! Nancy hat *Frieden mit dem Essen geschlossen* und genießt das Gefühl der Freiheit, das sie seitdem empfindet.

Prinzip 4
Sagen Sie der Essenspolizei den Kampf an

Rufen Sie den Gedanken in Ihrem Kopf ein lautes »Nein!« entgegen, die Ihnen weismachen wollen, dass Sie »gut« sind, wenn Sie ganz wenig Kalorien am Tag zu sich nehmen oder dass Sie »schlecht« sind, weil Sie ein Stück Schokoladenkuchen gegessen haben. Die Essenspolizei überwacht die Einhaltung der unvernünftigen Regeln, die die Diätkultur hinterlassen hat. Sie davonzujagen, ist ein wesentlicher Schritt, um zum intuitiven Essen zurückzukehren.

Linda war als Jugendliche eine hervorragende Kurzstreckenläuferin, die für die Ausscheidungskämpfe der Olympischen Spiele trainierte. Ihr Trainer hatte einen starken Einfluss auf sie und noch heute hallt seine Stimme in ihr nach: »Um wettbewerbsfähig zu sein, musst du Diät halten, damit du kaum Körperfett hast.«

Ein jahrelanges Auf und Ab ihres Gewichts war die Folge davon, dass Linda monotonen Diätlitaneien in ihrem Kopf gehorchte. Lindas Essenspolizei wurde mit jeder Diät und jeder Ermahnung ihres Trainers stärker.

Die Wende für Linda kam, als sie entdeckte, wie sie *gegen die Essenspolizei angehen* konnte. Sie lernte, den inneren kritischen Stimmen zu widersprechen, die versuchten, ihre Essensauswahl einzuschränken. Sie lernte, ihnen ihre eigenen Botschaften über Nahrung entgegenzusetzen und ihre eigenen Essensentscheidungen nicht zu verurteilen. Nachdem die Essenspolizei zum Schweigen gebracht worden war, setzte sich die Stimme der intuitiven Esserin wieder durch. Linda hat keine Schuldgefühle mehr, ihr Gewicht hat sich stabilisiert, und ihre »guten« und »schlechten« Gedanken über Essen sind verschwunden.

Prinzip 5
Entdecken Sie den Genussfaktor

In unserem verbissenen Eifer, mit der Diätkultur in Einklang zu sein, übersehen wir oft eins der größten Geschenke des Lebens – den Genuss und die Zufriedenheit, die uns das Erlebnis des Essens geben kann. Wenn Sie in einer einladenden, angenehmen

Umgebung essen, was Sie wirklich möchten, dann wird der Genuss dabei zu einer mächtigen Kraft, die sehr zu Ihrer allgemeinen Zufriedenheit beitragen kann.

Denise ist Produktionsassistentin beim Film und am Drehort jeden Tag von einer großen Auswahl »verbotenen« Essens umgeben – das sie lange Zeit »ignorierte«. Wenn sie Pommes frites wollte, entschied sie sich edelmütig für eine einfache Backkartoffel. Wenn die Kekse sie lockten, gab sie sich mit Obst zufrieden. Nachdem Denise erkannt hatte, dass alle so tapfer von ihr gewählten Ersatzspeisen ihr nur den Magen füllten, sie aber nicht zufrieden machten, wagte sie das Experiment zu essen, worauf sie Lust hatte. Erfreut stellte sie fest, dass sie jetzt nicht nur mit Genuss aß, sondern nach der ersten Portion aufhörte, weil sie sich satt fühlte – und manchmal ließ sie sogar etwas übrig! Denise *hatte den Zufriedenheitsfaktor beim Essen entdeckt* – und isst nun weniger als zuvor.

Prinzip 6
Spüren Sie Ihre Sättigung

Um Ihre Sättigung zu spüren, müssen Sie darauf vertrauen, dass Sie sich die Nahrungsmittel geben, die Sie mögen. Hören Sie auf Ihre Körpersignale, die Ihnen sagen, wenn Sie satt sind. Machen Sie in der Mitte der Mahlzeit eine Pause und fragen Sie sich, wie das Essen schmeckt und wie hoch Ihr Hungergrad ist.

Jackie war ein Partygirl. Sie liebte das Leben und das Essen. Aber sie konnte schlecht aufhören zu essen, sie merkte oft nicht, wann ihre Sättigung einsetzte, und aß, bis sie sich unangenehm vollgestopft fühlte. Am Morgen nach einer Party schwor sie sich immer wieder: »Ich will nie wieder etwas essen. Ich fühle mich schlecht und vollgestopft und aufgebläht, und ich hasse es, wie sich mein Körper anfühlt.«

Für Jackies Reise zum intuitiven Essen war es am wichtigsten, das *Spüren ihrer Sättigung* zu erlernen. Sie konzentrierte sich darauf, den Übergang von einem leeren Magen zu einem leicht vollen Magen wahrzunehmen. Bald lernte sie, die Signale der Sättigung zu spüren, die während einer Mahlzeit langsam einsetzten.

Für Jackie wurde es leichter, die Sättigungssignale ihres Körpers zu respektieren, als sie ganz sicher wusste, dass sie immer wieder essen konnte, wenn sie Hunger verspürte (auch wenn es nur eine Stunde später war), und dass ihr jederzeit ihre Lieblingsspeisen zur Verfügung standen. Jackie machte eine interessante Entdeckung: Wenn sie ihre Sättigungssignale respektierte und ihren Teller wegschob, wenn *sie* fertig war, hatte sie das Gefühl, sich selbst mehr zu respektieren – und fühlte sich auch am Morgen nach einer Party großartig.

Prinzip 7
Bewältigen Sie Ihre Gefühle mit Freundlichkeit

Machen Sie sich zunächst einmal klar, dass die Einschränkung von Essen sowohl körperlich als auch geistig einen Kontrollverlust auslösen kann, der dann wiederum Essen aus emotionalen Gründen triggert. Finden Sie freundliche Wege, um sich zu trösten oder abzulenken und Ihre emotionalen Schwierigkeiten zu bewältigen. Angst, Einsamkeit, Langeweile und Ärger sind Emotionen, die wir alle erfahren. Essen kann kurzfristig ein Trost sein, von Schmerz ablenken oder einen sogar betäuben. Aber es löst das Problem nicht. Letztlich wird man sich mit der Ursache der Emotion befassen müssen.

Marsha ist Schriftstellerin, die meist zu Hause arbeitet. Sie liebt ihre Arbeit, hat aber manchmal Schreibblockaden. Um ihre Angespanntheit beim Suchen nach den richtigen Wörtern zu lösen, ging sie viele Male am Tag in die Küche und holte sich einen Snack. Marsha *benutzte* Essen, um ihre Arbeit zu schaffen.

Lisa ist vierzehn Jahre alt, und wenn sie nach der Schule nach Hause kam, ließ sie sich früher mit einer Tüte Kartoffelchips vorm Fernseher nieder. Lisa *benutzte* Essen, um ihre Hausaufgaben aufzuschieben.

Bevor Marsha und Lisa intuitive Esserinnen wurden, versuchten sie, mit den Problemen ihres Lebens klarzukommen, indem sie Essen als Ablenkung, als Trost und zur Beruhigung benutzten. Doch bald lernten sie, das von ihnen gewählte Essen zu genießen, in einer einladenden Umgebung zu essen und ihren biologischen Hunger zu honorieren. Ihre neue Beziehung zum Essen brachte ihnen auch größere Klarheit – sie konnten jetzt leichter ein Verlangen nach Essen von einem emotionalen Bedürfnis unterscheiden.

Marsha und Lisa lernten, mit ihren Problemen umzugehen, *ohne Essen zu benutzen*, und andere Wege zu finden. Jetzt heben sie sich das Essen für die Zeiten auf, in denen es ihnen wirklich ein Gefühl der Zufriedenheit gibt, und sie essen viel weniger.

Prinzip 8
Respektieren Sie Ihren Körper

Akzeptieren Sie Ihre genetische Veranlagung. So wie eine Person mit Schuhgröße neununddreißig nicht erwarten würde, dass ihre Füße sich in Schuhe der Größe sechsunddreißig quetschen ließen, wäre es gleichermaßen vergeblich (und unbequem), eine solche Erwartung an die eigenen Körpermaße und die -form zu stellen. Respektieren Sie Ihren Körper, dann fühlen Sie sich auch besser mit sich selbst. Sie können nur schwer die Diätmentalität ablegen, wenn Sie Ihrem eigenen Körper kritisch gegenüberstehen und unrealistische Erwartungen an Ihre Körpermaße und -form haben. Alle Körper verdienen Würde.

Eins der wichtigsten Ziele auf dem Weg zur intuitiven Esserin war für Andrea, *ihren Körper zu respektieren.* Andrea war fünfzig und hatte vier Kinder geboren. Ihr Körper hatte ihr immer gut gedient, während der Schwangerschaften, auf Reisen, bei der Arbeit und beim Sport. Aber Andrea brachte viel Zeit damit zu, ihren Körper zu kritisieren und den Tagen nachzutrauern, in denen sie jünger und dünner gewesen war. Je mehr sie sich selbst negativ kommentierte, desto größer wurde ihre Verzweiflung. Um sich zu trösten, aß sie, auch wenn sie keinen Hunger hatte. Manchmal überaß sie sich auch als Bestrafung, weil sie so »schlimm« aussah.

Als Andrea aufhörte, sich ständig mit anderen Frauen zu vergleichen, und anfing, ihren Körper zu respektieren, aß sie weniger und achtete mehr auf sich. Andrea wurde eine intuitive Esserin, war stolz auf ihre Leistungen und hatte nicht mehr den Wunsch, den »perfekten« Körper zu haben.

Prinzip 9
Bewegung – Fühlen Sie den Unterschied

Vergessen Sie exzessiven Sport. Werden Sie einfach aktiv und fühlen Sie den Unterschied. Konzentrieren Sie sich darauf, wie es sich anfühlt, Ihren Körper zu bewegen, anstatt darauf, wie viele Kalorien gerade verbrannt werden. Wenn Sie daran denken, wie Sie sich nach Bewegung fühlen, zum Beispiel voller Energie, dann kann es durchaus passieren, dass Sie sich für einen erfrischenden Morgenspaziergang aus dem Bett rollen, anstatt den Snooze-Knopf am Wecker zu drücken.

Miranda hatte die komplette Ausstattung einer Frau, die regelmäßig Sport treibt – eine Mitgliedschaft im Fitnessstudio, einen Heimtrainer, Sportkleidung und -schuhe. Es gab nur ein Problem – sie machte keinen Sport. Sie hatte fast genauso viele neue Trainingsprogramme ausprobiert wie Diäten. Es war ein Teufelskreis: Sie begann eine Diät und gleichzeitig ein neues Sportprogramm, um dann mit beidem wieder aufzuhören. Und genau da lag ihr Problem. Miranda hatte nie wirklich die Freude an der Bewegung gespürt. Einer der Gründe war, dass sie sehr wenig Energie hatte, wenn sie gleichzeitig wenig aß. Wenn man sich zum Sport zwingt, ohne die Energie dafür zu haben, *fühlt sich die Bewegung nicht gut an.* Sport war bei Miranda immer mit großer Mühe verbunden. Nur die anfängliche Begeisterung und der erste Schwung der Diät trugen sie eine kurze Zeit durch ein monotones Workout.

Als Miranda anfing, ihren Körper zu ernähren, indem sie *ihren Hunger honorierte*, fühlte sie sich besser und erwog, mit einem Laufprogramm zu beginnen. Da das Ziel ihrer Bewegung nicht mehr das Abnehmen war, sondern das Sich-Wohl-Fühlen, fing sie tatsächlich an, das Laufen zu genießen. Zum ersten Mal in ihrem Leben trieb Miranda regelmäßig Sport und es machte ihr Spaß.

Prinzip 10
Erhalten Sie Ihre Gesundheit mit sanfter Ernährung

Entscheiden Sie sich für Nahrungsmittel, die Ihre Gesundheit und Ihre Geschmacksknospen ehren und dazu führen, dass Sie sich wohlfühlen. Denken Sie daran, dass Sie sich nicht nach irgendwelchen Richtlinien ernähren müssen, um gesund zu sein. Von einem Snack, einer Mahlzeit oder einem Essenstag bekommen Sie nicht plötzlich ein Nährwertdefizit oder werden kränklich. Es kommt darauf an, was Sie regelmäßig über längere Zeit essen.

Obwohl Louise sich von den ewigen Diäten abgewandt hatte, zählte sie immer noch peinlich genau Makros – eigentlich hielt sie weiterhin Diät. Hauptsächlich ernährte sie sich von kohlenhydratarmen Nahrungsmitteln, die nach ihrer Ansicht gesund waren und keine Gefahr für ihr Gewicht darstellten. Louise konnte nicht verstehen, warum sie immer noch Essanfälle hatte. Als ihr klar wurde, dass sie Ernährung als Diätwaffe benutzte statt als Weg zur Gesundheit, fing sie an, ihr Essen auf andere Art auszuwählen. Louise ehrte ihre Geschmacksknospen und hörte auf ihren Körper, indem sie darauf achtete, wie sie sich nach dem Essen bestimmter Nahrungsmittel fühlte. Das Essen machte sie jetzt zufriedener als zuvor und ihre Essanfälle hörten auf.

5. Den intuitiven Esser wecken: Stufen

Ob beim Wandern oder beim Erlernen eines neuen, zufriedener machenden Essstils: Sie werden unterwegs verschiedene Teilabschnitte durchschreiten – wir nennen sie Stufen. Die Zeitspanne, die für eine bestimmte Stufe gebraucht wird, unterscheidet sich von Person zu Person. Zum Beispiel hängt sie bei neuen Wanderwegen davon ab, wie fit man ist, wie man mit der Angst vor neuen Wegen umgeht, wie viel Zeit man sich für die Wanderung nehmen will und wie sich die Umstände unterwegs gestalten. Auf ähnliche Art hängt Ihre Reise zurück zum intuitiven Essen davon ab, wie lange Sie Diäten gemacht haben, wie stark Ihre Diätmentalität verankert ist, wie lange Sie Essen eingesetzt haben, um mit dem Leben fertigzuwerden, wie bereit Sie sind, sich selbst zu vertrauen, und wie bereit Sie sind, das Abnehmen zurückzustellen und dem Ziel, ein intuitiver Esser zu werden, oberste Priorität zu geben.

Manchmal werden Sie innerhalb einer Stufe voran-, zurück- und wieder vorangehen. Akzeptieren Sie das als normalen Teil des Prozesses, dann wird gar nicht erst das Gefühl aufkommen, dass Sie zurückfallen oder keinen Fortschritt machen.

Bedenken Sie immer, dass die Reise zum intuitiven Essen ein *Prozess* ist, zu dem auch Höhen und Tiefen gehören, anders als bei einer Diät, wo die übliche Erwartung ein stetig wachsender Fortschritt ist (eine bestimmte Menge Gewicht in einer bestimmten Zeitspanne abzunehmen). Der Weg zum intuitiven Essen ist wie das Investieren in einen langfristigen Anlagefonds. Im Laufe der Zeit werden Sie eine Rendite auf Ihre Investition erhalten, trotz der täglichen Schwankungen der Börsenkurse.

An diesem Punkt halten wir es für wichtig, ein klärendes Wort zu dem unbedingten Bedürfnis, abnehmen zu wollen, zu sagen. Wir verstehen, dass Sie sich vielleicht in Ihrem Körper unwohl fühlen und glauben, dass ein Gewichtsverlust Ihnen gestatten wird, all die Lebenserfahrungen zu machen, die Sie im Moment vielleicht vermeiden. Wir haben sehr großes Mitgefühl mit Ihnen, denn Sie erleiden den Druck, den die Diätkultur Ihnen auferlegt, um unrealistische Ziele anzustreben – nämlich das in unserer Gesellschaft verankerte kulturelle Ideal des Dünnseins. Unser Ziel ist es, Ihnen zu dem reichsten Leben zu verhelfen, das Sie haben können, unabhängig von Ihren Körpermaßen oder Ihrer -form, und Ihnen vor Augen zu führen, welche Verhaltensweisen Sie davon abgehalten haben, sich gut zu fühlen, sowohl körperlich als auch emotional. Sich auf das Abnehmen zu fokussieren, stört Ihre Fähigkeit, Essensentscheidungen zu treffen, die auf Ihren eigenen Körpersignalen basieren.

Haben Sie erst einmal alle Diäten aufgegeben, werden Sie merken, dass Sie die Menge an Nahrungsmitteln essen, die Ihr Körper wirklich braucht. Und Sie werden ein natürliches Bedürfnis nach regelmäßiger Bewegung haben. Sie werden merken, dass sich Ihr Körper viel besser fühlt, wenn Ihr Magen nicht unter- oder überfüllt ist. Und während Ihre Gedanken über das Essen und Ihren Körper sich nach und nach verändern, werden Sie sich immer ruhiger fühlen, und die chronische Angst, die jetzt noch bei jeder Essensauswahl im Hintergrund lauert, wird verschwinden.

Im Laufe der Jahre haben wir feststellen können, dass der Lernprozess unserer Patienten, durch den sie zum intuitiven Esser werden, in fünf aufeinander aufbauenden Stufen voranschreitet. Die folgende Beschreibung dieser Stufen soll Ihnen eine Vorstellung davon vermitteln, was Sie auf Ihrer eigenen persönlichen Reise erwartet.

Stufe eins: Bereitschaft – nie wieder Diät!

Der Vorsatz, nie wieder eine Diät machen zu wollen, ist für die meisten der Anfang. Sie sind sich schmerzlich bewusst, dass jeder Versuch abzunehmen »scheiterte«. Sie haben es satt, jeden Tag danach zu bewerten, ob die Waage ein oder zwei Pfund mehr oder weniger anzeigt. Sie wollen nicht länger die ganze Zeit ans Essen denken und sich Sorgen machen, was, wie und wann Sie essen dürfen.

Im Moment sind Sie vielleicht stark auf Ihr Gewicht konzentriert, oder Sie mögen einfach Ihren Körper nicht. Sie haben das Gespür für die Signale verloren, die Ihnen sagen, wann Sie Hunger haben und wann Sie satt sind. Sie haben vergessen, was Sie wirklich gerne essen, und essen stattdessen Speisen, von denen Sie denken, dass Sie sie essen »sollten«. Sie essen aus Frust und stopfen sich voll, ohne sich danach besser zu fühlen.

Aber: Sie sind bereit, etwas dagegen zu tun und sich auf den Prozess einzulassen, der Sie zurückbringt zum intuitiven Essen.

Stufe zwei: Erforschung – bewusstes Lernen und Streben nach Genuss

Diese Stufe dient dem Erforschen und Entdecken. Sie durchlaufen eine Phase größerer Bewusstheit, die Ihnen hilft, wieder mit Ihren Körpersignalen in Kontakt zu kommen und Hunger, Geschmacksvorlieben und Sättigung zu spüren. Dieses Sich-Bewusstmachen mag Ihnen anfangs vielleicht unbequem, eventuell sogar zwanghaft erscheinen. Aber es ist etwas anderes als obsessives Denken. Obsessives Denken ist sorgenvoll und quält einen ständig. Bewusstheit ist zielgerichteter. Sie tritt auf den Plan, wenn Sie bereit zum Essen sind, verschwindet aber wieder, wenn Ihr Esserlebnis beendet ist.

Sie werden in dieser Phase *Ihren Frieden mit dem Essen schließen*, indem Sie sich die bedingungslose Erlaubnis zum Essen geben. Sie werden lernen, Schuldgefühle aufzugeben, und den Genussfaktor beim Essen entdecken. Je zufriedener das Essen Sie macht, desto weniger werden Sie an Essen denken, wenn Sie satt sind.

Sie werden mit Nahrungsmitteln experimentieren, die Sie seit Langem nicht mehr gegessen haben. Dazu gehört, dass Sie Ihre wirklichen Essensvorlieben und -abneigungen herausfinden. Vielleicht entdecken Sie sogar, dass Sie den Geschmack einiger Speisen gar nicht mögen, von denen Sie geträumt haben!

Sie werden jetzt lernen, *Ihren Hunger zu honorieren* und Ihre Körpersignale zu erkennen, die Ihnen die vielen Abstufungen eines Hungergefühls anzeigen. Und Sie werden lernen, diese biologischen Signale von den emotionalen Signalen zu trennen, die Sie vielleicht bisher auch mit Essen beantwortet haben.

Vielleicht essen Sie zunächst größere Mengen, als Ihr Körper braucht. In dieser Phase ist das *Respektieren Ihrer Sättigung* noch schwierig, weil Sie Zeit brauchen, um mit den Mengen zu experimentieren. Sie brauchen auch Zeit, um wieder Vertrauen zum Essen zu entwickeln und um das Gefühl in sich zu verankern, dass es in Ordnung ist, wenn Sie essen.

Der größte Teil Ihrer Nahrung könnte jetzt aus Nahrungsmitteln bestehen, die Ihnen vorher verboten waren. *Die Art, wie Sie auf dieser Stufe essen, ist nicht das Essensmuster, das Sie für Ihr ganzes Leben etablieren oder annehmen wollen.* Sie merken wahrscheinlich, dass Ihre Nährwertbalance nicht im Gleichgewicht ist, und vielleicht fühlen Sie sich auch physisch während dieser Zeit nicht in Topform. All das ist normal und zu erwarten. Sie müssen sich für diese Stufe so viel Zeit nehmen, wie Sie brauchen. Denken Sie daran, dass Sie Jahre voller Entbehrung, negativer Selbstgespräche und Schuldbewusstsein wiedergutmachen müssen.

Stufe drei: Kristallisation

Auf dieser Stufe kommt die Ihnen angeborene Weisheit, die unter den Rückständen der Diäten verschüttet war, wieder zum Vorschein. Die Ergebnisse der Forschungen der vorherigen Stufe beginnen, sich zu verfestigen, und manches fühlt sich schon wie eine solide Verhaltensänderung an. Sie werden merken, dass Ihre Essensauswahl und Ihre Reaktionen auf biologische Signale schon intuitiver stattfinden.

Ihr Vertrauen wächst - sowohl in Ihr Recht zu wählen, was Sie wirklich essen wollen, wie auch darin, dass Sie sich auf Ihre biologischen Signale verlassen können. Sie spüren eine gesteigerte Zufriedenheit bei den Mahlzeiten.

An diesem Punkt *honorieren Sie fast immer Ihren Hunger*, und wenn Sie Hunger haben, können Sie leichter erkennen, nach welcher Art Essen Ihnen ist. Sie *schließen weiter Frieden mit dem Essen.*

Auf dieser Stufe ist neu, dass Sie leichter in der Mitte einer Mahlzeit eine Pause machen können, um bewusst einzuschätzen, wie weit Ihr Magen schon gefüllt ist. Sie werden in der Lage sein, die Sättigung wahrzunehmen, auch wenn Sie merken, dass Sie oft nach den Sättigungszeichen noch weiteressen. Vielleicht werden Sie die meiste Zeit noch Speisen wählen, die Ihnen vorher verboten waren, aber Sie werden feststellen, dass Sie nicht mehr so viel davon brauchen, um zufrieden zu sein.

Wenn Sie ein emotionaler Esser waren, werden Sie jetzt geschickter darin sein, biologische Hungersignale von emotionalem Hunger zu unterscheiden, und Wege finden, um sich zu trösten oder abzulenken, ohne dafür Essen einzusetzen.

Behalten Sie im Kopf, dass Sie das Abnehmen zurückstellen müssen. (Dieses Bedürfnis resultiert einzig und allein aus der Heimtücke der Diätkultur.) Viel wichtiger als abzunehmen, ist ein Gefühl von Zufriedenheit und Energie, das Sie mehr und mehr spüren werden.

Stufe vier:
Der intuitive Esser erwacht

Auf dieser Stufe wird all die Arbeit, die Sie schon geleistet haben, mit einem angenehmen, frei fließenden Essstil belohnt. Wenn Sie Hunger haben, wählen Sie das, was Sie wirklich essen möchten. Und weil Sie wissen, dass Sie immer, wenn Sie Hunger haben, wieder essen können, fällt es Ihnen leicht, mit dem Essen aufzuhören, wenn Sie angenehm satt sind.

Vielleicht wählen Sie manchmal Essen mit höherem Nährwert, nicht weil Sie glauben, dass Sie das sollten, sondern weil Sie sich nach solchem Essen *körperlich besser fühlen.* Das dringende Bedürfnis, sich selbst zu beweisen, dass Sie Speisen essen dürfen, die Ihnen vorher verboten waren, hat nachgelassen.

Wenn es schwierig für Sie war, mit Ihren Gefühlen umzugehen, haben Sie nun weniger Angst, sie auszuhalten, und Sie werden geschickter darin, sie zu meistern. Es wird normal, unterschiedliche Alternativen zu finden, um sich abzulenken und zu trösten.

Ihr Friedensvertrag mit dem Essen ist fest etabliert, und Sie haben alle Konflikte und Reste von Schuldgefühlen hinter sich gelassen, die Sie wegen Essensentscheidungen hatten. Sie haben aufgehört, respektlose Kommentare über Ihren Körper von sich zu geben. Sie respektieren ihn und akzeptieren, dass es in der Welt viele verschiedene Körpermaße und -formen gibt. Sie beginnen anzuerkennen, dass Ihre inneren Qualitäten mehr Wert haben als eine Zahl auf der Waage.

Stufe fünf:
Die letzte Stufe – schätzen Sie den Genuss

Es ist so weit – Sie sind ein intuitiver Esser. Sie können Hunger und Sättigung respektieren. Endlich fühlen Sie sich nicht mehr schuldig, weder wegen Ihrer Essensauswahl noch wegen der Essensmenge – und Sie können das Essen genießen. Deshalb werden Sie unbefriedigende Esssituationen und unansprechende Nahrungsmittel nun meist meiden. Aber denken Sie daran, dass man Sättigung nur respektieren und Zufriedenheit mit dem Essen nur erlangen kann, wenn man weiß, dass man immer Essen zur Verfügung hat. Intuitives Essen ist ein Privileg, dass diejenigen, die diese Sicherheit nicht haben, nicht fühlen können.

Weil Ihr Essstil für Sie zu einer Quelle der Freude anstatt einer ständigen Belastung geworden ist, werden Sie Ernährung und Bewegung auf andere Art erleben. Sport stellt keine Last mehr dar, und Bewegung wird Ihnen mit der Zeit verlockend erscheinen, weil Sie sich dann besser *fühlen*, körperlich und geistig. Essen ist zu einem Weg geworden, um sich körperlich möglichst gut und gesund zu fühlen.

Wenn Sie die letzte Stufe erreicht haben, wird Ihre Sorge um Ihr Gewicht verschwunden sein. Stattdessen werden Sie all Ihre anderen Qualitäten schätzen, die Sie zu der einzigartigen Person machen, die Sie sind. Sie werden sich befreit vom ewigen Ruf der Diätkultur und der Last der Diäten fühlen. Und Sie werden wieder ein intuitive Esser sein. Sie werden sich innerlich gestärkt fühlen und geschützt vor Mächten von außen, die Ihnen sagen, was und wie viel Sie essen sollen und wie Ihr Körper aussehen sollte.

Sie können es schaffen!

Diese Veränderungen in Ihrem Essverhalten und Ihren Gedanken erscheinen Ihnen im Moment vielleicht unerreichbar oder beängstigend. In den nächsten Kapiteln beschreiben wir ausführlich, wie man jedes einzelne Prinzip auf dem Weg zum intuitiven Esser umsetzen kann. Und Sie werden erfahren, wie andere, die einst eine Diät nach der anderen gemacht haben, zu intuitiven Essern wurden und wie sich dadurch ihr Leben verändert hat – und dass das auch Ihnen möglich ist!

6. Prinzip 1: Legen Sie die Diätmentalität ab

Sich für immer von allen Diäten zu verabschieden, kann Angst und ein Gefühl der Lähmung erzeugen – wenn Sie eine Diät machen, ruinieren Sie Ihren Stoffwechsel und nehmen im Nachhinein zu, und wenn Sie keine Diät machen, nehmen Sie *noch mehr* zu. Das intuitive Essen ist der Ausweg aus diesem Teufelskreis.

Die Diätlücke

Für viele sind Diäten eine Stütze, die dem Leben Struktur verleiht. Häufig beginnt man eine Diät in Übergangszeiten: in der Pubertät, dem Übergang vom Kind zum Jugendlichen; nach dem Auszug von zu Hause; nach einer Heirat; nach dem Beginn einer neuen Arbeit oder wenn man Probleme in der Ehe hat. Auch wenn die Diät vergeblich war, hat sie doch eine einfache Hoffnung ins gerade komplizierte Leben gebracht – die gespannte Erwartung eines schnellen Gewichtsverlustes und die Freude, wenn der Zeiger auf der Waage jeden Tag weniger anzeigt. Und insgeheim hoffen viele, dass die Diät ihr Aussehen und ihr Gefühl von sich selbst revolutionieren und vielleicht sogar ihr Leben verändern wird. Verabschieden Sie sich endgültig von der gespannten Erwartung einer neuen Diät, dann lassen Sie damit auch die falschen Hoffnungen und die Frustrationen hinter sich: Eine Diät kann Ihre Probleme mit Familie, Freunden, im Beruf und mit Ihrem Selbstwert nicht lösen!

Die »Eine letzte Diät«-Falle

Der erste Schritt auf dem Weg zum intuitiven Esser ist das Ablegen der Diätmentalität. Aber auch wenn Sie sich sicher sind, dass Diäten keinen Erfolg haben können und Körper (und Geist) schaden, kann dies ein schwieriger erster Schritt sein – denn Sie müssen die Hoffnung, dass eine einzige letzte Diät Ihnen helfen kann, loslassen. Und so beginnt das vertraute Flehen eines chronisch Diäthaltenden: »Lass mich nur noch soundso viel Pfunde abnehmen, und *nachdem* ich sie abgenommen habe, werde ich alles in Ordnung bringen.« Aber solange Sie sich an die Hoffnung klammern, dass eine schnelle, kleine Diät Ihr Gewichtsproblem lösen und Sie in eine neue Person verwandeln wird, sind Sie nicht frei von der Tyrannei der Diätkultur. Der Versuchung von »Nur noch eine letzte Diät« nachzugeben ist eine der größten Fallen, weil sie die Wirklichkeit leugnet – Diäten funktionieren nicht!

Jack hatte seit seinem dreizehnten Lebensjahr regelmäßig Diäten durchgeführt. Als er in die Praxis kam, dachte Jack, dass er bereit sei, Diäten ein für alle Mal aufzugeben. Innerhalb von drei Monaten machte Jack große Fortschritte. Zum ersten Mal normalisierte sich seine Beziehung zum Essen und er machte sich nicht mehr ständig Sorgen darum. Aber er wollte eine Pause von der Arbeit mit uns machen. Fünf Monate später rief Jack an – er wollte unbedingt wieder zurückkommen. Er sagte, dass er es nun »endlich verstanden hätte«. Jack gestand uns, dass er während der ersten Arbeit mit intuitivem Essen heimlich immer gehofft hatte, dass eine kleine Diät alles sei, was er bräuchte. Er dachte, wenn er schnell ein paar Pfunde verlöre, könne er an seinen »wirklichen Problemen mit dem Essen« arbeiten, ohne sich Sorgen wegen seines Körpers machen zu müssen. Dann hätte er auch mehr Geduld. Diese Gedanken waren mit der Grund, warum er die Arbeit mit uns beendete.

Nachdem Jack die Stunden mit uns aufgegeben hatte, machte er zwei Schnelldiäten, was zu einer Katastrophe führte. Die erste bestand aus Saftfasten und intensivem Sport, die zweite war eine Detox-Diät. Jack war so »motiviert«, dass er glaubte, seine Probleme wären vorbei. Das Gegenteil war der Fall. Er war stärker als je vom Essen besessen und hatte mehr und mehr Essanfälle. Schließlich war er noch frustrierter und hatte kein Vertrauen mehr in sich selbst, mit Essen umgehen zu können.

Jede Diät ist wie ein Hula-Hoop um Ihren Körper. Anfangs können Sie ihn noch mühelos in Bewegung halten. Aber schließlich unterbrechen die vielen Lagen von Hula-Hoops Ihren normalen Rhythmus und werden zur Behinderung. Sie können sie nicht mehr kreisen lassen – Sie können sich nicht einmal mehr bewegen. Vielleicht möchten Sie entgegnen, dass Sie aber ein besseres *Gefühl* von sich selbst haben, *während* Sie bei einer Diät abnehmen. Studien haben jedoch gezeigt, dass Verbesserungen des psychischen Wohlbefindens, die im Zusammenhang mit Gewichtsverlust stehen, genauso zeitlich begrenzt sind wie die Gewichtsabnahme selbst. Die »guten Gefühle« verschwinden mit den wieder zugenommenen Pfunden, und bestehende Probleme mit dem Selbstwertgefühl und allgemeinen psychischen Prozessen kehren zurück. Wenn sie sich nur auf Gewichtsverlust und Diäthalten fokussieren, bleiben Sie in dem Glauben gefangen, dass Ihr Gewicht der Maßstab dafür ist, »wer Sie sind«. Denken Sie daran, Sie sind viel mehr als Ihr Gewicht!

Pseudo-Diäthalten

Viele unserer Klienten sagen: »Ich habe es aufgegeben, Diäten zu machen«, aber sie haben noch immer Probleme, die Diätmentalität abzulegen. Sie richten sich vielleicht nach keinem bestimmten Diätprogramm mehr, doch die einschränkenden Gedanken, was Essen angeht, bleiben. Hier sind einige Merkmale einer Pseudo-Diät:

- *Genaues Zählen von Kohlenhydraten oder Makros* ist die moderne Version des Kalorienzählens. Während es völlig richtig ist, auf sein Essen zu achten, ist das Zählen von Kohlenhydratgrammen aus Gründen der Gewichtskontrolle nichts anderes als das Zählen von Kalorien.
- *Nur »sichere« Nahrungsmittel essen.* Das bedeutet normalerweise, sich über das Zählen von Kohlenhydratgrammen hinaus an fettfreie und/oder kalorienarme Nahrungsmittel zu halten. Doch wie schon betont – ein Nahrungsmittel, eine Mahlzeit oder ein Tag entscheidet *nicht* über Ihre Gesundheit.

- *Nur zu bestimmten Zeiten am Tag essen*, ob man Hunger hat oder nicht, ist eine häufige Nachwirkung von Diäten, vor allem die Regel, nach einer bestimmten Zeit am Abend nichts mehr zu essen, zum Beispiel nach achtzehn Uhr. Wie sieht die Wirklichkeit aus? Unser Körper ist nicht mit einem Uhrwerk ausgestattet und wir können nicht zu einer bestimmten Zeit unseren Bedarf an Energie abschalten. Dies kann vor allem für jemanden zum Problem werden, der nach der Arbeit Sport treibt, erst um halb acht nach Hause kommt und glaubt, dass es zu spät zum Essen sei. Während es durchaus vernünftig ist, nicht mit vollem Magen zu Bett zu gehen, weil das Unbehagen hervorrufen kann, ist es völlig unvernünftig, einem hungrigen Körper *jegliches* Essen zu verweigern.
- *Sich bestrafen, weil man »schlechte« Nahrungsmittel gegessen hat,* zum Beispiel Kekse, Käsekuchen oder Eiscreme. Die Strafe kann darin bestehen, die nächste Mahlzeit auszulassen, weniger zu essen, zu schwören, am nächsten Tag »gut« zu sein, oder mehr Sport als sonst zu treiben.
- *Sein Essen reduzieren*, vor allem wenn man sich dick fühlt oder wenn ein besonderes Ereignis wie eine Hochzeit oder ein Klassentreffen bevorsteht. Es ist erstaunlich, wie häufig dies dazu führt, dass man unbewusst viel zu wenig isst. Behalten Sie im Kopf, dass ungenügendes Essen normalerweise ein Überessen auslöst.
- *Hungergefühle besänftigen, indem man Kaffee oder Diätgetränke zu sich nimmt.* Dies ist ein häufiger Trick bei Diäten, um Hungergefühle zu mindern, ohne Kalorien zu sich zu nehmen.

- *Kohlenhydrate begrenzen.* Wir sind immer wieder verblüfft, wie viele Klienten erklären, sie wüssten um die Wichtigkeit dieses Energielieferanten, aber trotzdem eine zu geringe Menge an Kohlenhydraten, wie zum Beispiel Brot, Nudeln oder Reis, zu sich nehmen, weil sie Angst haben, davon zuzunehmen.
- *In der Öffentlichkeit ein »falsches Essensgesicht« aufsetzen.* Diese Personen essen vor anderen nur das, was »richtig« ist, sie essen, um den Erwartungen der anderen zu entsprechen. Sie verkneifen sich zum Beispiel das Dessert, und sobald sie allein sind, stillen sie dann ihren Heißhunger.
- *Mit jemandem anders, der auf Diät ist, in Wettstreit treten.* Man fühlt sich verpflichtet, genauso »tugendhaft« zu sein (oder noch »tugendhafter«) wie ein anderer Diäthaltender.
- *Beurteilen, was man zu essen verdient,* auf der Grundlage dessen, was man vorher am Tag gegessen hat, anstatt auf der Grundlage seiner Hungersignale. Unsere Klientin Sally aß zum Frühstück zwei große Schalen Puffreis, nachdem sie eine Stunde gejoggt war. Sie fand das zu viel und erlaubte sich später am Vormittag nicht mehr zu essen, obwohl sie großen Hunger hatte. Sally dachte: »Wie kann ich Hunger haben, wenn ich erst vor zwei Stunden ein großes Frühstück gegessen habe?« Tatsächlich war die Essensmenge am Morgen, obwohl sie größer war als Sallys übliches Frühstück, aber immer noch *nicht ausreichend,* weil Sally schon morgens Sport gemacht hatte. Ihr Körper versuchte ihr zu sagen: »Ich brauche eine größere Energiezufuhr.« Aber Sally fühlte

sich schuldig, weil sie Hunger hatte. Sie fühlte sich auch schuldig, weil sie so viel zum Frühstück gegessen hatte, doch in Wirklichkeit hatte sie *zu wenig* gegessen. Nur weil eine Mahlzeit oder ein Snack nicht der Standardportion Ihrer Diättage entspricht, heißt das noch lange nicht, dass Sie zu viel essen!

- *Vegetarier/Veganer werden oder glutenfrei essen, nur um abzunehmen.* Ein vegetarischer Lebensstil kann eine gesunde Art zu essen und zu leben sein, doch wenn er aus Diätmentalität heraus übernommen wird, ist er nichts anderes als eine weitere Diät.
- *Es ist ein Lifestyle.* Dank des Einflusses der Diätkultur haben wir mit Menschen gearbeitet, die Essen zählen oder weglassen, um abzunehmen. Aber weil sie der Rhetorik »es ist ein Lifestyle« glauben, sehen sie ihr Essverhalten nicht als Diät an. Makros zu zählen ist kein Lifestyle! Punkte zu zählen ist kein Lifestyle! Netter Versuch der Diätkultur, aber wir durchschauen ihn.
- *Streng gesund essen.* Unflexibles Essen im Namen der Gesundheit.

Wie Sie die Diätmentalität ablegen

Um die Diätmentalität über Bord zu werfen, braucht unser Gehirn einen neuen Bezugsrahmen. In seinem Bestseller *Die 7 Wege zur Effektivität* erläutert Stephen Covey das Konzept des Paradigmenwechsels. Es handelt sich dabei um einen Wandel grundlegender Rahmenbedingungen, die unsere Wahrnehmung und unser Verständnis von der Welt prägen. In der Welt des »Gewichtsmanagements« sind Diäten das kulturelle Paradigma, mit dem wir unser Gewicht in Schach zu halten versuchen. Ein Paradigmenwechsel ist ein Bruch mit einer Tradition, mit alten Denkmustern. Um den Glauben an Diäten über Bord werfen zu können, müssen wir unser Paradigma wechseln; nur dann können wir eine gesunde Beziehung zum Essen und zu unserem Körper aufbauen.

Covey schreibt, dass Menschen oft geneigt sind, ein Problem möglichst schnell abzustellen, ohne die langfristigen Folgen zu bedenken. Eine solche Herangehensweise kann jedoch das Problem noch verschlimmern. Er weist darauf hin, dass beim Hinterherjagen von schnellen Ergebnissen und kurzfristigen Vorteilen das wertvolle Kapital unseres physischen Körpers oftmals ruiniert wird.

Mehrere Forscher und Gesundheitsexperten treten für einen Paradigmenwechsel weg von der auf Gewicht fokussierten Gesundheitsfürsorge ein (O'Hara und Taylor 2018; Hunger J. Smith und Tomiyama, A. 2020). Gewicht ist kein Verhalten! Im Folgenden beschreiben wir ausführlich vier Schritte, die Ihnen helfen werden, sich endgültig von Ihrer Diätmentalität zu befreien.

Schritt 1: Machen Sie sich den Schaden klar, den Diäten anrichten

Es gibt viele Untersuchungen rund um den Schaden, den Diäten anrichten. Sie müssen begreifen, dass dieser Schaden eine Tatsache ist und dass Ihre Probleme nur schlimmer werden, wenn Sie weiterhin Diät halten. Stellen Sie während des Lesens Ihre persönliche Inventarliste auf und fragen Sie sich, welche der Probleme Sie bereits haben. Die Erkenntnis, dass die Diäten das Problem sind, wird Ihnen helfen, den kulturellen Diäten-Mythos zu durchbrechen.

Diät-Schäden: Körperliche und gesundheitliche

In allen Jahrhunderten gab es Hungersnöte und Menschen, die an Hunger starben - leider bis heute. Das Überleben der Fittesten hieß in der Vergangenheit das Überleben der Fettesten - nur die mit ausreichenden Energiereserven (Fett) konnten eine Hungersnot überleben. Die Folge ist, dass unser Körper auf der Ebene unserer Zellen dafür ausgerichtet ist, gegen eine Hungersnot zu kämpfen. Und für den Körper ist jede Diät eine Form der Hungersnot (auch wenn sie freiwillig herbeigeführt ist).

- *Häufige Diäten bringen den Körper dazu, mehr Fett zurückzuhalten, wenn man wieder zu essen anfängt.* Bei kalorienarmen Diäten verdoppeln sich die Enzyme im Körper, die Fett *produzieren* und lagern. Dies ist ein biologischer Ausgleich, der dem Körper nach einer Diät hilft, mehr Energie oder Fett einzulagern.
- *Diäten verlangsamen den Stoffwechsel.* Diäten lösen im Körper einen Mechanismus aus, der durch eine Herabsetzung des Energiebedarfs eine effektivere Nutzung der ihm zugeführten Kalorien ermöglicht. (Erinnern Sie sich an die *Biggest Loser*-Studie, die zeigte, dass diese Wirkung sechs Jahre lang anhielt!)
- *Diäten führen zu einer Häufung von Heißhunger und Essattacken.* Sowohl bei Menschen als auch bei Ratten konnte nachgewiesen werden, dass nach andauernder

Essenseinschränkung zu viel gegessen wurde. Essenseinschränkungen stimulieren das Gehirn, ein Verlangen in Gang zu setzen, *mehr* zu essen, weil der Körper auf der Ebene der Zellen die selbst auferlegte Hungersnot zu überleben versucht.

- *Diäten erhöhen das Risiko eines vorzeitigen Todes und von Herzkrankheiten.* Die so genannte Framingham-Herzstudie, die über zweiunddreißig Jahre mit mehr als dreitausend Männern und Frauen durchgeführt wurde, ergab, dass Menschen, die wiederholt in bedeutendem Umfang zu- und abnehmen – bekannt als Jo-Jo-Effekt –, insgesamt früher sterben und ein zweimal höheres Risiko haben, an einer Herzkrankheit zu sterben, als ihre Vergleichsgruppe mit stetig etwa gleichem Gewicht. Diese Ergebnisse galten unabhängig vom Ausgangsgewicht und Herzkreislauf-Risikofaktoren. (Lissner et al. 1991)
  Zu einem vergleichbaren Ergebnis kam die Harvard Alumni Health Study. Sie zeigt, dass Menschen die etwa innerhalb eines Jahrzehnts mindestens elf Pfund ab- und wieder zunehmen, nicht so lange leben wie Menschen, deren Gewicht stabil bleibt.
- *Diäten führen zu einem Nachlassen von Sättigungssignalen.* Wer eine Diät macht, hört normalerweise nach einer vorher festgelegten Grenze auf zu essen, nicht aufgrund seiner Sättigungssignale. Dies kann, zusammen mit dem Auslassen von Mahlzeiten, dazu führen, dass immer größere Mahlzeiten gegessen werden.
- *Diäten führen zu einer Veränderung der Körperform.* Wer häufig Diäten macht und das verlorene Gewicht jeweils wieder zunimmt, bei dem setzt sich das wieder zugenom-

mene Gewicht meist in der Bauchregion an. Diese Art Fetteinlagerung erhöht wiederum das Risiko von Herzkrankheiten.

Andere dokumentierte Nebenwirkungen von Diäten sind zum Beispiel Kopfschmerzen, Menstruationsunregelmäßigkeiten, Müdigkeit, trockene Haut und Haarausfall.

Diät-Schäden: psychisch und emotional

Bei einer richtungweisenden Konferenz in den USA im Jahr 1992, der National Institutes of Health, Weight Loss and Control Conference, berichteten Psychologen von den folgenden nachteiligen Wirkungen von Diäten:

- *Es gibt einen Zusammenhang zwischen Diäten und Essstörungen.* Eine unabhängige Studie ergab, dass bei den Testpersonen, die sich Diäten unterzogen hatten, im Alter von fünfzehn Jahren das Risiko, an einer Essstörung zu leiden, achtmal höher war als bei denjenigen, die nie eine Diät gemacht hatten.
- *Diäten können Stress verursachen oder den Diäthaltenden für dessen Wirkungen anfälliger machen.*
- *Diäten werden in Zusammenhang gebracht mit Gefühlen des Versagens, mit niedriger Selbstwertschätzung und sozialen Ängsten*, unabhängig vom Körpergewicht selbst.
- *Diäten führen oft dazu, dass man die Kontrolle über sein Essverhalten verliert*, wenn man »die Vorschriften« einer Diät verletzt, egal, ob es sich um eine tatsächliche oder nur eine *wahrgenommene* Überschreitung der Diät han-

delt. Allein die Wahrnehmung, dass man etwas Verbotenes gegessen hat (unabhängig vom eigentlichen Kaloriengehalt), reicht oft aus, um einen Essanfall auszulösen.

In einem anderen Bericht liefern die Psychologen David Garner und Susan Wooley die folgenden überzeugenden Argumente gegen falsche Diäthoffnungen:

- Diäten untergraben mit der Zeit Vertrauen und Selbstvertrauen.
- Viele Personen mit größerem Umfang nehmen an, dass sie nicht so korpulent geworden wären, wenn sie nicht eine *grundsätzliche Charakterschwäche* hätten. Garner und Wooley argumentieren, dass viele korpulentere Personen zwar unter Essanfällen und Depressionen leiden, diese Probleme jedoch das *Ergebnis von Diäten* sind. Diese Personen selbst interpretieren diese Symptome jedoch nur zu oft als weiteren Beweis für ein grundlegendes persönliches Problem. Dabei haben Menschen mit größerem Umfang verglichen mit normalgewichtigen Personen nicht übermäßig mehr psychologische Störungen.

Schritt 2: Die Diätmentalität erkennen

Vergessen Sie Willenskraft, Gehorsam und Scheitern! Das Bedürfnis z.B. nach Süßigkeiten ist natürlich und normal und seine Befriedigung äußerst angenehm! Jede Diät, die Ihnen sagt, dass Sie keine Süßigkeiten essen dürfen, stellt sich gegen Ihr natürliches Bedürfnis – da hat auch Willenskraft keine

Chance. Die Diät wird zu einer Reihe strenger Regeln und solche Regeln können nur Rebellion hervorrufen.

In der Welt der Diäten werden persönliche Grenzen auf vielfältige Art überschritten. Ihnen wird gesagt, was Sie essen sollen, wie viel und wann Sie essen sollen. Wenn ein Diätarzt oder ein Diätplan Ihre Grenzen übertritt, ist es normal, sich machtlos zu fühlen. Das ist ein Angriff auf Ihre Autonomie. Und hier liegt die Ursache des Diät-Paradoxons. Wenn Sie Diät halten, ist es wahrscheinlich, dass Sie rebellieren, indem Sie mehr essen – um Ihre Autonomie wiederherzustellen und Ihre Grenzen zu schützen. Beim intuitiven Essen gibt es keinen Grund zur Rebellion, denn Sie werden selbst zu derjenigen, die endlich wieder bestimmt!

Die Diätmentalität verstärkt zudem die Gefühle von (immer kurzfristigem) Erfolg und (dem unvermeidlichen) Scheitern, wenn Sie nach der Diät wieder zunehmen. Beim intuitiven Essen können Sie nicht scheitern – es ist an jedem einzelnen Punkt des Weges ein Lernprozess. Was Sie früher als Rückschlag angesehen hätten, wird in diesem Prozess zu einer Erfahrung, an der Sie wachsen können. Und mit dieser Einstellung finden Sie schnell zurück auf den richtigen Weg.

Schritt 3: Weg mit den Diätwerkzeugen!

Wer eine Diät macht, verlässt sich auf äußere Kräfte: Er hält sich an einen strengen Ernährungsplan, festgelegte Essenszeiten und Essensmengen, ob er Hunger hat oder nicht. Das ist keine Körperautonomie! Diäthaltende bewerten auch ihren Fortschritt durch äußere Kräfte, vor allem die Waage, indem sie fragen: »Wie viele Pfunde habe ich verloren?« oder »Habe ich zu- oder abgenommen?« Es ist an der Zeit, Ihre Diätwerkzeuge wegzuwerfen! Trennen Sie sich von allen Ernährungsplänen, Tracking-Apps auf Ihrem Handy und Lebensmittel- und Badezimmerwaagen. Wenn es nur einen guten, »vernünftigen« Ernährungsplan mit der »richtigen« Menge an Kalorien bräuchte, um abzunehmen, dann wären wir eine Nation schlanker Menschen – kostenlose Ernährungspläne erhält man überall, in Zeitschriften, Zeitungen, dem Internet und sogar von einigen Lebensmittelfirmen.

Und vergessen Sie nicht: Viele Faktoren können das Gewicht einer Person beeinflussen, ohne deren Körperfett anzuzeigen. Zum Beispiel wiegt das Wasser in zwei Kaffeebechern ungefähr ein Pfund. Wenn Ihr Körper dazu neigt, Wasser zurückzuhalten, kann die Waage leicht einmal einige Pfunde mehr anzeigen, ohne dass Sie etwas an Ihren Essgewohnheiten verändert haben. Oft verliert man während einer Woche Diät nur eine Menge Wassergewicht (statt Fett), normalerweise auf Kosten der Muskeln. Muskeln bestehen hauptsächlich aus Wasser (zu 70 Prozent). Wenn ein hungriger Körper nicht genug Kalorien bekommt, sucht er nach einer Energiequelle. Das Protein in den Muskeln wird in verwertbare Energie umgewandelt, und wenn eine Muskelzelle zerstört wird, wird Wasser freigesetzt und schließlich ausgeschieden – da haben wir den so großartigen Gewichtsverlust! Der geschundene Muskel trägt dann dazu bei, den Stoffwechsel zu verlangsamen. Muskeln sind stoffwechselaktives Körpergewebe – im Allgemeinen gilt, je mehr Muskeln wir haben, desto höher ist unsere Stoffwechselrate. Das ist einer der Gründe, warum Männer mehr Kalorien verbrennen als Frauen – sie haben mehr Muskelmasse.

Sich zu wiegen, führt also nur dazu, dass Sie auf Ihr Gewicht konzentriert bleiben; es hilft Ihnen nicht bei dem *Prozess*, wieder in Berührung mit dem intuitiven Esser in Ihnen zu kommen. Das Beste, was Sie tun können – hören Sie auf, sich zu wiegen!

Schritt 4:
Seien Sie mitfühlend mit sich selbst

Wenn alle Welt um Sie her Diäten macht und ganz euphorisch ist, weil das Gewicht als Ergebnis des letzten Diätfimmels nur so dahinschmilzt – dann ist es verständlich, dass Sie wieder in diese Verrücktheit hineingezogen werden. Aber was Sie da hineinzieht, ist mehr als nur ein ästhetischer Wunsch.

In ihrem Buch *The Religion of Thinness* erläutert die Theologin Michelle M. Lelwica, wie das endlose Streben nach Dünnsein durch Diäten einen spirituellen Hunger stillt. Diäten dienen einem »höheren Zweck«, indem sie:

- eine Reihe Mythen liefern, an die man glauben kann in der Hoffnung auf die »Belohnung«, dünn zu werden,
- Rituale anbieten, die das tägliche Leben strukturieren,
- einen Moralkodex schaffen, nach dem man leben und essen muss,
- eine Gemeinsamkeit und eine Gemeinschaft mit anderen schaffen, die ebenfalls Diät machen.

Wenn man diese versteckten »Vorteile« von Diäten bedenkt, ist es kein Wunder, dass man sich von den Belohnungen von Diäten verführen lässt. Schelten Sie sich also nicht selbst, wenn

Sie Fantasien haben, wenigstens noch eine »letzte« Diät zu machen oder überhaupt Diäten machen zu wollen. Es braucht einige Zeit, um diesen Wunsch loslassen zu können, auch wenn Sie intellektuell verstehen, dass Diäten sinnlos sind.

Werkzeuge intuitiven Essens

Die Werkzeuge des intuitiven Essers sind innere Hinweise – keine äußeren Kräfte, die Ihnen sagen, was, wann und wie viel Sie essen sollen. Aber um diese inneren Hinweise zu verstehen, brauchen Sie einen neuen Satz mächtiger Werkzeuge oder besser solche Werkzeuge, die Sie wieder selbst mächtig machen werden. Diese stellen wir Ihnen in den folgenden Kapiteln vor.

7. Prinzip 2: Honorieren Sie Ihren Hunger

Ernähren Sie Ihren Körper nach seinen biologischen Bedürfnissen durch eine angemessene Energie- und Kohlenhydratzufuhr. Sonst kann leicht das Bedürfnis entstehen, zu viel zu essen. Sind Sie erst einmal überhungert, treten alle guten Absichten, mäßig und bewusst zu essen, in den Hintergrund. Zu lernen, auf erste biologische Hungersignale zu hören, ist die Voraussetzung, um wieder Vertrauen zu sich selbst und seinem Körper aufzubauen.

Ein Körper auf Diät ist ein hungernder Körper, denn er weiß nicht, dass an jeder Ecke ein McDonald's ist. Die Folgen einer Essensentbehrung wurden eindrucksvoll in der so genannten Minnesota-Studie oder Keys-Studie belegt, die Dr. Ancel Keys im Zweiten Weltkrieg durchführte und mit der unter anderem herausgefunden werden sollte, wie man an Hunger Leidenden helfen kann. Die Probanden waren sechsunddreißig gesunde Männer in ausgezeichneter Verfassung, von denen zweiunddreißig in die Analyse der Ergebnisse aufgenommen wurden.

Während der ersten drei Monate der Studie aßen die Männer normal ihre typische Essensmenge. Die nächsten sechs Monate war die Phase des »halben Verhungerns«, in der die Kalorien fast um die Hälfte gekürzt wurden. Die Wirkungen waren verblüffend und spiegelten erstaunlich genau die Symptome chronischen Diäthaltens:

- Die Stoffwechselrate verminderte sich um 40 Prozent.
- Die Männer waren besessen von Essen. Sie hatten ein starkes Hungergefühl und sprachen ständig von Essen und davon, Rezepte zu sammeln.
- Der Essstil veränderte sich – er schwankte zwischen gierigem Hinunterschlingen bis zum Hinauszögern des Esserlebnisses. Manche Männer spielten mit ihrem Essen und zogen eine Mahlzeit zwei Stunden in die Länge.
- Einige Männer hielten sich nicht an ihre Diät und berichteten von Heißhungeranfällen. Ein Mann erlitt einen totalen Verlust seiner »Willenskraft« und aß mehrere Kekse, eine riesige Tüte Popcorn und zwei Bananen. Eine andere Testperson »brach schamlos die Diätregeln« und aß mehrere Eisbecher, trank Malzmilch und stahl sogar Süßigkeiten.
- Einige Männer machten absichtlich viel Sport, damit sie höhere Essensportionen bekamen.
- Bei vielen Männern veränderte sich die Persönlichkeit, häufig war der Beginn von Apathie, Reizbarkeit, Stimmungsschwankungen und Depression festzustellen.

Als die Männer wieder essen durften, was sie wollten, hatten sie oft Heißhunger, der kaum zu stillen war. Sie fanden es schwierig, mit dem Essen wieder aufzuhören.

Bei Essattacken an den Wochenenden aßen sie oft so viel, bis sie acht- bis zehntausend Kalorien zu sich genommen hatten. Bei den meisten Männern dauerte es fünf Monate, bis sich ihr Essverhalten wieder normalisiert hatte.

Es ist wichtig, sich bewusst zu machen, dass es zu der Zeit dieser klassischen Studie noch keine Promi-Ernährungsberater und keine Berichterstattung über Fitness und Ernährung gab. Die Ernährungsforschung war noch in ihren Anfängen. Diese Männer erlebten eine ursprüngliche Essensobsession, die nicht von Medien oder gesellschaftlichen Normen ausgelöst wurde.

Obwohl diese Untersuchung vor über einem halben Jahrhundert durchgeführt wurde, stimmt die Kalorienmenge während der Hungerphase mit derjenigen einer heutigen Abnehmdiät für Männer überein. Trotzdem zeigten die Männer in der Studie deutliche Symptome, sowohl physische als auch psychische. Stellen Sie sich vor, die gleiche Studie würde heute durchgeführt werden, bei dem allgemein existierenden Druck, dünn zu sein!

Mechanismen, die Hunger auslösen

Ob Sie häufig Diäten machen oder nicht, wenn Ihr Körper nicht die Energie durch Lebensmittel bekommt, die er braucht, setzt das mächtige biologische Mechanismen in Gang. In der von dem US-amerikanischen Psychologen Abraham Maslow aufgestellten so genannten Bedürfnispyramide – ein Modell, das menschlichen Bedürfnissen eine Rangfolge zuordnet – gehört das Essen zu den grundlegenden physiologischen Bedürfnissen, die befriedigt werden müssen, bevor die Erfüllung komplexerer Bedürfnisse stattfinden kann. Essen und Energie sind so unentbehrlich für das Überleben der menschlichen Art, dass ein Mangel daran eine Zündung einschaltet, die wiederum unseren Esstrieb in Gang setzt, sowohl auf physischer als auch psychischer Ebene. Der Esstrieb beruht auf einer engen Verbindung zwischen Körper und Geist. Das Essen ist so wichtig, dass die Nervenzellen, die unseren Hunger weiterleiten, sich im Gehirn in dem wichtigen Bereich des Hypothalamus befinden. Eine Vielzahl von biologischen Signalen löst das Verlangen nach Essen aus. Was viele mit Willenskraft zu beeinflussen suchen, ist ein *biologischer Trieb*, dessen Macht und Intensität man nicht unterschätzen sollte. Die Neurochemikalien des Gehirns koordinieren den biologischen Bedarf unseres Körpers und unser Essverhalten. Durch ein komplexes System von chemischem und neuralem Feedback überwacht das Gehirn den Energiebedarf all unserer Körpersysteme in jedem einzelnen Moment und gibt dann sehr nachdrückliche chemische Direktiven, was wir essen sollten. Fasten und Nahrungseinschränkung arbeiten gegen unseren biologisch verursachten Hunger und führen zu einem Einschalten der neurochemikalischen Systeme, die uns verstärkt zum Essen drängen.

In vielen Untersuchungen wurde nachgewiesen, dass Diäten in Bezug auf unseren Stoffwechsel und unsere Hirnchemie kontraproduktiv wirken. Außerdem beeinflussen die Biochemikalien, die unseren Hunger regulieren, auch unsere Stimmungen, unsere Gemütsverfassung, unsere physische Energie und unser Sexualleben.

Gesteigerte Verdauung

Verschiedene Forschungen haben ergeben, dass sich bei Menschen mit gezügeltem Essverhalten der Körper bereits auf den Moment vorbereitet, wo er wieder genügend Nahrung bekommt. Es ist wie bei einem Wettrennen, wenn der Läufer gebückt in der Startposition steht, um in dem Moment wie ein Pfeil losschießen zu können, in dem das Startsignal gegeben wird.

- Die Speichelabsonderung erhöht sich, je länger der Körper auf Nahrung verzichten muss, auch wenn kein Essen da ist oder unmittelbar bevorsteht. Dies gilt sowohl für Menschen, die Diät halten, als auch für solche, die nicht auf Diät sind.
- Bei Personen, die eine Diät machen, können sowohl vor als auch nach dem Essen vermehrte Verdauungshormone festgestellt werden.

Die Gier nach Kohlenhydraten: Neuropeptid Y

Neuropeptid Y (NPY) ist ein vom Gehirn produziertes Hormon, das neben anderen Funktionen unseren Trieb auslöst, Kohlenhydrate zu essen, die die primäre und bevorzugte Energiequelle des Körpers sind. Während das meiste, was wir über NPY wissen, aus Versuchen mit Ratten stammt, gibt es doch eine Menge Hinweise, dass dieses Hormon auch auf das menschliche Essverhalten einen bedeutenden Einfluss hat, indem es das Bedürfnis nach Kohlenhydraten verstärkt.

Essensentzug oder Essenseinschränkung versetzt NPY in Aktion, was wiederum den Körper dazu bringt, nach mehr Kohlenhydraten zu verlangen. Die nächste Essgelegenheit kann leicht zu einem kohlenhydratreichen Essanfall werden – nicht weil es Ihnen an Willenskraft fehlt oder Sie die Kontrolle verloren haben, sondern weil die in Ihnen wirkende Biologie (oder das NPY) schreit: »Füttere mich!«

NPY wird nach jeder auferlegten Hungerperiode vermehrt gebildet, sogar nach der nächtlichen »Fastenzeit« zwischen Abendessen und Frühstück. Daher ist der NPY-Spiegel im Körper normalerweise morgens am höchsten, weil die Kohlenhydratvorräte in der Leber während des nächtlichen Fastens verbraucht wurden und nun nachgefüllt werden müssen. Wenn man das Frühstück auslässt, wird man wahrscheinlich mit einer Steigerung des NPY-Spiegels bezahlen, was dazu führen kann, dass man sich am frühen Nachmittag überisst.

Das Gehirn produziert auch mehr NPY, wenn der Körper viele Kohlenhydrate verbrennt und wenn man unter Stress steht. Die Aufnahme von Kohlenhydraten schaltet durch deren Wirkung auf Serotonin die Produktion von NPY ab: Wenn wir mehr Kohlenhydrate essen, wird die Produktion von Serotonin erhöht, das wiederum die Produktion von NPY unterbindet und so das Bedürfnis nach Kohlenhydraten stoppt.

Je mehr Sie Ihren wirklichen Hunger unterdrücken und die natürlichen biologischen Prozesse Ihres Körpers bekämpfen, desto stärker und intensiver wird das Verlangen nach Essen und die Besessenheit davon.

Die Bedeutung von Kohlenhydraten. Unsere Zellen funktionieren am besten, wenn sie ein bestimmtes Maß an Kohlenhydraten in Form von Glukose zugeführt bekommen, und sogar kleine Verringerungen können Probleme hervorrufen. Das Gehirn, das Nervensystem und die roten Blutzellen sind ausschließlich von Glukose als Energielieferant abhängig. Die Glukosekonzentration im Blut wird von zwei Hormonen reguliert, von Insulin und Glukagon.

Eine geringe Menge Kohlenhydrate wird in der Leber in Form von Glykogen gespeichert. Wenn die Glukosekonzentration im Blut zu niedrig wird, kann dieser Vorrat ins Blut abgegeben werden. Doch diese wertvolle Energiereserve reicht nur für drei bis sechs Stunden. (Außer nachts, wenn der Energiebedarf des Körpers herabgesetzt ist.) Wie wird der Vorrat wieder aufgefüllt? Durch Essen, besser gesagt durch die Aufnahme von Kohlenhydraten.

Wenn nicht genügend Kohlenhydrate gegessen werden, greift der Körper zu anderen Mechanismen, um Lebensenergie zur Verfügung zu stellen. Protein vor allem aus den Muskeln wird zerlegt und in Energie umgewandelt, hauptsächlich in Glukose. Das ist, als würde man Holz aus dem Stützgerüst seines Hauses als Brennholz für den Kamin verwenden. Das Holz brennt und liefert notwendige Wärmeenergie, aber zu welchem Preis! Die Konstruktion des Hauses verliert ihre Stabilität.

Falls Sie glauben, dass eine eiweißreiche Ernährung diesen Abbau in den Muskelzellen verhindert – es ist nicht so. Wenn Sie nicht genügend Kohlenhydrate zu sich nehmen, wird auch das Protein aus Ihrer Ernährung umgewandelt, um als Energie zu dienen. Eine besonders proteinreiche Diät ist also keine Versicherung gegen Muskelabbau.

Viele glauben, dass bei einem Energiemangel unser Körper Fett abbaut. So funktioniert es aber nicht. Wie wir schon gesagt haben, brauchen das Gehirn und andere Körperteile ausschließlich Kohlenhydrate, um zu funktionieren. Nur ein sehr kleiner Anteil (fünf Prozent) des im Körper angelagerten Fettes kann in Kohlenhydratenergie umgewandelt werden. Mit jedem Pfund körpereigenem Protein gehen zudem drei oder vier Pfund an das Protein gebundenes Wasser verloren. Wenn Ihr Körper sich in dieser Geschwindigkeit weiter selbst abbaute, würde innerhalb von etwa zehn Tagen der Tod eintreten. Sogar der wichtige Herzmuskel wird angegriffen. Auch wenn der Herzmuskel in schlechtem Zustand ist, muss er trotzdem die gleiche Arbeit leisten, mit weniger Kraft und verlangsamt.

Letztlich kann unser System das im Körper vorhandene Fett in eine für Gehirn und Nervensystem verwertbare Form umwandeln, genannt Ketonkörper. Dieser Prozess wird Ketose genannt. Ketose ist eine Anpassung des Körpers bei langem Fasten oder einem langen Mangel an Kohlenhydraten. Was ist das Fazit? Ihr Körper braucht unbedingt ausreichend Kohlenhydrate und Energie!

Eine Anmerkung zum Keto-Wahn. Es wird immer irgendeine Diät geben, die angeblich die neueste und tollste ist. Allerdings hätten wir uns in unseren wildesten Vorstellungen niemals ausgemalt, dass sich die Keto-Diät verbreiten, geschweige denn, dass man sie als »Lifestyle« bezeichnen würde. Während diese Diät von Nutzen bei der Behandlung von Epilepsie bei Kindern sein mag, hat sie viele Nebenwirkungen, darunter Nierensteine, Osteoporose, Hyperlipidämie und gemindertes Wachstum. Neue Forschungen zur Keto-Diät zeigen einige beunruhigende Trends, die Ihre Gesundheit negativ beeinflussen können:

- In einer zwanzigjährigen prospektiven Studie wurde eine kohlenhydratarmen Diät mit viel tierischem Eiweiß und tierischen Fetten in Zusammenhang mit einem zweimal so hohen Risiko für Diabetes Typ 2 bei Männern gebracht (De Koning et al. 2011).
- Bei Studien an Tieren wurde festgestellt, dass eine Keto-Diät die Fetteinlagerung in der Leber und die Insulinresistenz vergrößert (Kosinski und Jornayvaz 2017).
- Eine Keto-Diät verringert die Sportleistung bei erwachsenen Männern und Frauen (Wroble et al. 2019).

- In einem Fallbericht wurde bei einer zweiundzwanzigjährigen Frau, die wegen Erbrechen, Übelkeit und Bauchkrämpfen in die Notfallaufnahme eines Krankenhauses kam, aufgrund einer kalorienarmen Diät Laktations-Ketoazidose diagnostiziert, während sie ihr Baby und ihr Kleinkind stillte (Seaton et al. 2018). Dies wurde auch in anderen Fällen dokumentiert, in denen sowohl ein niedriges Kohlenhydratniveau (Glykogen) als auch eine unzureichende Aufnahme von Kohlenhydraten festgestellt wurde.

Die Powerhouse-Zelltheorie

Hungersignale werden nicht allein durch ein niedriges Kohlenhydratniveau ausgelöst. Laut der Arbeit der Zellforscher Nicolaidis und Even (1992) verursacht der Gesamtenergiebedarf der Zelle Hungersignale – die Zelle ist unser Powerhouse, unser winziges Kraftwerk. Wenn die Energie in der Zelle nachlässt, produziert diese ein Signal, das Hunger hervorruft. Während Zellen ihre Energie hauptsächlich aus Kohlenhydraten beziehen, werden auch Protein und Fett in die Energiegleichung der Zelle mit einbezogen. Alle Nahrungsmittel, die Energie liefern (Kohlenhydrate, Protein und Fett), werden schließlich in eine universelle Form unmittelbar verfügbarer Energie umgewandelt, die von der Zelle genutzt wird, zu ATP (Adenosintriphosphat). ATP versorgt die Zellen und also unseren Körper mit Energie. Nach Nicolaidis und Even wird das Hungersignal vom Bedarf der Zelle an ATP ausgelöst.

Wieder ist das Fazit, dass wir Energie brauchen, und diese Energie liefert uns unser Essen.

Biologische Prozesse richtig einschätzen

Trotz des komplexen und perfekten biologischen Systems, das normalerweise dafür sorgt, dass unser Körper genug Energie (durch Essen) bekommt, versuchen viele nur allzu gerne, sich selbst durch Diäten zu überlisten.

Aber das Unterdrücken von Hunger endet meist mit einer Phase des Überessens. Und wenn das Ignorieren der Hungersignale zur Gewohnheit wird, können Sie sie irgendwann gar nicht mehr wahrnehmen. Sie spüren dann nur noch Heißhunger, doch dann ist es meist zu spät, um vernünftig zu essen, und Sie essen viel zu viel. Das bestärkt wiederum Ihre Meinung, dass Sie Ihrem Körper nicht vertrauen können, wenn es ums Essen geht.

Dieser Mechanismus wird zum Teil durch das so genannte Boundary-Modell zur Essensregulierung beschrieben, das von den Psychologen und Diät-Experten C. Peter Herman und Janet Polivy entwickelt wurde. In diesem Modell werden sowohl die biologischen als auch die psychologischen Prozesse des Essens berücksichtigt.

Das Boundary-Modell geht von den zwei Grenzen aus – auf der einen Seite Hunger, auf der anderen Seite Sättigung –, die die Nahrungsaufnahme bestimmen. Jemand, der eine Diät macht, verschiebt durch kognitive Kontrolle seine normalen biologischen Anzeichen von Hunger und Sättigung bis zu einer extremen Grenze. Leichte Anzeichen von Hunger verkümmern bei einer Person auf Diät, da sie sie ständig unterdrückt. Stattdessen fühlt sie nur noch extremen Heißhunger – oder sie ist schon so abgekoppelt von ihren Hungersignalen, dass sie für sie überhaupt schwer zu erkennen sind. Auf der anderen Seite kann es immer schwieriger werden zu wissen, wie sich eine angenehme Sättigung anfühlt. Der Diäthaltende befindet sich in einer Grauzone, die Herman und Polivy als »Zone der biologischen Indifferenz« bezeichnen. Hier gibt es keine klaren Hunger- oder Sättigungsanzeichen. Anstatt nach inneren Signalen zu essen, ist er von Urteilen über das Essen bestimmt.

Grundlegende Essenstherapie: Honorieren Sie Ihren Hunger

Der erste Schritt zu normalem Essen, frei von Diäten und ständiger Sorge ums Essen, ist das Honorieren Ihres biologischen Hungers. Ihr Körper muss sich darauf verlassen können, dass er jederzeit Nahrung bekommt, dass Diäten und Entbehrung vorbei sind. Sonst wird Ihre Biologie immer auf der Hut sein, bereit, sich gegen eine neuerliche Hungerperiode zu wappnen.

Und: Mit dem Essen wieder aufzuhören, ist viel einfacher, wenn Sie wissen, dass Sie jederzeit wieder essen können! Dann hören auch die ständigen Gedanken rund ums Essen auf.

Wenn der Hunger schweigt

Und wenn Sie Ihren Hunger gar nicht mehr fühlen oder nie wirklich gewusst haben, wie sich ein leichtes Hungergefühl bemerkbar macht? Können Sie das Gespür für Ihren Hunger wiedererlangen? Ja! Aber lassen Sie uns zunächst einige Gründe anschauen, warum der Hunger verstummt sein könnte.

- *Betäubung.* Viele haben über Jahre gelernt, Hunger mit kalorienfreien Getränken wie Diätgetränken, Kaffee oder Tee zu unterdrücken. Die Flüssigkeit im Magen lässt uns zunächst ein Gefühl der Fülle empfinden.
- *Diäten.* Wer oft Diäten macht, ist so daran gewöhnt, seinen Hunger zu ignorieren, dass es leicht wird, das Gefühl auszublenden. Wenn der Hunger an die innere Tür klopft und nie eine Antwort erfolgt, hört das Klopfen – oder das Magengrummeln – schließlich auf.
- *Chaos.* Man kann Hunger leicht ignorieren, wenn man den ganzen Tag damit beschäftigt ist, Probleme in der Arbeit oder im Privatleben zu lösen. Wenn diese Situation fast immer vorherrscht, verabschiedet sich das Hungergefühl allmählich.
- *Traumageschichte.* Um Hunger zu fühlen, müssen Sie sich sicher fühlen. Wenn Sie eine Traumageschichte haben, müssen Sie sich vielleicht mit Ernährung als Selbstfürsorge beschäftigen, während Sie mit einem Traumaspezialisten arbeiten.
- *Weglassen des Frühstücks.* Einige unserer Klienten essen morgens nichts, weil sie ihrer Meinung nach dann den Rest des Tages weniger Hunger haben. Hunger ist jedoch ein normales, willkommenes Körpersignal, das man annehmen sollte. Es ist ein Zeichen, dass Sie wieder in Kontakt mit den Bedürfnissen Ihres Körpers kommen. Doch weil diese Klienten Angst vor ihrem Hunger haben, vor allem wenn er abends übermächtig wird (weil sie vorher nichts oder zu wenig gegessen haben), reagieren sie, indem sie am nächsten Tag wieder das Frühstück weglassen – der Teufelskreis beginnt von Neuem.

- *Stress.* Unsere biologische Reaktion auf Stress kann dazu führen, dass wir unser Hungergefühl nicht mehr wahrnehmen.
- *Grundbedürfnisse werden nicht erfüllt.* Das fällt unter die Kategorie Selbstfürsorge. Wenn Ihre Grundbedürfnisse nicht erfüllt werden, wie genügend Schlaf oder Auszeit oder Raum zum Atmen (was Sie vielleicht nicht kontrollieren können), kann dies Ihre Verbindung zu Ihrem Körper unterbrechen.

Wie Sie Ihren biologischen Hunger honorieren

Es ist schwer, Ihren Hunger zu bemerken, wenn Sie nie auf ihn gehört haben. Daher ist der erste Schritt, um Ihren Hunger wieder zu honorieren, dass Sie versuchen, ihn zu hören. Die Symphonie des Hungers hat viele Klänge, die sich bei jedem Menschen anders anhören können. Aber wie der Dirigent eines Orchesters bei einer Symphonie die Stimmen jedes einzelnen Instruments unterscheiden kann, so werden Sie schließlich in der Lage sein, die speziellen Körpergefühle und deren Bedeutung wahrzunehmen. Anfangs erkennen Sie vielleicht nur Heißhunger, haben aber Probleme, leichten Hunger zu erkennen. Ähnlich kann das nicht trainierte Ohr die Becken im Orchester heraushören, aber die leiseren Stimmen des Fagotts oder der Oboe zu identifizieren, dauert eine Weile und erfordert häufiges Hinhören.

Fragen Sie sich jedes Mal wenn Sie essen: »Habe ich Hunger? Wie groß ist mein Hunger?« Wenn es für Sie schwierig ist, das Hungergefühl zu erkennen, fragen Sie sich: »Wann habe ich überhaupt zum letzten Mal Hunger empfunden? Wie fühlte sich mein Magen dabei an? Wie fühlte es sich in meinem Mund an?« Die folgende Aufzählung von Hungersymptomen kann Ihnen dabei helfen:

- leises Magengrummeln oder ein flaues Gefühl im Magen
- Magenknurren
- Benommenheit
- Konzentrationsschwierigkeiten
- Magenkneifen
- Gereiztheit
- Schwächegefühl
- Kopfschmerzen

Die Entstehung Ihres Hungergefühls verläuft vielleicht nicht wie bei anderen – das ist völlig in Ordnung, es kann bei jedem Menschen anders sein. Achten Sie darauf, dass Sie nicht heißhungrig werden. Wenn das für Sie schwer einzuschätzen ist, orientieren Sie sich an der allgemeinen Richtlinie, nicht länger als fünf Stunden nichts zu essen. Diese beruht auf dem biologischen Mechanismus des Auffüllens Ihres Kohlenhydratvorrats in der Leber, der für etwa drei bis sechs Stunden reicht. Wir haben beobachtet, dass Klienten, die länger als fünf Stunden nichts gegessen haben, dazu neigen, sich bei der nächsten Mahlzeit zu überessen. (Bei manchen kann das aber auch schon nach drei oder vier Stunden ohne Essen eintreten.)

Um in Kontakt mit den Feinheiten des Hungergefühls zu kommen, ist es empfehlenswert, in regelmäßigen Abständen seinen Hungerimpuls zu kontrollieren. Horchen Sie in Ihren

Körper hinein und fragen Sie sich: Wie sieht es mit meinem Hunger aus? Auf jeden Fall sollten Sie das jedes Mal tun, wenn Sie zu essen anfangen, und ein paarmal zwischen zwei Mahlzeiten. Auch wenn Ihnen das übertrieben vorkommen sollte, es ist ein Schritt, sich wieder mit Ihrem Körper und seinen biologischen Prozessen vertraut zu machen.

Wir haben verschiedene Instrumente verwendet, um unseren Klienten zu helfen, ihren Hunger zu überprüfen; aber wir haben ein neues entwickelt, das besonders hilfreich ist und nicht ganz so sehr auf Exaktheit achtet. Unser Gehirn organisiert subjektive Gefühle natürlicherweise als angenehm, unangenehm oder neutral. Daher haben wir entschieden, diese qualitativen Bewertungen für Empfindungen zu verwenden, um Ihnen zu helfen, sich mit Ihren Hunger- und Sättigungssignalen zu verbinden. Dadurch werden Sie sich nicht von Zahlen verwirren lassen.

Das klassische Bewertungssystem von 0 bis 10 ist noch immer sehr nützlich, wobei 0 schmerzhaftes Hungergefühl und 10 schmerzhaftes Völlegefühl bedeutet. Aber manche Menschen haben die Neigung, mit einer Zuordnung zu Zahlen auch richtig oder falsch zu verbinden; dabei handelt es sich lediglich um ein System, das dabei helfen soll, das Hungergefühl einzuordnen. Siehe Tabelle auf Seite 153: »Beschreibung von Hunger- und Sättigungsgefühlen«.

Kontrollieren Sie mit dem Protokoll auf Seite 154 jedes Mal vor, während und nach dem Essen die Stärke Ihres Hungers. Ergibt sich ein Muster? Gibt es einen bestimmten Abstand zwischen Ihren Mahlzeiten? Gibt es einen Zusammenhang zwischen der Menge, die Sie essen, und dem Abstand zwischen Ihren Mahlzeiten?

Vielleicht essen Sie sehr häufig und kleine Mengen. Das ist kein Grund zur Besorgnis. Wenn Sie kleinere Mengen wie einen Snack oder Mini-Mahlzeiten essen, haben Sie wahrscheinlich öfter Hunger, vielleicht alle zwei oder drei Stunden. Das ist nicht nur bei vielen der Normalzustand, es kann sogar Vorteile in Bezug auf den Stoffwechsel haben. Untersuchungen haben gezeigt, dass bei Menschen, denen häufiger Snacks oder kleine Mahlzeiten verabreicht wurden, weniger Insulin freigesetzt wurde als bei der Kontrollgruppe, die größere Mahlzeiten mit *demselben* Kaloriengehalt in größeren Abständen aß.

Übrigens ist unser Körper offenbar in der Lage, seinen Energiebedarf über mehrere Tage abzustimmen und auszugleichen, anstatt von Stunde zu Stunde. Besonders auffällig wird das, wenn Sie immer noch dazu neigen, wie bei einer Diät zu essen, sich zum Beispiel auf kalorienarme Tiefkühlgerichte oder Salate ohne Dressing beschränken. Vielleicht fühlen Sie sich sogar satt, aber der Mangel an Energie bei einer Mahlzeit holt Sie ein. Der Körper wird versuchen, einen Ausgleich zu finden.

Andere »Hunger«-Stimmen

Unsere Klienten machen anfangs häufig den Fehler, dass sie das Konzept von »Honorieren Sie Ihren Hunger« wie ein Diät-Mantra auffassen, als sei es das elfte Gebot – »Du sollst nur essen, wenn du Hunger hast«. Diese strenge Interpretation kann das Gefühl erzeugen, als hätte man eine »Regel« gebrochen oder als wäre man gescheitert, wenn man isst, ohne Hunger zu haben. Das Gefühl, gegen eine Vorschrift verstoßen zu haben, katapultiert Sie zurück in die Diätmentalität.

- *Probier-Hunger.* Manchmal bestellt man ein Gericht, nur weil es sich so lecker anhört, oder man isst etwas, weil einfach die Situation danach ist. Das nennen wir *Probier- Hunger.*
- *Praktischer Hunger – Vorausplanung.* Natürlich ist es wichtig, dass Sie hauptsächlich dann essen, wenn Sie Hunger verspüren. Aber es ist auch wichtig, praktisch und nicht nur nach strengen Vorschriften zu handeln. Nehmen wir ein Beispiel: Sie wollen mit Freunden ins Theater gehen und das Stück dauert von abends sieben bis um zehn Uhr. Um sechs Uhr sitzen Sie zusammen im Restaurant, Ihre letzte Gelegenheit, vor dem Theater zu essen. Auch wenn Sie jetzt noch keinen Hunger haben, wissen Sie, dass Sie bald Hunger bekommen werden. Sitzen Sie im Restaurant und essen nichts und später knurrt in der Mitte des Stückes Ihr Magen und am Ende haben Sie Heißhunger? Nein! Die vernünftige Lösung ist, um sechs Uhr einen Snack zu essen.
- *Emotionaler Hunger.* Wenn Sie erst einmal in der Lage sind, Ihren biologischen Hunger zu fühlen, werden Sie leichter merken, *warum* Sie essen wollen. Bei einigen unserer Klienten ist es nicht ungewöhnlich, dass sie auch essen, weil sie *emotionalen* Hunger haben – um Einsamkeit, Langeweile oder Frust zu unterdrücken.

Beschreibung von Hunger- und Sättigungsgefühlen

Bewertung			Allgemeines Gefühl
Mehr als hungrig	1	Hunger- und Sättigungsgefühle	Angenehm
	2	Schmerzhaft hungrig; sehr intensiv und drängend	
	3	Heißhungrig und reizbar; begierig darauf, zu essen	
	4	Sehr hungrig; Vorfreude auf eine herzhafte Mahlzeit oder einen herzhaften Snack	
Normaler Essbereich	5	Hungrig und bereit zu essen, aber es ist nicht dringend – eine Art höflicher Hunger	
	6	Leicht hungrig, leicht leerer Magen	Unangenehm
	7	Neutral, weder hungrig noch voll	
	8	Beginnendes Gefühl von Sättigung	
	9	Angenehm voll, fühlt sich zufrieden an	
	10	Langsam fühlt man sich etwas zu voll – nicht angenehm, aber noch nicht richtig unangenehm.	
Übervoll	11	Sehr voll, zu voll; fühlt sich unangenehm an, als müsste man einen Hosenknopf öffnen oder den Gürtel weiter schnallen	Neutral
	12	Schmerzhaft voll, vollgestopft; kann sich wie Übelkeit anfühlen	

Mit Genehmigung von *The Intuitive Eating Workbook* (New Harbinger, 2017)

Skala zum Überprüfen Ihres Hungers

Bevor Sie Ihre Mahlzeit oder Ihren Snack essen: Bewerten Sie zuerst die Qualität Ihres Hungers als angenehm, unangenehm oder neutral. Schreiben Sie ein X in den Kasten, der auf Sie zutrifft. Dann kreisen Sie die Zahl ein, die Ihr Hungerniveau am besten wiedergibt, wobei 0 unangenehmer/schmerzhafter Hunger bedeutet und 10 unangenehme/schmerzhafte Völle.

Skala zum Überprüfen Ihres Hungers

Zeit	Qualität des Hungers	Hunger-einschätzung	Mahlzeit/verzehrtes Essen

Angenehm Unangenehm Neutral

0	1	2	3	4	5	6	7	8	9	10

Mit Genehmigung von *The Intuitive Eating Workbook* (New Harbinger, 2017).

Kann Essen wirklich eine Sucht sein?

Über die Existenz von Esssucht wird viel spekuliert. Das Interesse der Forscher hat einen Grund: Die Gehirnregion und bestimmte Neurochemikalien, die mit Drogenmissbrauch zusammenhängen, sind auch beteiligt, wenn sich jemand überisst. Aber es gibt viele Gründe außer Sucht, die den Belohnungsaspekt des Essens erklären können.

Überleben der Spezies Mensch. Vom Belohnungszentrum im Gehirn wird angenommen, dass es nötig ist, um das Überleben des Menschen sicherzustellen. Hier spielt der Botenstoff Dopamin eine Rolle, der sowohl ein angenehmes Gefühl auslöst als auch motivationsverstärkend wirkt. Etwas zu tun, was das Überleben sichert (wie zu essen oder Nachwuchs zu zeugen), bewirkt ein belohnendes Wohlfühl-Erlebnis.

Hunger erhöht den Belohnungswert. Hunger selbst steigert den Belohnungswert, den Essen auslöst, indem er weitere mit Dopamin in Zusammenhang stehende Aktivität auslöst. Wenn Sie zum Beispiel hungrig sind, haben Sie vielleicht plötzlich Lust und sind motiviert, sich etwas zu kochen. Diäthalten (was eine Form chronischen Hungers sein kann) hat den gleichen Effekt.

Pawlow'sche Konditionierung. Der Dopamineffekt könnte mit der Pawlow'schen Konditionierung zusammenhängen. (Denken Sie an die Studie, in der die Hunde schon beim Ertönen der Glocke Speichel absonderten, weil sie wussten, dass sie jedes Mal nach dem Ertönen der Glocke etwas zu fressen bekamen.) Das ist keine Sucht; es ist eine erlernte Reaktion.

Dopaminmangel. Viele angenehme Aktivitäten steigern die Dopaminausschüttung, zum Beispiel angenehmes Zusammensein mit anderen Menschen. Die meisten unserer Klienten, die unter Essanfällen leiden, führen ein sehr unausgeglichenes Leben, das die Dopaminproduktion wenig fördert und ihnen so die Vorteile von Dopamin vorenthält. Wenn menschliche Bedürfnisse im Allgemeinen zu wenig erfüllt werden, verleiht das dem Essen durch seinen Belohnungseffekt einen noch größeren Reiz.

Musik lässt das Belohnungszentrum leuchten. Kürzlich zeigte eine Studie, dass das Hören von Musik eine Dopaminausschüttung auslöst und dieselbe Hirnregion erhellt (Nucleus accumbens), die an der euphorischen Wirkung von Psychostimulanzien wie zum Beispiel Kokain beteiligt ist (Salimpoor 2011). Allein die Vorfreude auf die Musik ließ das Belohnungszentrum aufleuchten. (Aber ganz sicher kann man daraus keine »Musiksucht« ableiten!)

Studien zu Esssucht sind begrenzt und mangelhaft. Die Forschung zu »Esssucht« steckt noch in den Kinderschuhen. Außerdem wurden die meisten Studien an Tieren durchgeführt, hauptsächlich an Ratten. Dabei zeigten faszinierende Studien, dass Ratten, deren Nahrung eingeschränkt wurde, sich ständig an Zucker überfraßen. Die Kontrollgruppe der Ratten, die normalen Zugang zu Fressen hatten, überfraß sich daran nicht. Das könnte bedeuten, dass Essenseinschränkung zu einer stärkeren Belohnungswirkung von Essen führt, deswegen würden wir jedoch nicht von einer Sucht sprechen (Westwater et al. 2016). Die begrenzten Untersuchungen an Menschen konzentrierten sich bisher auf Studien auf der Grundlage von Hirnaufnahmen mit sehr wenigen Probanden und wenigen Ausschlusskriterien wie zum Beispiel die Geschichte von Diäten.

Studien zeigen, dass das Essen von »verbotenen Speisen« Essanfälle verringern kann. Bis heute gibt es fünf Studien in den USA, bei denen Binge-Esser ihr »verbotenes Essen« als Teil des Behandlungsprozesses essen durften (Kristeller und Wolever 2011, Smitham 2008). Die Essanfälle verringerten sich signifikant. Wenn es bei den Probanden um Esssucht ginge, würde man solche Ergebnisse nicht erwarten. Die Theorie der Esssucht müsste verstärkte Essanfälle vorhersagen, die durch das »süchtig machende Essen« ausgelöst würden – das Gegenteil ist der Fall.

Das Problem mit dem Konzept der Esssucht ist, dass es Panikmache betreibt, Essen dämonisiert und Menschen ein Etikett aufdrückt, was eine entmachtende Wirkung hat. Und auch die jeweilige Sprache, die wir benutzen, um bestimmte Symptome zu beschreiben (überessen) macht einen großen Unterschied in der Behandlung von Menschen.

8. Prinzip 3: Schließen Sie Frieden mit dem Essen

Rufen Sie einen Waffenstillstand aus, beenden Sie den Essenskampf! Geben Sie sich die bedingungslose Erlaubnis zu essen. Wenn Sie sich ein bestimmtes Essen verbieten, kann das intensive Gefühle von Entbehrung hervorrufen, die zu unkontrollierbaren Gelüsten führen und oft in Essattacken enden. Geben Sie Ihrem Bedürfnis nach dem ersehnten Essen schließlich doch nach, ist das Ergebnis oft ein Sich-Überessen und ein starkes Schuldgefühl.

»Als ich eine Grapefruit-Diät machte, wollte ich nur Bananen, und als ich eine Low-Carb-Diät machte, träumte ich nur von Brot und Kartoffeln«, sagte Laurie, die eine Diät nach der anderen gemacht hatte. Ironisch? Vertraut? Was nach Ironie aussieht, ist in Wirklichkeit eine natürliche Körperreaktion, die von der Einschränkung und der Entbehrung ausgelöst wird, die die meisten Diäten mit sich bringen.

Grundregeln der Entbehrung

Wieso verändert sich bei Diäthaltenden das Essverhalten so drastisch? Die Antwort heißt Entbehrung. Im letzten Kapitel haben wir die *biologischen* Auswirkungen von Nahrungsentzug beschrieben, aber auch die *psychischen* Wirkungen sind nicht zu unterschätzen. Um sie geht es in diesem Kapitel.

Wenn man die Menge eines Nahrungsmittels, die man zu sich nehmen darf, streng beschränkt, löst das normalerweise ein Verlangen nach *größeren* Mengen genau dieses Nahrungsmittels aus. Tatsächlich führt die Einschränkung von irgendetwas im Leben dazu, dass gerade dies nun besonders begehrt ist. Dieser Mechanismus wirkt bei Menschen unabhängig vom Alter. (Bei einer Diät mag das am euphorischen Anfang noch nicht zutreffen, aber das Verlangen wird mit jedem Diättag größer.)

Der Psychologe Fritz Heider beschreibt, dass das Bedürfnis eines Menschen nach einer bestimmten Sache stärker wird, wenn dieser sich das Objekt vorenthält. In dem Moment, in dem Sie ein Nahrungsmittel aus Ihrem Speiseplan verbannen, werden Sie ein Verlangen danach entwickeln, ja geradezu obsessive Gedanken und sogar zwanghaftes Verhalten.

Für jemanden, der häufig Diäten macht, schafft die Kombination aus biologischer Veränderung (durch zu geringe Nahrungsaufnahme), psychischen Reaktionen und kognitiver Unruhe genau die richtige Mischung, um den Sprengstoff zu entzünden, der einen Essens-Rückfall auslöst.

Essen, als sei's das letzte Ma(h)l

Allein die *Vorstellung*, dass das Essen verbannt werden könnte, kann dazu führen, dass man sich überisst. Wenn Sie nur überlegen, ob Sie eine Diät machen, kann das schon ein Gefühl von Panik auslösen und dazu führen, dass Sie alles essen wollen, was Ihrer Meinung nach dann nicht mehr erlaubt sein wird. Im zweiten Kapitel haben wir das als »letztes Abendmahl« beschrieben. Es wird verursacht von dem festen Glauben, dass Sie nie wieder ein bestimmtes Nahrungsmittel zu essen bekommen werden. Die Drohung von Entbehrung wird so mächtig, dass jeder vernünftige Gedanke in den Hintergrund tritt und Sie alles essen, was demnächst verboten sein wird, auch wenn Sie keinen Hunger haben.

Jede neue bevorstehende Diät bringt noch mehr Furcht vor Entbehrung mit sich, denn Sie wissen ja, dass Sie nicht »genug« bekommen werden oder nicht das, was Sie möchten. Dann folgt wieder Überessen, Verlust von Selbstkontrolle und schließlich das Schwinden von Selbstachtung.

Rückfall-Essen: Milde Formen

Essenswettkampf. Haben Sie schon einmal mit jemandem eine Schüssel Kirschen oder ein Dessert geteilt, der schneller als Sie aß? Wie schnell haben Sie zugelangt, aus Sorge, dass Sie sonst nicht genug bekämen? Auch in einer großen Gruppe zu essen, kann ein Gefühl von Angst vor Essensentbehrung aufkommen lassen. Dann neigt man dazu, schnell und viel zu essen, weil man fürchtet, sonst nicht mehr genug zu bekommen.

Heimkehrsyndrom. Häufig essen Menschen zu viel, wenn sie von einer Reise nach Hause kommen, weil sie unterwegs bestimmte Nahrungsmittel nicht bekamen. Kinder, die aus einem Ferienlager zurückkehren, oder Jugendliche, die auswärts wohnen und zwischendurch nach Hause kommen, leeren häufig den Kühlschrank, verschlingen von Mama gekochte Gerichte oder gehen besonders oft in ihren Lieblingsrestaurants essen.

Der leere Kühlschrank. Wenn dauerhaft wenig Essen im Haus ist, weil völlig chaotisch eingekauft wird, schwankt das Essverhalten oft zwischen Völlerei und Hunger, mit Betonung auf dem ersten. Essen in der Speisekammer oder im Kühlschrank wird zu etwas Besonderem – das schnell gegessen werden muss, schließlich weiß man nie, wann oder wo man wieder eine Mahlzeit bekommt.

Hungerzeiten-Essen. Für Menschen, die die Zeit der großen Depression in den USA miterlebt haben, hat Essen einen besonderen Wert. In ihnen ist das Gefühl verankert, dass wieder eine Zeit kommen könnte, in der es nicht genug Essen gibt, oder dass bestimmte Nahrungsmittel irgendwann nicht mehr verfügbar sein werden. Für sie ist Essen wie ein wertvolles Metall, das man nicht wegwerfen, geschweige denn verschwenden darf. »Iss deinen Teller leer« hat für diese Menschen eine tief sitzende Bedeutung, und diese Regel wird wie andere Familientraditionen und -werte auch weitervermittelt.

Ein Mal im Leben oder ein letztes Mal. Wenn man im Urlaub in einem besonderen Restaurant isst, kann das ein Gefühl von zukünftiger Entbehrung hervorrufen. Wenn Sie zum Beispiel in Paris ein hervorragendes französisches Menü genießen, wird es Ihnen ganz unmöglich erscheinen, auch nur einen einzigen Bissen davon auf dem Teller zu lassen. Dann essen Sie vielleicht, bis Sie sich unbehaglich voll fühlen.

Ein ähnliches Verhalten kann auftreten, wenn Sie bei Freunden eine köstliche Mahlzeit vorgesetzt bekommen oder Kekse essen, die Ihnen als besonderes Geschenk überreicht wurden. Die Vorstellung, dass Sie dies nur ein Mal zu essen bekommen, bringt Sie dazu, jeden Bissen oder jeden einzelnen Keks in der Tüte aufzuessen.

Vorwegnahme einer Essenseinschränkung. Für viele, die eine Diät vor sich haben, reicht schon die gedankliche Vorwegnahme, um ein Überessen der demnächst verbotenen Speisen auszulösen. Dies illustriert eine Studie mit Schokoladenliebhabern. Als ihnen gesagt wurde, dass sie drei Wochen lang keine Schokolade essen könnten, löste das eine Steigerung ihres Schokoladenkonsums vor und nach dieser Einschränkung aus (Keeler et al. 2015). Bei einer ähnlichen Studie zur Essenseinschränkung wurde einer Gruppe von Kindern gesagt, dass sie so viele der gelben M&M-Schokoladenlinsen essen könnten, wie sie wollten. Aber sie sollten die roten nicht essen. (Die gleiche Süßigkeit, nur eine andere Farbe.) Welche wurden wohl am meisten gegessen? Die roten! (Jansen et al. 2007).

Wieso kann man überhaupt Diäten machen?

Wenn Essensentzug so mächtig ist, wie schafft man es dann überhaupt, eine Diät durchzuhalten? Warum hindern die biologischen und psychischen Kräfte einen nicht daran?

Die Lösung: Chronisch Diäthaltende passen sich an, indem sie ihre Denkweise und ihre Reaktion auf Körpersignale verändern. Diese Anpassung wird als *restrained eating* oder *gezügeltes Essverhalten* bezeichnet. Aber eine solche Verhaltensanpassung arbeitet langfristig gegen Sie.

Gezügelte Esser sind im Grunde chronisch Diäthaltende, deren Verhalten und Denken ständig von Nahrungseinschränkung und Gewichtskontrolle beherrscht werden. Um ihr Essverhalten kontrollieren zu können, stellen gezügelte Esser Regeln auf, die ihnen diktieren, was sie essen dürfen, anstatt dass sie auf ihren Körper hören. *Honorieren Sie Ihren Hunger* wird von ihnen nicht angewandt, stattdessen berechnen sie genau, was sie essen.

Dieses gezügelte Essen scheint zu funktionieren, bis gegen eines der geheiligten Gebote verstoßen wird. Ist eine Regel erst einmal gebrochen, bricht auch die Beherrschung zusammen – und das Überessen beginnt. Janet Polivy und Peter Herman von der Universität Toronto, führende Forscher in diesem Bereich, haben die nun einsetzende Geisteshaltung mit dem Begriff »Ach, was soll's«-Effekt beschrieben. Die Folgen der »Ach was soll's«-Haltung sind:

- Sobald eine verbotene Speise gegessen wird, tritt Überessen ein.

- Sobald das Kaloriensoll überschritten wird, tritt Überessen ein.
- Allein die *Vorstellung* des Übertretens einer Essensregel oder des Essens einer verbotenen Speise führt zum Überessen.

Untersuchungen zu gezügeltem Essverhalten

Untersuchungen zum Verhalten gezügelter Esser haben sehr aufschlussreiche Ergebnisse erbracht. Sie zeigen, wie unwirksam die Einschränkung bestimmter Speisen sein kann und wie sie das Überessen forciert. Die meisten Studien zu gezügeltem Essverhalten verlaufen im Wesentlichen nach folgendem Muster:

Die Versuchspersonen beantworten einen Fragebogen, mit dem ermittelt werden kann, wer von ihnen ein gezügeltes Essverhalten aufweist. (Die Fragen beinhalten zum Beispiel die Häufigkeit von Diäten, die Historie von Gewichtszunahme und -abnahme, wöchentliche Gewichtsveränderungen, die Einflüsse anderer auf das Essverhalten, obsessives Denken an Essen und Schuldgefühle wegen Essens.) Nun folgt das so genannte »vorherige Auffüllen« der Versuchspersonen – sie werden mit Essen versorgt, bevor das eigentliche Experiment beginnt. Eine Studie wollen wir Ihnen kurz vorstellen:

Gedankenspiele – der Gegenregulationseffekt. Bei einer der klassischen Studien zu gezügeltem Essverhalten wurde siebenundfünfzig College-Studentinnen der Northwestern University in Illinois erzählt, dass sie den Geschmack verschiedener Eiscremesorten bewerten sollten. Das tatsächliche Ziel der Studie war jedoch herauszufinden, wie Diätmentalität das Essen von Eiscreme beeinflussen kann, nachdem die Versuchspersonen vorher Milchshakes getrunken hatten. Die Frauen wurden in drei zufällig zusammengestellte Gruppen eingeteilt, von denen eine überhaupt keinen Milchshake, die zweite einen Milchshake und die dritte zwei Milchshakes bekam. Danach sollten sie drei Eiscremesorten kosten und bewerten. Sie durften so viel Eiscreme essen, wie sie wollten. Zum Essen zogen sich die Frauen zurück, um eventuelle Gehemmtheit im Beisein anderer auszuschließen. Die Forscher achteten darauf, dass große Eiscrememengen zur Verfügung standen, damit auch die Entnahme größerer Mengen nicht allzu offensichtlich war.

Das Ergebnis: Die Frauen, die nie eine Diät machten, regulierten ihre Eiscrememenge im Verhältnis zu den vorher zu sich genommenen Milchshakes. Je mehr Milchshakes sie zu sich genommen hatten, desto weniger Eiscreme aßen sie. Die Frauen, deren Essverhalten als gezügelt bestimmt worden war, zeigten ein genau *entgegengesetztes* Verhalten. Diejenigen, die zwei Milchshakes getrunken hatten, aßen die meiste Eiscreme – ein Gegenregulationseffekt. Weil die Frauen mit sonst gezügeltem Essverhalten dazu gebracht worden waren, sich zu überessen oder »ihre Diät über Bord zu werfen«, hatten sie ihre Essenshemmungen völlig fahren lassen. Damit war das gezügelte Essverhalten ausgelöscht und es setzte ein Überessen mit Eiscreme ein.

Das »Wipp-Syndrom«: Schuld contra Entbehrung

Je länger Nahrungsmittel verboten sind, desto größer wird der Reiz. Folglich führt das Essen dieser »illegalen« Nahrungsmittel bei den meisten, die eine Diät durchführen, zu einem überwältigenden Schuldgefühl. Und je größer das Schuldgefühl, desto mehr wird gegessen. Je mehr man durch eine Diät bestimmte Nahrungsmittel entbehrt, desto größer sind die Rückwirkungen der Diät. Wir sehen das bei uns in der Praxis andauernd – wir nennen es das »*Wipp-Syndrom*«.

Bei einer Diät arbeiten das Gefühl von Entbehrung und das Schuldgefühl in entgegengesetzter Weise; wie zwei Kinder auf einer Wippe – »was nach oben geht, muss auch wieder nach unten kommen«.

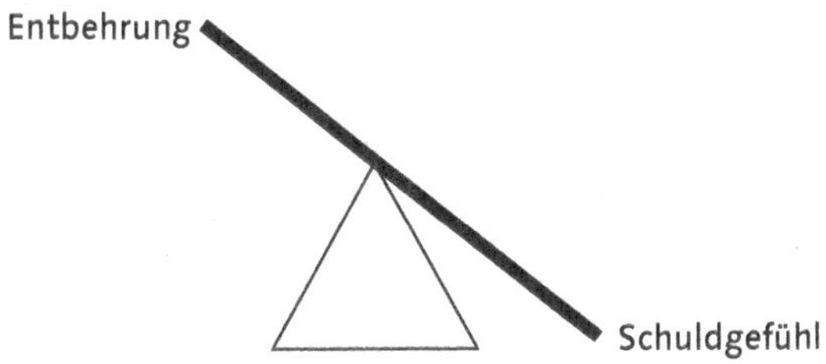

Wenn Sie während einer Diät Speisen einschränken, die Sie sehr gerne essen, wird das Gefühl der Entbehrung nach und nach stärker. Der Grad der Entbehrung steigt bis zum höchsten Punkt, an dem Sie keine einzige Mahlzeit, geschweige denn einen einzigen Tag gezügeltes Essen mehr ertragen können. Die Schuldgefühle sind jetzt an ihrem niedrigsten Punkt, denn Sie haben noch immer keine verbotenen Speisen gegessen; Sie waren »gut«. Da Sie kein Schuldgefühl haben, sind Sie offen dafür, ein wenig verbotenes Essen zuzulassen, und Sie können den Beginn eines Schuldbewusstseins dulden, den dieses Essen herbeiführt. Während Sie es essen, beginnen Sie, sich schuldig zu fühlen. Dieses Schuldgefühl löst nun die Vorstellung aus, »schlecht« zu sein, was Sie weiteressen lässt (»Ach was soll's«-Effekt), wiederum begleitet von einem schon etwas stärkeren Schuldgefühl. Jetzt sieht die Wippe aus, als würden Entbehrung und Schuldgefühl Tauziehen machen:

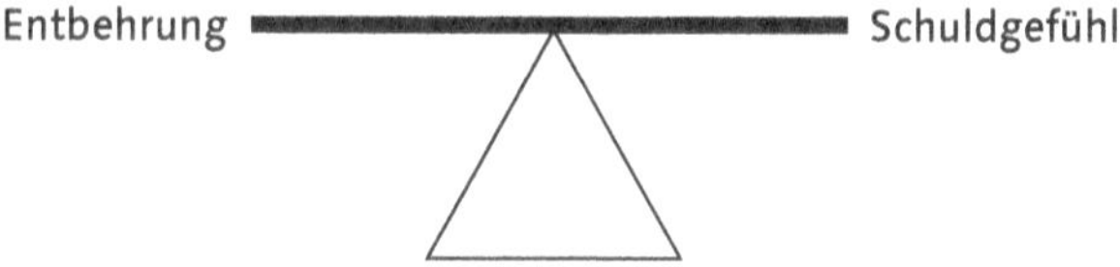

Das Schuldgefühl wird mit der Zeit stärker und gleichzeitig lässt das Gefühl der Entbehrung nach. Die Tage vergehen, und Sie fühlen sich schlechter, weil Sie Ihre Diätregeln gebrochen haben; das Schuldgefühl steigt. Gefühle von Entbehrung sind praktisch nicht mehr vorhanden, denn Sie haben reichlich gegessen, was während der Diät nicht erlaubt war:

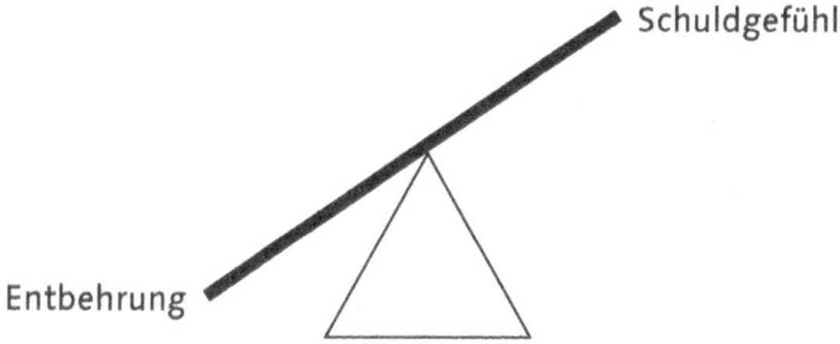

An diesem Punkt geht das Ganze wieder von vorne los und wiederholt sich dann ständig – hoch und runter, hoch und runter: Jedes Mal geht der Weg von der Diät zum Überessen, vom Überessen wieder zur Diät und so immer weiter. Die einzige Möglichkeit, von dieser Wippe herunterzukommen, ist, sich zu entspannen und sich keine Entbehrungen mehr aufzuerlegen.

Der Schlüssel: *bedingungslose Erlaubnis zum Essen*

Der Schlüssel zum Beenden dieses Musters von Einschränkung und daraus folgendem Überessen ist, sich die *bedingungslose* Erlaubnis zum Essen zu geben. Das bedeutet:

- die vorgefasste Meinung über Bord zu werfen, dass einige Nahrungsmittel »gut« und andere »schlecht« sind. Kein einziges Lebensmittel hat die Macht, Sie gesund oder krank zu machen.
- zu essen, was Sie *wirklich* wollen. Ja, richtig, was Sie wollen.
- Essen ohne Bestrafung. (»*Okay, ich kann jetzt den Käsekuchen essen, aber morgen halte ich dann Diät.*«) Solche persönlichen Essensvereinbarungen widersprechen einer *bedingungslosen* Erlaubnis.

Wenn Sie sich wirklich erlauben, Ihr Essen frei zu wählen, ohne irgendeine versteckte Absicht, dafür in der Zukunft etwas einzuschränken, dann verschwindet das Verlangen, sich zu überessen. Trotzdem ist diese Vorstellung für die meisten unserer Klienten sehr beunruhigend, sie macht ihnen sogar mehr Angst als das weiter am Anfang stehende Prinzip vom Aufgeben jeglicher Diät.

Der Friedensprozess

Mit Essen Frieden zu schließen bedeutet, dass *alle* Nahrungsmittel nun zu Ihrer Essenswelt gehören, sodass die Wahl von Schokolade Ihnen kein größeres emotionales Problem bereitet als die eines Pfirsichs. Es heißt auch, dass Ihre Essensauswahl nicht Ihren Charakter oder Ihre Moral widerspiegelt. Während sich seit einiger Zeit viele Gesundheitsexperten zwar einig sind, dass man sich kein Nahrungsmittel völlig verbieten sollte, gehen doch nur wenige so weit zu sagen, man sollte essen, *was auch immer* man möchte. Meist wird eine Grenze festgelegt. Wenn man aber weiß, dass es eine Grenze gibt, kann das wieder ein unbändiges Verlangen freisetzen - besser jetzt essen, solange es noch geht!

Wenn Sie erst einmal ganz genau wissen, dass Sie essen können, was immer Sie wollen, nimmt das intensive Verlangen ab. Also essen Sie alles, was Sie sich verboten haben! Dann stellt sich schnell der augenscheinliche Beweis ein, dass Sie diese Nahrungsmittel doch »im Griff haben«, oder noch besser - dass sie gar keine Zauberkraft mehr auf Sie und Ihre »Willenskraft« ausüben. Viele unserer Patienten stellen erstaunt fest, dass die Dinge, die sie sich verboten und nach denen sie ein großes Verlangen gehabt hatten, gar nicht mehr so begehrenswert sind, wenn sie jederzeit und unbegrenzt gegessen werden können.

Ängste, die Sie zurückhalten

Sogar Klienten, die fest entschlossen sind, keine Diät mehr zu machen, haben oft einen starken Widerstand, das zu essen, was sie *wirklich* möchten. Sie haben schreckliche Angst davor. Während sie noch bereit zu dem Schritt sind, ihren *Hunger zu honorieren*, wollen sie am liebsten aufspringen und wegrennen, sobald wir ihnen sagen, dass sie sich *bedingungslos* erlauben sollen zu essen, was sie wollen.

Wenn viele vor diesem speziellen Teil des Prozesses zum intuitiven Essen solche Angst haben, warum bestehen wir dann darauf? Alles Essen freizugeben ist der wesentliche Schritt, wenn Sie Ihre Beziehung zum Essen verändern wollen. Alles essen zu dürfen, gibt Ihnen die Freiheit, auf innere Essenssignale zu reagieren, die von negativen Gedanken und Schuldgefühlen unterdrückt wurden. Wenn Sie nicht wirklich glauben, dass Sie alles essen können, was Sie möchten, werden Sie weiterhin das Gefühl von Entbehrung haben, sich schließlich überessen und keine echte Zufriedenheit im Essen finden. Und wenn Sie sich nicht zufrieden fühlen, werden Sie immer auf mehr Essen aus sein, um zufrieden zu werden. Ist das Essen aber jeden Tag verfügbar, verliert es seine Macht.

Ich werde nicht aufhören zu essen

Zuerst haben Sie vielleicht große Angst, dass Sie mit dem Essen nicht mehr aufhören können, wenn Sie ein bis jetzt verbotenes Lieblingsnahrungsmittel essen. Aber denken Sie daran – wenn Sie erst einmal wissen, dass vorher verbotene Nahrungsmittel von nun an immer erlaubt sind, lässt das dringende Bedürfnis nach, sie in großen Mengen zu verschlingen. Auch die Forschung hat gezeigt, dass es Menschen mit der Zeit überhaben, immer das Gleiche zu essen – Psychologen nennen diese Verhaltensreaktion, die nicht nur beim Essen auftritt, Habituation (Gewöhnung). Studien ergaben, dass das häufige Essen eines bestimmten Nahrungsmittels dessen Reiz mit der Zeit verringert.

Der Psychologe Daniel Gilbert beschreibt den Habituationseffekt so: »Wundervolle Dinge sind besonders wundervoll, wenn sie das erste Mal geschehen, aber die Wunderbarkeit nimmt mit jeder Wiederholung ab.« (Gilbert 2006)

Habituation ist einer der Gründe, warum es wenig reizvoll ist, Reste von einem Gericht zu essen, vor allem am zweiten oder dritten Tag. Wenn man das gleiche Essen wieder und wieder isst, verliert es einfach den Reiz. Das trifft auch auf Pizza, Schokolade und Kartoffelchips zu (Ernst 2002). Eine neue Studie lieferte den ersten Nachweis für langfristige Essenshabituation (Epstein 2011): Zwei Gruppen von Frauen bekamen über einen Zeitraum von fünf Wochen jeden Tag die gleichen Mahlzeiten. Das Ergebnis war, dass die Frauen in beiden Gruppen sich an dieses Essen gewöhnten.

Es gibt wirklich nur eine Art, wie *Sie* schließlich glauben werden, dass Sie in der Lage sind, etwas für Sie Schmackhaftes zu essen und dann wieder damit aufhören zu können: *Sie müssen die Essenserfahrung machen, Sie müssen tatsächlich essen.* Deswegen passt das Wort »Prozess« ganz besonders für den Weg zum intuitiven Esser. Es geht nicht darum, etwas über Essen zu *wissen*, sondern es geht darum, *Erfahrungen damit zu machen.* Je mehr Sie üben, desto mehr Vertrauen werden Sie haben.

Manchmal gibt es bei unseren Klienten auch die Befürchtung, dass sie süchtig nach Essen sein könnten – aber es gibt viele Gründe außer Sucht, die den Belohnungsaspekt des Essens erklären. (Mehr Informationen dazu am Ende des vorherigen Kapitels unter der Überschrift »Kann Essen wirklich eine Sucht sein?« auf Seite 155)

Pseudo-Erlaubnis: Ich habe es schon versucht

Viele Klienten erzählen uns, dass sie schon einmal versucht hätten, sich das Essen verbotener Nahrungsmittel zu »erlauben«. Sie haben sich trotzdem übergessen und ohne Kontrolle gefühlt. Aber bei den meisten waren diese Nahrungsmittel niemals wirklich *bedingungslos* erlaubt; die Erlaubnis war eine Pseudo-Erlaubnis. Die verbotenen Nahrungsmittel wurden in Wirklichkeit in dem Bewusstsein gegessen, dass es sich nur um ein zeitlich begrenztes Brechen der Regeln handelte, oder eine kleine Stimme im Kopf sagte gleichzeitig: »Du solltest das eigentlich nicht essen.« Wenn dann das Essen die Zunge berührte, tauchten im selben Moment Schuldgefühle und Gewissensbisse auf. Und mit diesen Gefühlen kam der feste Vorsatz, dieses Essen in der Zukunft zu begrenzen und die Schlemmerei zu bestrafen, indem man vom nächsten Tag an »richtig essen« würde. Obwohl man das Nahrungsmittel physisch tatsächlich aß, spielte emotional schon die Entbehrung in der Zukunft eine Rolle. Und so setzte sich der Kreislauf fort. Pseudo-Erlaubnis funktioniert nicht – sie ist nur eine Illusion. Im Kopf sind Sie noch immer auf Diät.

Sich selbst erfüllende Prophezeiung

Manchmal löst allein schon der Gedanke ans Überessen einen Essanfall aus. Carolyn war anfangs fest davon überzeugt, dass der Verzehr von Weißmehlprodukten bei ihr dazu führen würde, dass sie sich überaß. Sie glaubte, dass schon ein Bissen von einem Bagel einen Essanfall auslösen würde. Und er tat es tatsächlich. Carolyn hatte sich eine sich selbst erfüllende Prophezeiung in den Kopf gesetzt. Wegen der herrschenden Diätkultur *wusste* sie, dass diese Nahrungsmittel dick machten, sie *wusste*, dass sie sich überessen würde, und sie *wusste*, dass sie zunehmen würde. Jedes Mal wenn sie ihrem Verlangen nach weißem Gebäck nachgab, schwor sie sich, dass dies das letzte Mal wäre. Natürlich überaß sie sich dann, denn die Gedanken an die Entbehrung, die kommen würde, und ihr Gefühl, schlecht zu sein, ließen sie völlig die Kontrolle verlieren.

Es dauerte sehr lange, bis Carolyn sich wirklich die Erlaubnis geben konnte, Nahrungsmittel mit weißem Mehl zu verzehren, aber inzwischen bekommt sie nur noch selten »Weißmehl«-Essanfälle. Ab und zu taucht aus früherer Zeit kurz ein Gedanke von Einschränkung auf und zieht sie zurück in die Welt der Entbehrung. Und mit diesem Gedanken kommt ihr Gefühl, die Kontrolle zu verlieren. Doch heute isst sie dann nur noch einige Kekse anstatt einer ganzen Tüte davon, und dies passiert nur noch alle sechs Monate und nicht wie früher jede Woche. Weil Carolyn inzwischen so viele positive Erfahrungen mit Nahrungsmitteln gemacht hat, die weißes Mehl enthalten, ist es für sie sehr viel einfacher geworden, ihr sich selbst einschränkendes Denken aufzugeben und mit diesen Nahrungsmitteln Frieden zu schließen.

Ich werde nicht gesund essen

Wenn die Menschen die freie Wahl zwischen vielen Nahrungsmitteln haben, stellt sich immer wieder heraus, dass sie, nachdem sie den Prozess des Friedenschließens mit dem Essen durchlaufen haben, letztlich ausgewogen essen; ihre selbst gewählten Speisen enthalten dann hauptsächlich nährstoffreiche Produkte und daneben ein paar Brocken »Spaßessen«. Als Ernährungswissenschaftlerinnen sind wir selbstverständlich für eine gesunde Ernährung, aber an diesem Punkt des Prozesses zum intuitiven Essen ist sie nicht das Wesentliche. Wenn wir jetzt auf einer bestimmten Ernährung bestehen würden, hieße das, die Einschränkung fortzusetzen. (Wir haben Jahre gebraucht, um diesen Aspekt akzeptieren zu können. Doch er ist immens wichtig, und deswegen werden Themen wie Nährstoffe und Nährwerte erst in einem späteren Kapitel behandelt.) Je weiter Sie auf dem Weg zum intuitiven Essen voranschreiten, mit der umfassenden Erlaubnis, alles zu essen, desto klarer und hilfreicher werden Ihre inneren Signale sein. Aber auch jetzt – wenn Sie sich einen riesigen Eisbecher vorstellen, den Sie zu jeder Mahlzeit essen, was glauben Sie, wie schnell Sie ein Verlangen nach etwas völlig anderem bekommen werden, wie zum Beispiel einem Salat oder einem Stück gegrilltem Hühnerfleisch?

Fehlendes Selbstvertrauen

Ein mächtiges Hindernis auf dem Weg, Frieden mit dem Essen zu schließen, ist mangelndes Selbstvertrauen. Die meisten Klienten sagen uns, dass sie uns und unserer Philosophie intellektuell vertrauen. Sie glauben wirklich, dass unsere Methode bei anderen funktioniert, aber sie misstrauen sich selbst und haben Angst, dass sie bei ihnen nicht wirken könnte.

Doch genau die Erlaubnis, die Sie sich geben, alles essen zu dürfen, und der darauf folgende Prozess des Friedenschließens ist das Sprungbrett, um Ihr Vertrauen in sich selbst und Ihren Umgang mit Essen wiederaufzubauen. Am Anfang ist jede positive Essenserfahrung wie ein dünner Faden. Es gibt vielleicht noch wenige, und sie sind weit voneinander entfernt und scheinen Ihnen unbedeutend, aber schließlich bilden sie zusammen einen Strang. Die Stränge werden zu starken Seilen und die Seile zu einer Brücke, die das Fundament für Vertrauen bildet.

Betsy war verzweifelt, als sie zum ersten Mal zu uns kam. Sie hatte mehrere sehr radikale Diäten hinter sich und aß nun infolgedessen völlig außer Kontrolle. Nachdem sie sich die Erlaubnis gegeben hatte zu essen, was sie wollte, war sie nach kurzer Zeit so weit, nur noch *einen* Schokoriegel anstatt gleich drei zu verschlingen, was für sie ein bedeutender Durchbruch war. Anfangs waren solche Erlebnisse noch sporadisch, und zwischen ihren Erfolgen gab es immer wieder Zeiten, in denen sie maßlos aß. Aber nach und nach konnte Betsy erkennen, dass ihre kleinen Erfolge aufeinander aufbauten und ihre Essanfälle langsam weniger wurden. Nun kam auch ihr Selbstvertrauen zurück, das durch ihre vielen Diäten völlig untergraben worden war.

Bei einigen liegen die Probleme mit ihrem Selbstvertrauen tiefer. Mehrere Untersuchungen haben gezeigt, dass die Grundlagen für die Regulierung der Essensaufnahme schon durch sehr frühe Esserfahrungen bestimmt werden. Wenn Ihre Eltern schon in Ihrer Kindheit die Kontrolle über Ihr Essen übernommen haben, ohne Ihre eigenen Vorlieben oder die Stärke Ihres Hungers zu berücksichtigen, kann sich in Ihnen leicht die Überzeugung festgesetzt haben, dass Ihren Körpersignalen nicht zu trauen ist.

Sarah beschrieb das als den Aufdräng-oder-wegnehm-Effekt. Entweder drängte ihre Mutter sie zu essen, oder sie zog ihr das Essen weg. Beim Abendessen zwang sie Sarah zum Beispiel, ihren Teller leer zu essen, auch wenn Sarah schon völlig satt war. Andererseits passierte es häufig, dass Sarah völlig ausgehungert aus der Schule nach Hause kam und sich auf den Kühlschrank stürzte, um schnell eine Kleinigkeit zu essen. Dann schimpfte ihre Mutter »Du kannst gar keinen Hunger haben!« und verbot ihr zu essen. Als Folge nahm Sarah heimlich Essen an sich, wenn ihre Mutter es nicht merkte. Inzwischen hatte sie Heißhunger, sodass sie sich überaß und sich nun doppelt schuldig fühlte – weil sie zu viel gegessen hatte und weil sie das Essen heimlich genommen hatte. Und so verfestigte sich in ihr der Glaube, dass ihre Mutter recht hatte – ihr selbst war nicht zu trauen, was Essen anging.

Fünf Schritte, um mit dem Essen Frieden zu schließen

Wenn Sie diese Schritte lesen, denken Sie daran, dass es völlig in Ordnung ist, dass Sie Ihren Weg zum intuitiven Essen in einem Tempo gehen, mit dem *Sie* sich wohlfühlen. Sie brauchen sich nicht davon überfordert zu fühlen, zum Supermarkt zu gehen und alles zu kaufen, was Sie sich bisher verboten hatten – das würden auch wir für einen zu großen Schritt halten. Es braucht Zeit, das Vertrauen in sich selbst wiederaufzubauen. Und achten Sie während Ihres Voranschreitens immer darauf, *beständig Ihren Hunger zu honorieren.* Eine heißhungrige Person wird sich überessen, daran ändert auch die beste Absicht nichts.

1. Stellen Sie eine Liste derjenigen Nahrungsmittel auf, die Ihnen reizvoll erscheinen.
2. Machen Sie ein Häkchen hinter die Nahrungsmittel, die Sie tatsächlich essen, und kreisen Sie die restlichen ein, die Sie sich bisher verboten haben.
3. Erlauben Sie sich nun, eins der verbotenen Nahrungsmittel von Ihrer Liste zu essen, gehen Sie dann in den Supermarkt und kaufen Sie es oder bestellen Sie es im Restaurant.
4. Achten Sie darauf, ob das Essen Ihnen genauso gut schmeckt, wie Sie gedacht haben. Wenn Sie es wirklich mögen, erlauben Sie sich weiterhin, es zu kaufen oder zu bestellen.
5. Stellen Sie sicher, dass Sie immer genug von diesem Essen vorrätig haben, damit Sie wissen, dass es da ist, wenn Sie ein Bedürfnis danach haben. Sollte Ihnen dieses Vorgehen zu viel Angst bereiten, gehen Sie so oft, wie Sie mögen, in ein Restaurant und bestellen sich dieses Essen.

Haben Sie Frieden mit einem Nahrungsmittel geschlossen, fahren Sie auf der Liste fort, bis Sie alle Nahrungsmittel, die Ihnen verboten waren, probiert, bewertet und für sich freigegeben haben. Es könnte sein, dass Ihre Liste sehr lang ist (das kommt öfter vor). In diesen Fällen haben wir die Erfahrung gemacht, dass es nicht nötig ist, jede einzelne aufgeführte Speise durchzuprobieren. Es ist nur wichtig und reicht aus, dass Sie diesen Prozess so lange durchführen, bis Sie *wirklich wissen*, dass Sie essen können, was Sie wollen. Sie werden an einen Punkt gelangen, an dem es nicht mehr nötig ist, dass Sie sich dies bei jedem einzelnen Nahrungsmittel *beweisen* müssen, indem Sie es wirklich essen.

Sollten diese Schritte Ihnen im Moment als eine zu große Anforderung erscheinen, um sie bewältigen zu können, machen Sie sich keine Sorgen. Vielleicht können Sie erst einmal einen Waffenstillstand mit dem Essen schließen, das ist auch in Ordnung, es ist ein Fortschritt. Im nächsten Kapitel finden Sie einige Werkzeuge, die Ihnen helfen können, Ihre Beziehung zum Essen zu lockern. Für viele Friedensverträge sind ein ganzes Team von Unterhändlern und viel Zeit nötig.

Vorsicht, Falle!

Tappen Sie nicht in die Falle, sich zu sagen: »Ich kann essen, was ich will, so viel wie ich will und wann immer ich will.« Diese Auffassung verzerrt das Konzept des intuitiven Essens. Ja, schließen Sie Frieden mit dem Essen und essen Sie, was Ihren Gaumen erfreut. Ja, geben Sie sich die Freiheit, bedingungslos zu essen, und essen Sie so viel, wie Sie brauchen, um Ihren Körper satt und zufrieden zu machen. Aber jederzeit zu essen, wenn Sie Lust dazu haben, ohne Hunger und Sättigung zu berücksichtigen, könnte eine wenig angenehme Erfahrung sein und auch physisches Unbehagen hervorrufen. Die Sättigungssignale Ihres Körpers wahrzunehmen und sie zu respektieren ist ein wichtiger Teil des Prozesses.

9. Prinzip 4: Sagen Sie der Essenspolizei den Kampf an

Rufen Sie den Gedanken in Ihrem Kopf ein lautes »Nein!« entgegen, die Ihnen weismachen wollen, dass Sie »gut« sind, wenn Sie ganz wenig Kalorien am Tag zu sich nehmen, oder dass Sie »schlecht« sind, weil Sie ein Stück Schokoladenkuchen gegessen haben. Die Essenspolizei überwacht die Einhaltung der unvernünftigen Regeln, die die Diätkultur hinterlassen hat. Die Essenspolizei davonzujagen, ist ein wesentlicher Schritt, um zum intuitiven Essen zurückzukehren.

Der Gedanke, etwas zu stehlen oder zu lügen, würde wohl in den meisten ein Gefühl der Schuld hervorrufen. Fast alle, die eine Diät machen, fühlen sich genauso schuldig, wenn sie Pommes frites oder einen Eisbecher gegessen haben. Die Menge irgendeines »schlechten« Nahrungsmittels spielt dabei noch nicht einmal eine Rolle, schon der erste Bissen erzeugt oft das Gefühl, versagt zu haben oder schlecht zu sein. Das darauf folgende Schuldgefühl reicht aus, um eine Periode des Überessens auszulösen, die jedes Gefühl eines vermeintlichen »Diäterfolgs« wieder zerstören kann.

In ihrem Buch *Never Too Thin* kommentiert die Autorin Roberta Pollack Seid, dass unsere Einstellungen zum Essen den

Diätgeboten einer falschen Religion ähneln – wir erweisen Diäten und ihren Regeln unsere untertänigste Ehrerbietung, aber sie wirken trotzdem nicht.

Da in den Industrienationen ein dünner Körper das Idealbild ist, wird es schnell zur Tugend, Speisen zu essen, die mit Schlankheit und Schuldlosigkeit assoziiert werden. Da ist es kein Wunder, dass bei vielen Diäthaltenden der Gedanke ans Essen mit einer Vorstellung von der *Abwesenheit* von Schuldgefühlen verknüpft ist.

Nahrungsmittelfirmen, Zeitschriften, soziale Medien und Werbung nutzen die Essensmoral der Verbraucherinnen, indem sie sie von Schuld freisprechen:

- Eine Werbung für Oreo Thins beschreibt einen Oreo-Keks mit dem Slogan »ohne Schuld«;
- *5 überraschend gesunde sündige Nahrungsmittel*, so der Titel eines Zeitschriftartikels.

Mit diesen täglichen Erinnerungen ist es schwer, Essen als eine einfache, normale, erfreuliche Angelegenheit zu sehen.

Während Sie sich für die Reise zum intuitiven Essen einschiffen, werden Sie es wahrscheinlich mit allen möglichen Sprachrohren der gesellschaftlichen Essenspolizei zu tun bekommen – von der Freundin, die kommentiert »Wie kannst du das essen?«, bis zu den unerwünschten Kommentaren von Fremden.Aber wenn jemand einen unpassenden Kommentar abgibt, heißt das noch lange nicht, dass er wahr ist! Und doch könnte er den Samen des Zweifels in Ihnen pflanzen, während Sie gerade beginnen, eine neue Essenswelt zu erkunden, die der fett- und genussfeindlichen Doktrin zuwiderläuft.

Aber wie viele unangebrachte Kommentare von der kollektiven Essenspolizei Sie auch hören werden, wir haben festgestellt, dass die innere Essenspolizei, die im Kopf unserer Klienten selbst wohnt, noch schlimmer ist. Bei so viel Besessenheit von Essensfundamentalismus wird es nur ein Exorzismus-Programm schaffen, die Essenspolizei endgültig auszutreiben. Machen wir uns daran!

Essensgeschwätz

Ein Bewusstsein von uns selbst zu haben bzw. die Fähigkeit, unsere eigenen Gedanken zu reflektieren, unterscheidet uns von den Tieren. Es ist aber genauso menschlich, dass wir von einer Aktivität in die nächste getrieben werden, ohne dass wir innehalten und uns unsere Gedanken bewusst machen oder sie überprüfen. Gedanken und Urteile rund ums Essen sind massenhaft in unseren Köpfen vorhanden, aber wie oft nehmen wir uns die Zeit, unsere Aufmerksamkeit darauf zu richten? Wir sind mit diesen Gedanken jedoch nicht geboren worden, auch wenn wir sie oft als »Tatsachen« nehmen, die wir nicht mehr hinterfragen.

Hier einige der Tatsachenbehauptungen, die in den Köpfen unserer Klienten vorherrschen, wenn sie das erste Mal in unsere Praxis kommen:

- Süßigkeiten sind schlecht.
- Man soll nicht nach sechs Uhr abends essen.
- Man sollte kein Gramm Fett zu sich nehmen.
- Man sollte Kohlenhydrate meiden.

- Wenn ich frühstücke, werde ich tagsüber nur mehr essen.
- Milchprodukte sind schlecht.
- Ich sollte kein Salz benutzen.
- Bohnen führen zu Gewichtszunahme.
- Brot führt zu Gewichtszunahme.

Auch wenn man sich diese Gedanken und ihren Hintergrund bewusst macht, bleiben sie doch wie Klebstoff im Bewusstsein haften. Selbst Beweise, die sie widerlegen, nützen nichts. Sie sind so tief verankert, dass es oft Jahre dauert, bis sie wieder aus unserem Kopf verschwinden und durch die Realität ersetzt werden. Leider können diese Gedanken großen Schaden anrichten, weil sie Ihr Handeln mitbestimmen, oftmals ohne dass es Ihnen überhaupt bewusst ist. Diese Gedanken sind kognitive Verzerrungen der Essenspolizei.

Wer spricht da?

In der Psychologie gibt es viele Ansätze zur Darstellung einer Persönlichkeitsstruktur. Der US-amerikanische Psychiater und Arzt Eric Berne geht davon aus, dass die unterschiedlichen Arten, wie wir fühlen und uns verhalten, das ausmachen, was er Ich-Zustände (ego states) nennt. Wenn man beobachtet, wie eine Person steht, ihrer Stimme lauscht, auf die Wörter achtet, die sie benutzt, und auf die Ansichten, die sie äußert, kann man daraus erkennen, in welchem Ich-Zustand sie sich befindet. Berne nennt die verschiedenen Ich-Zustände Eltern-Ich, den Erwachsenen und das Kind. Nach Berne ist man in einem bestimmten Moment in einem dieser drei Ich-Zustände, kann aber jederzeit leicht von einem in den anderen wechseln. Jeder Ich-Zustand lenkt die Gedanken, die gerade in unserem Kopf herumschwirren. Wenn man den Gedanken genau zuhört, erkennt man, welcher der drei Zustände sie lenkt.

Abgeleitet von Bernes Theorie der Persönlichkeitsstruktur können wir mehrere Essensstimmen unterscheiden. Drei wirken vor allem zerstörerisch: die Essenspolizei, der Nährwertinformant und der Diät-Rebell. Aber wir können uns mächtige Verbündete schaffen: den Essens-Anthropologen, den Ernährer und den Nährwertverbündeten.

Schauen wir uns an, wie jede Essensstimme unserem Denken schaden oder helfen kann.

Die Essenspolizei

Die Essenspolizei ist eine starke Stimme, die durch die Diätkultur entstanden ist und mit jedem Essensplan, jedem Zeitschriften- oder Social-Media-Artikel und jeder Bemerkung von Freunden stärker wird. Sie ist Ihr innerer Richter, der darüber urteilt, ob Sie sich »gut« oder »schlecht« verhalten. Die Essenspolizei ist aktiv, auch wenn Sie gerade keine Diät machen.

Hier sind einige häufig vorgebrachte Regeln:

- Nicht nachts essen. (Wenn Sie nachts essen, haben Sie sich der Gesetzesübertretung schuldig gemacht.)
- Dieses Brötchen besser nicht essen – zu viele Kohlenhydrate.
- Heute keinen Sport gemacht, besser das Abendessen weglassen.
- Du hast zu viel gegessen (auch wenn man hungrig war).

Auch wenn Sie fest entschlossen sind, keine Diäten mehr zu machen, und anfangen, mit dem Essen Frieden zu schließen, wird die Essenspolizei oft auftauchen. Aber nicht immer ist es offensichtlich - es ist wie bei Unkraut, das man oberflächlich abschneidet. Ein Unkraut mit starken Wurzeln kann leicht wieder ausschlagen, auch wenn zunächst keine grünen Spitzen mehr zu sehen sind.

Wie diese Stimme schadet: Die Essenspolizei überwacht jede Ihrer Essenshandlungen ganz genau. Sie erhält den Kampf zwischen dem Essen und Ihrem Körper aufrecht.

Wie die Stimme helfen kann: *Sie hilft nicht!* Indem Sie sich ihrer dauernden Präsenz in Ihrem Kopf bewusst werden, können Sie jedoch lernen, gegen sie anzugehen und sie zu verjagen.

Der Nährwertinformant

Der Nährwertinformant liefert Ihnen Nährwertnachweise, zum Beispiel, dass Sie sorgfältig Makros zählen müssen oder nur Speisen ohne Kohlenhydrate essen dürfen. Häufig spricht die Stimme im Namen der Gesundheit (ziemlich hinterhältig!). Während sich das harmlos oder sogar gesund anhört, ist es doch nur eine Fassade.

Der Nährwertinformant sagt zum Beispiel Folgendes:

- Überprüf diese Makros, jede Abweichung ist inakzeptabel.
- Iss keine Sachen, in denen Zucker ist.

Wir hören häufig von unseren Klienten: »Ich mache keine Diäten mehr. Ich glaube wirklich, dass ich essen kann, was ich möchte – einfach nur gesund.« Aber auch wenn man programmatische Diäten ablehnt, kann sich unter dem Deckmantel des Gesundheitsbewusstseins eine weitere Beschränkung verstecken. (Das ist subtile Diätkultur, die Begriffe vereinnahmt hat wie »gesund«, »Lifestyle« und »Wellness«.)

Wie diese Stimme schadet: Diese Stimme arbeitet heimlich mit der Essenspolizei zusammen. Sie arbeitet unter dem Deckmantel der Gesundheit, aber sie schwatzt Ihnen eine Diät auf, ohne dass Sie es merken.

Wie die Stimme helfen kann: Der Nährwertinformant wird Ihr Nährwertverbündeter, wenn Sie die Essenspolizei erst einmal hinausgeworfen haben. Der neu aufgetauchte Nährwertverbündete hat ein Interesse daran, dass Sie gesund essen, ohne dass dahinter noch ein anderer versteckter Plan steckt (abzunehmen!). Wenn Sie zum Beispiel zwischen zwei Arten Käse wählen, die Sie beide genauso gerne essen, und wenn Sie einen zu hohen Cholesterinwert haben, dann rät Ihnen der Nährwertverbündete, den Käse mit dem geringeren Fettgehalt zu nehmen. Diese Wahl beruht auf Gesundheit *und* dem Zufriedenheitsfaktor beim Essen, *nicht* auf Entbehrung und Diät. Die hilfreiche Version dieser Stimme ist eine, die als letzte auftaucht, ohne noch mit der Essenspolizei zusammenzuhängen. (Später werden wir uns auch mit Ernährung befassen, aber wir haben in vielen Jahren festgestellt, dass es Ihre Bemühungen erschweren kann, die Diätmentalität wirklich abzulegen, wenn Sie sich anfangs zu sehr auf gesunde Ernährung konzentrieren.)

Den Unterschied zwischen dem Nährwertverbündeten und dem Nährwertinformanten können Sie daran erkennen, wie Sie sich *fühlen*, wenn Sie deren Stimmen antworten. Wenn Sie im Namen der Gesundheit eine Essensauswahl treffen oder eine Speise nicht essen, sich dabei aber gehorsam oder schuldig fühlen, dann hat die Essenspolizei noch immer Einfluss auf Sie.

Der Diät-Rebell

Die Stimme des Diät-Rebellen hören Sie oft lautstark und wütend in Ihrem Kopf herumbrüllen. Hier sind einige typische Bemerkungen:

- Du wirst mich nicht dazu kriegen, dieses gegrillte Hühnchen ohne alles zu essen!
- Mal sehen, wie viele Kekse ich in mich hineinstopfen kann, bevor Mom nach Hause kommt.
- Ich kann's nicht erwarten, dass mein Mann endlich auf Dienstreise geht, dann kann ich essen, was ich will, ohne dass er mich dauernd strafend anschaut.

Wie diese Stimme schadet: Diese rebellischen Kommentare werden leider deswegen laut, weil Sie sich normalerweise nicht trauen, diejenigen damit zu konfrontieren, die Ihre Privatsphäre missachten und deren Grenze übertreten. Ihnen müssten Sie eigentlich sagen, dass sie Sie in Ruhe lassen sollen. Da Sie sich den Invasoren gegenüber hilflos fühlen, behalten Sie die Antworten, die Sie nicht laut sagen, im Kopf. Und dann setzen Sie Ihre eigenen »Drohungen« um, nur um Ihre Peiniger zu ärgern.

Wenn der Diät-Rebell das Sagen hat, führt das immer zu selbstzerstörerischem Verhalten. Rebellion kennt keine Grenzen, daher ist oft völlig maßloses Überessen die Folge. Wie oft bricht der Diät-Rebell in Ihren Gedanken hervor? Wie oft fühlen Sie sich genötigt, seinen Anweisungen zu folgen, weil Sie wütend auf die Essenspolizei (und die Diätkultur) sind, die Ihnen all ihre Diätregeln aufzwingen will?

Wie die Stimme helfen kann: Sie können Ihren Diät-Rebellen in Ihren Rebellen-Verbündeten umwandeln. Setzen Sie den Rebellen-Verbündeten ein, um Ihre Grenzen gegen jeden zu verteidigen, der in Ihren privaten Essensraum eindringen will. *Benutzen Sie Ihren Mund für Worte anstatt fürs Essen.* Seien Sie dabei direkt, aber höflich. Sie werden überrascht sein, wie stark Sie sich dadurch fühlen und welch große Erleichterung es bedeutet.

- Sagen Sie Ihren Familienmitgliedern, dass sie sich aus Ihrer Essensauswahl und Ihren Essensmengen heraushalten sollen. Zum Beispiel: »Tante Carolyn, bitte dräng mir keine zweite Portion auf. Ich bin satt, vielen Dank.« Oder: »Nein, danke, Mom, ich mag keine Makkaroni mit Käse. Du weißt, dass ich Makkaroni mit Käse noch nie gemocht habe.«
- Sagen Sie Ihrer Familie und Ihren Freunden und den Leuten auf der Straße, dass Sie keine Kommentare zu Ihrem Körper abgeben sollen. Zum Beispiel: »Dad, mein Körper ist *meine* Sache!« Oder: »Tom, du hast kein Recht, mein Gewicht zu kommentieren.« Einfach gesagt, Ihr Körper, Ihre Regeln.

Der Essens-Anthropologe

Der Essens-Anthropologe ist der neutrale Beobachter, der etwas äußert, *ohne* ein Urteil zu fällen – so wie ein Anthropologe einen Menschen oder eine Kultur beobachten würde. Es ist die Stimme, die Sie erforschen und entdecken lässt. Der Essens-Anthropologe hilft Ihnen, den Weg zum intuitiven Essen zu ebnen. Zum Beispiel merkt er, wenn Sie Hunger haben oder satt sind, er weiß, was Sie gegessen haben, wann Sie es gegessen haben, was Sie davon halten und wie Sie sich danach fühlten. Der Vorteil dieses neutralen Beobachters in Ihnen ist, dass nur *Sie* wissen können, was Sie fühlen und denken. Ein Beobachter von außen könnte das nicht.

Die Feststellungen des Essens-Anthropologen sind rein beobachtend, zum Beispiel:

- Ich habe das Frühstück weggelassen und hatte um elf Uhr Heißhunger.
- Ich habe zehn Kekse gegessen. (Kein Urteil, nur eine Tatsache.)
- Ich habe mich schuldig gefühlt, nachdem ich beim Abendbrot auch ein Dessert gegessen hatte. (Keine herablassende Bemerkung, nur eine Beobachtung, wie Sie sich gefühlt haben.)

Eine einfache Methode, Ihren inneren Essens-Anthropologen zu aktivieren, ist das Führen eines Tagebuchs über den Prozess zum intuitiven Essen. Wenn Sie aufschreiben, was und wann Sie gegessen haben, kann Ihnen das oft sehr interessante Hinweise geben, was Ihr Bedürfnis nach Essen auslöst. Oder notieren Sie Ihre Gedanken, bevor Sie essen und nachdem Sie gegessen haben. Beeinflussen sie, wie Sie sich *fühlen*? Beeinflusst Ihr Gefühlszustand, wie Sie sich verhalten oder wie Sie essen? Und wenn ja, auf welche Art? Sehen Sie ein solches Tagebuch als ein großes Experiment an, *nicht als Werkzeug, um Urteile zu fällen*.

Viele unserer Klienten haben negative Erfahrungen mit Essenstagebüchern gemacht, weil sie diese oft bei Diäten führen mussten. Aber bei Diäten führt man Tagebuch, um »schlechtes Essverhalten« zu verurteilen. Bei uns ist dies kein Werkzeug für die Essenspolizei, sondern ein Hilfsmittel, um mit Ihrem Essens-Anthropologen zu kommunizieren.

Wie die Stimme hilft: Der Essens-Anthropologe kann Sie unterstützen, die Fakten zu analysieren und sich von Ihren emotional beladenen Essenserfahrungen nicht verunsichern zu lassen. Er hält Sie in Kontakt mit Ihren inneren Signalen – den biologischen und den psychischen. Wir spielen bei unseren Klienten oft den Essens-Anthropologen, bis sie diese Stimme in sich selbst etabliert haben. (Es kann schwer sein, neutral zu sein, wenn Sie eine kritische Stimme haben, die an jeder Essenauswahl herummäkelt.) Der Essens-Anthropologe kann Ihnen helfen, die Fallen in Ihrem Denken zu finden, ähnlich einem klugen Rechtsanwalt, der die Fallen in einem Vertrag findet. Aber diese Stimme für sich zu nutzen braucht Übung – die Übung von Neutralität, nicht von Beurteilung.

Der Ernährer

Die Stimme des Ernährers ist sanft und freundlich und hat die beruhigende Qualität, die man mit der Stimme liebevoller Großeltern oder eines sehr guten Freundes verbinden würde. Sie hat die Fähigkeit, Ihnen die Sicherheit zu geben, dass Sie völlig in Ordnung sind, so wie Sie sind, und dass alles gut werden wird. Diese Stimme schimpft oder drängelt nie. Sie ist weder kritisch, noch beurteilt sie Ihr Verhalten. Stattdessen ist sie (oder kann es jedenfalls sein) die Vermittlerin von positiven Selbstgesprächen in Ihrem Kopf.

Hier sind einige der Informationen, die Sie vom Ernährer hören könnten:

- Es ist in Ordnung, einen Keks zu essen. Kekse zu essen ist etwas ganz Normales.
- Ich habe heute wirklich viel zu viel gegessen. Ich frage mich, ob ich vielleicht etwas gefühlt habe, das dazu führte, dass ich mehr Essen als sonst als Trost brauchte?
- Wenn ich mich gut um mich selbst kümmere, fühle ich mich super.
- Diese Woche mache ich alles toll. Nur ein paarmal habe ich meine Hungersignale nicht honoriert.
- Ich komme jeden Tag ein bisschen mehr mit mir selbst in Kontakt.

Alice ist Mutter und weiß im Allgemeinen genau das Richtige zu ihren Kindern zu sagen, um ihnen ein Gefühl von Ruhe und Sicherheit zu vermitteln. Aber Alice hat nicht gelernt, freundlich zu sich selbst über ihren Körper zu sprechen. Während all ihrer Diäten hat die Stimme ihrer Essenspolizei sie hart bestraft. Auf ihrer Reise zur intuitiven Esserin lernte Alice, auf die Botschaften der Essenspolizei mit den unterstützenden Botschaften des Ernährers zu antworten. Sie hörte sich selbst zu, wenn sie mit ihrer Familie sprach, und erkannte, dass die Stimme, die sie dann benutzte, dieselbe war, die sie brauchte, um sich selbst zu trösten.

Alice lernte, sich selbst gegenüber verständnisvoll zu sein, wenn ein Hindernis auf ihrem Weg sie aufhielt, und sich selbst zu versichern, dass sie sich mitten in einem Prozess befand, bei dem es nicht nur kontinuierlich aufwärtsging. Wenn sie Probleme damit hatte, ihren Hunger zu honorieren, fragte sie sich freundlich, was sie vielleicht belastete und was sie eher bräuchte statt des Essens. Wenn sie eine Gier nach etwas bekam, das sie sich auf einer ihrer vielen Diäten verboten hatte, gab ihr Ernährer ihr die Erlaubnis, dieses Nahrungsmittel zu essen.

Wie die Stimme hilft: Wenn Sie mit dem Ernährer in Ihrem Kopf in Kontakt kommen, erleben Sie eins der wichtigsten Hilfsmittel auf dem Weg zum intuitiven Esser. Der Ernährer wird für Sie da sein, er wird Ihnen im Kampf gegen die Essenspolizei helfen und Sie während des ganzen Prozesses mitfühlend unterstützen. Der Ernährer liefert Ihnen die richtigen Entgegnungen auf die heftigen Angriffe, die die Essenspolizei und der Diät-Rebell Ihnen entgegenschleudern.

Der intuitive Esser

Der intuitive Esser ist tief in Ihrem Innern als Ihre instinktive Weisheit immer da gewesen; er spricht aus Ihrem »Bauchgefühl« heraus. Sie wurden als intuitiver Esser geboren, aber wahrscheinlich ist dieser Teil von Ihnen die meiste Zeit Ihres Lebens von den Stimmen der Essenspolizei, des Diät-Rebellen und des Nährwertinformanten unterdrückt worden.

Der intuitive Esser wird von vier positiven Stimmen getragen: Der Essens-Anthropologe beobachtet Ihr Essverhalten ganz neutral, der Ernährer unterstützt Sie mit hilfreichen Feststellungen, damit Sie auch durch schwierige Zeiten kommen, der Rebellen-Verbündete stärkt Sie, damit sich Ihre Rebellion gegen Eindringlinge und nicht gegen Sie selbst richtet, und der Nährwertverbündete hilft Ihnen kompetent, aber ohne zu urteilen, bei Ihrer Essensauswahl. Der intuitive Esser weiß, wie er all die negativen Stimmen aus Ihrem Kopf vertreibt. Zum Beispiel weiß er, was er den verzerrten Botschaften der Essenspolizei entgegensetzt und wie er den Rebellen-Verbündeten dazu bringt, sich laut gegen die Angreifer zu wehren, die Ihre persönliche Grenze übertreten.

Die Stimme des intuitiven Essers kann zum Beispiel Folgendes sagen:

- Dieses leise Grummeln in meinem Magen bedeutet, dass ich Hunger habe und etwas essen muss.
- Was möchte ich heute Abend gerne essen? Was hört sich gut für mich an?
- Es ist ein so gutes Gefühl, endlich dieses Diät-Gefängnis verlassen zu haben.

Diese Bemerkungen entstammen alle Ihrer inneren Weisheit – sie sind Ihr »Bauchgefühl«. Es wird Ihnen passieren, dass Sie beim Essen sind und die Stimme des intuitiven Essers weiß, dass Sie satt sind. Oder Sie sitzen gerade am Schreibtisch, und plötzlich zieht sich Ihr Magen vor Hunger zusammen. Oder Ihre Augen bleiben genau an dem Gericht auf der Speisekarte hängen, das Ihren momentanen Bedürfnissen entspricht. Wenn Sie die letzten Stufen auf Ihrem Weg zum intuitiven Esser erreicht haben, dann wird dieser die meiste Zeit den Ton angeben. Aber ab und zu wird es noch nötig sein, dass Sie eine der positiven Essensstimmen oder vielleicht auch alle zu Hilfe rufen, damit sie Ihren Kontakt mit dem intuitiven Esser stabilisieren. In diesem Prozess gibt es keine strengen Regeln. Diäten sind streng – intuitives Essen ist flexibel und passt sich den vielen Veränderungen in Ihrem Leben an. Hören Sie auf Ihre innere Weisheit, ohne zu versuchen, sie zu kontrollieren.

Der schließlich wieder integrierte intuitive Esser honoriert Ihre instinktiven Reaktionen, ob sie biologisch bedingt sind, auf einem Gefühl der Zufriedenheit beruhen oder dem Selbstschutz dienen.

Zusammenfassung: Wie die Essensstimmen helfen oder schaden

Stimme	Wie sie schadet	Wie sie hilft
Essens-polizei	Verursacht Schuldgefühle und Essenssorgen; verurteilt; stärkt Diätmentalität und verhindert den Kontakt mit inneren Essenssignalen	Hilft nicht
Nährwert-informant	Benutzt Nährwerte als Mittel, damit Sie weiter Diäten machen	Wenn nicht mehr an die Essenspolizei gebunden, wird er zum Nährwertverbündeten und hilft Ihnen, ohne Schuldgefühle eine gesunde Essensauswahl zu treffen.
Diät-Rebell	Führt zu selbstzerstörerischem Handeln, meist zum Überessen	Wenn der Diät-Rebell zum Rebellen-Verbündeten wird, hilft er Ihnen beim Verteidigen Ihrer Grenzen gegenüber Eindringlingen.
Essens-Anthro-pologe	Schadet nicht	Neutraler Beobachter, der Sie Ihre Essenswelt mit Abstand sehen lässt; urteilt nicht; hält Sie in Kontakt mit Ihren inneren biologischen und psychischen Signalen.

Ernährer	Schadet nicht	Hilft Ihnen, die Angriffe der Essenspolizei abzuwehren; geleitet Sie durch schwere Zeiten

Die Stimme des Diät-Rebellen erhebt sich schon bald nach der der Essenspolizei. Die beiden treten normalerweise zusammen auf. Die Essenspolizei kommt und verletzt Ihre Grenzen, indem sie sich in Ihre intuitiven biologischen Signale einmischt. Um Ihre Privatsphäre zu schützen, übermittelt der Diät-Rebell Ihnen seine »Vergiss es!«-Botschaften, die sich nicht nur gegen die Essenspolizei richten, sondern häufig in Ihnen einen Ein-Personen-Essens-Aufstand auslösen.

Der Essens-Anthropologe hilft Ihnen beim Einnehmen einer neutralen Perspektive. Für manche ist das Zusammenwirken mit dieser Stimme oft die erste nicht verurteilende, nicht negative Begegnung mit Essen.

Der Ernährer kann Sie vor schlechtem Einfluss von außen und eigenem selbstzerstörerischem Verhalten bewahren, wenn Sie Zugang zu seiner positiven Stimme haben. Wenn Sie in Ihrer Familie vermittelt bekommen haben, dass Sie kompetent und entscheidungsfähig sind, und wenn Sie vorgeführt bekamen, wie man Konflikte bewältigt, dann werden Sie sich die Stimme Ihres Ernährers leicht zunutze machen können, um sich gegen die in der Gesellschaft vorhandenen Stimmen der Essenspolizei zu wehren. Wenn Ihre Familie Sie jedoch dauernd kritisiert hat, dann werden Sie den Ernährer anderswo suchen müssen. Manchmal zeigen Ihnen vielleicht Großeltern, eine Tante oder ein lieber Freund, wie man freundlich mit sich selbst redet. Manche brauchen auch das Gespräch mit einer

Psychotherapeutin oder einer Ernährungsberaterin, um wieder erste Erfahrungen mit positiven Selbstgesprächen zu machen. Auf welche Art Sie die Stimme des Ernährers auch zum Klingen bringen, dies ist ein wesentlicher Schritt auf dem Weg zum intuitiven Essen.

Und schließlich sind Sie dort angekommen, wo der intuitive Esser das Sagen hat. Er integriert die Stimmen des Ernährers und des Essens-Anthropologen, des Nährwertverbündeten und des Rebellen-Verbündeten. Der intuitive Esser weiß, wann Ihre biologischen Signale sich bemerkbar machen; er sagt Ihnen, was Sie brauchen und was Sie wirklich wollen, und hilft Ihnen zusammen mit den anderen positiven Stimmen, erwachsene und neutrale Entscheidungen zu treffen, mit denen Sie am besten für sich selbst sorgen.

Sehen wir uns nun eine Essenssituation an und hören wir einen möglichen Dialog der Stimmen, die den Ausgang der Situation beeinflussen.

Sie sind bei einem Gourmet-Hobbykoch zum Abendessen eingeladen. Zum Cocktail stehen viele kleine Leckereien zur Auswahl, und später wird ein spektakuläres Essen serviert. Leider sind Sie völlig ausgehungert, als Sie zu der Party erscheinen.

Die Essenspolizei: Sei lieber vorsichtig mit dem, was du isst! Rühr bloß diese Appetizer nicht an. Wenn du diese kleine Quiche auch nur kostest, bist du verloren.

Der Nährwertinformant: Du solltest keinen Käse essen, er ist zu fett, und von dem Salz fühlst du dich aufgebläht. Du kannst nur das rohe Gemüse essen.

Der Diät-Rebell: Niemand schreibt mir vor, was ich heute Abend esse! Ich hasse diese dumme Diät. Ich esse die ganze Zeit schon nichts anderes als diese Papp-Kräcker und den Diät-Cottage-Cheese. Heute Abend nicht! Ist mir egal, was mit der Diät passiert. Meine Frau wird schon sehen, was passiert, wenn sie dauernd ihre Kommentare zu meinem Gewicht abgibt.

Der Essens-Anthropologe: Sieh dir diese interessante Auswahl an Vorspeisen an. Sie sehen alle toll aus. Du hast schon ziemlichen Hunger, iss besser jetzt eine Kleinigkeit, sonst überisst du dich nachher.

Der Nährwertverbündete: Ich glaube, ich nehme heute keinen Käse und auch nichts Gebratenes vorneweg. Das ist sehr reichhaltig und verdirbt mir nur den Appetit für das eigentliche Essen. Ich nehme lieber Krabben und Gemüse, dann habe ich danach noch Hunger.

Der Ernährer: Diese Appetizer sehen einfach toll aus. Ich möchte am liebsten *alles* probieren. Das ist ja beängstigend, eine solche Lust zu haben, alles zu verschlingen, was da steht. Aber es ist auch in Ordnung, es ist normal, sich so zu fühlen, wenn man Heißhunger hat. Das ist ja keine übliche Situation und ich bin schließlich auch nur ein Mensch.

Der intuitive Esser: Ich habe großen Hunger. Ich werde es langsam angehen, damit ich nachher nicht zu voll bin, um das eigentliche Essen zu genießen. Sehen wir mal, was sieht von diesen vielen Vorspeisen am besten aus? Oh, Pizza habe ich ewig nicht gegessen – sie sieht gut aus und auch der gebackene Brie. Ich denke, ich nehme beide ... Der Brie schmeckt super, aber die Pizza ist zu matschig – ich werf den Rest weg und probiere noch die gefüllten Champignons.

(Nach der Hälfte des Hauptgangs.) Es schmeckt köstlich,

aber ich bin schon fast satt. Noch einen Bissen, dann reicht es. Ich fühle mich toll – ich habe alles gegessen, was ich wollte, und hab sogar etwas übrig gelassen (ohne irgendetwas zu entbehren).

Der Rebellen-Verbündete (zur Gastgeberin, die ihre Gäste drängt, eine zweite Portion zu nehmen): Alles ist köstlich, aber ich bin vollkommen satt und kann wirklich nichts mehr essen. Aber vielen Dank.

Selbstbotschaften: Waffenarsenal im Kampf gegen die Essenspolizei

Die verschiedenen inneren Stimmen zu erkennen ist nützlich im Kampf gegen die Essenspolizei. Aber um gegen deren mächtige negative Stimmen anzukommen, brauchen wir noch zusätzliche Munition. Die Essenspolizei kennt viele Tricks, auf die man besonders achten muss – vor allem im Bereich der Denkvorgänge.

Das Verhalten vieler unserer Klienten hat uns gezeigt, dass es zwischen dem anfänglichen Diätgedanken und dem folgenden Essverhalten immer einen Zwischenschritt gibt. Die internalisierten Diätmythen (kognitive Verzerrungen!) führen dazu, dass man sich schlecht fühlt, wenn man die sich selbst auferlegten Diätgebote bricht. Dieser Prozess wird sehr gut erklärt von den beiden renommierten Psychotherapeuten Albert Ellis und Robert A. Harper, die das Konzept der rational-emotiven Verhaltenstherapie entwickelt haben. Dabei geht es um die Wirkung unserer Gedanken auf unsere Gefühle und in der Folge auf unser Verhalten.

Ellis und Harper gehen davon aus, dass uns normalerweise fast ständig sowohl irrationale Vorstellungen als auch gesunde und rationale Botschaften durch den Kopf gehen. Diese Gedankenprozesse werden als internalisierte Sätze oder *Self-Talk* (*Selbstbotschaften*) bezeichnet. Negative Selbstbotschaften erzeugen oft Verzweiflung, und ein Gefühl von Verzweiflung wiederum kann ein Verhalten in Gang setzen, mit dem man sich selbst schadet.

Nach Ellis und Harper können wir durch eine Veränderung der irrationalen Vorstellungen in unserem Kopf erreichen, dass wir uns besser fühlen. Und wenn wir uns besser fühlen, verhalten wir uns auch so, dass es uns besser geht. In einer Auswertung von Hunderten Studien zeigte sich, dass Veränderungen unserer irrationalen Überzeugungen tatsächlich zu einer Veränderung unserer Gefühle und nachfolgend unseres Verhaltens führen. Deswegen ist es sinnvoll, dass wir unsere Überzeugungen in Bezug auf Essen oder Diäten überprüfen und herausfinden, welchen Einfluss sie auf unsere Gefühle und unser Verhalten haben.

Wir möchten Ihnen dieses Konzept an einer kleinen Geschichte verdeutlichen. Sagen wir, Sie machen eine Diät, die Sie seit mehreren Wochen strikt eingehalten haben. Es ist eine kohlenhydratarme Diät und Sie dürfen keine Desserts essen. Sie beschließen, Ihre Großmutter zu besuchen. Sie betreten ihr Haus, und sofort hüllt Sie der verführerische Duft von Schokoladenbrownies frisch aus dem Backofen ein. Daraufhin gehen Ihnen folgende *Essensüberzeugungen* und *-gedanken* durch den Kopf:

- Ich habe die letzten Wochen die Diät so gut durchgehalten.
- Ich habe keine Süßigkeiten gegessen.
- Wie gerne würde ich einen dieser Brownies essen, aber ich kann nicht - ich sollte nicht - ich werde nicht!
- Wenn ich einen Brownie esse, vermassle ich die Diät.
- Ich werde nicht mehr aufhören können, die Brownies zu essen.
- Oh, ein einziger wird schon okay sein.

Sie essen den Brownie.

Oh nein - das hätte ich nicht tun sollen.

- Das war wirklich dumm von mir.
- Ich habe keine Willenskraft.
- Ich werde bestimmt die Kontrolle verlieren.
- Werde ich jemals mit meinem Körper in Frieden leben?

Sehen wir uns an, was Sie jetzt fühlen:

- Enttäuschung
- Angst vor zukünftiger Entbehrung
- Traurigkeit
- Angst, außer Kontrolle zu geraten
- Verzweiflung

Das typische Essverhalten, das darauf folgt, könnte sein:

- Sie essen langsam einen zweiten Brownie ...
- ... und einen dritten.

- Bevor Sie sich dessen bewusst sind, haben Sie den ganzen Teller leer gegessen.
- Sie brechen auf dem Sofa zusammen, fühlen sich vollgestopft und erbärmlich und schlafen sofort ein.

Sehen wir uns jetzt an, wie eine Veränderung Ihrer Essensüberzeugungen Ihre Gefühle und Ihr Verhalten verändern könnte. Die *Überzeugungen* und *Gedanken*:

- Ich bin so froh, dass ich die Diätkultur hinter mir gelassen habe.
- Ich kann alles essen, was ich möchte, und immer, wann ich möchte.
- Ich würde sehr gerne einen dieser Brownies essen.

Sie essen den Brownie.

- Oh, war das köstlich!
- Ich bin völlig zufrieden mit diesem einen.
- Nichts ist so gut wie Großmutters selbst gebackene Schoko-Brownies.

Und schauen wir auf die *Gefühle*:

- Wohlgefühl
- Freude
- Zufriedenheit (keine Sorgen über zukünftige Entbehrung)

Und das *Verhalten*:

- Sie lassen die restlichen Brownies auf dem Teller liegen.
- Sie stellen den Teller auf den Küchentresen.
- Sie sind frei, den Nachmittag mit Ihrer Großmutter zu genießen, ohne einen weiteren Gedanken an die Brownies.

Negative Selbst-Beobachtungen (und was Sie dagegen tun können)

... denn an sich ist nichts entweder gut oder böse; das Denken macht es erst dazu. Für mich ist es ein Gefängnis ...

Hamlet

Um die »Wirklichkeit unseres Essverhaltens« zu verändern, müssen wir irrationale Gedanken durch rationale ersetzen. Das beeinflusst unsere Gefühle positiv, was wiederum ein vernünftigeres Verhalten bewirkt. Um Ihre verzerrten Diätgedanken loszuwerden, müssen Sie sich zunächst Ihr irrationales Denken bewusst machen. Fragen Sie sich:

- Habe ich *sich wiederholende* und *intensive* negative Gefühle? (Ein Hinweis, dass Sie Ihre Gedanken hinterfragen sollten.)
- Was *denke* ich, das mich dazu bringt, so zu fühlen? (Was sagen Sie zu sich selbst?)
- Was an dieser Einstellung ist wahr oder richtig? Was ist falsch? (Überprüfen Sie die *verzerrten* Überzeugungen, die dieses Denken unterstützen. Hierbei kann die Stimme Ihres Essens-Anthropologen sehr hilfreich sein.)

Wenn Sie Ihre verzerrten Überzeugungen aufgedeckt haben, müssen Sie sie durch Gedanken und Überzeugungen ersetzen, die vernünftiger sind. Hier ist ein erstes Beispiel, Sie werden in diesem Kapitel noch verschiedene Möglichkeiten finden, irrationale durch rationale Gedanken zu ersetzen.

Ersetzen Sie diesen verzerrten Gedanken:

Jedes Mal wenn ich Pizza esse, fühle ich mich am nächsten Tag unglücklich mit meinem Körper. Ich sollte keine Pizza essen.

Mit einem vernünftigeren Gedanken:
Ich bin empfindlich gegenüber Salz. Da Pizza meist ziemlich salzig ist, fühle ich mich danach oft wie aufgebläht; es ist nur das vom Salz zurückgehaltene Wasser. Es ist unangenehm, aber vorübergehend.

Irrationale Überzeugungen manifestieren sich oft durch negative Selbst-Beobachtungen. Sehen wir uns die verschiedenen Arten negativen Denkens an und überlegen wir, wie man es erkennen kann, bevor es einen in die Niederungen des Überessens zieht.

Schwarz-Weiß-Denken

Als ich (E.R.) meine erste Praxis einrichtete, wählte ich für die Sofas absichtlich einen grauen Stoff aus. Es sollte eine symbolische Geste sein, um meinen Patienten zu helfen, von ihrem Schwarz-Weiß-Denken loszukommen, das normalerweise mit der Diätmentalität Hand in Hand geht. Hier sind einige typische Beispiele dieses Denkens: Wenn Sie morgens auf die Waage steigen und sie zeigt ein Pfund weniger als am Tag zuvor an, dann sagen Sie sich, dass Sie »gut« waren. Zeigt sie aber ein Pfund mehr an, dann sind Sie »schlecht«. Wenn Sie eine Diät machen, denken Sie in Begriffen von »alles« oder »nichts«. Sie dürfen keine Kekse essen, und wenn Sie nur einen essen, denken und fühlen Sie, dass Sie nun alle essen müssen. Auf dieses Denken folgt das entsprechende »Schwarz-Weiß-Verhalten«. Dies sind typische Essensbeispiele:

- mit einem Essensplan oder ohne Essensplan,
- niemals Snacks essen oder immer Snacks essen,
- immer allein essen oder ständig mit anderen Leuten zusammen essen.

Schwarz-Weiß-Denken kann gefährlich werden und beruht oft auf dem Anspruch, perfekt zu sein. Es bietet Ihnen nur zwei Alternativen, von denen die eine meist unerreichbar ist. Die andere geht in Richtung des schwarzen Lochs, in das Sie unweigerlich fallen, wenn Sie die erste nicht erreicht haben. Sie jagen ständig einem Ideal nach, dem Sie bei jedem neuen Anlauf nur für kurze Zeit entsprechen können. Wenn Sie sich so hohe Standards setzen, um sich selbst in Ordnung zu finden, dann kann nichts anderes dabei herauskommen, als dass Sie sich die meiste Zeit schlecht fühlen.

Rae ist eine junge Frau, die zu Highschool-Zeiten höchste Ess-Standards setzte. Sie erlaubte sich niemals, etwas zu essen, das Zucker, Süßstoff, Salz oder Fett enthielt. Als Rae aufs College kam und nicht mehr zu Hause wohnte, merkte sie, dass es unmöglich war, ihre Standards aufrechtzuerhalten. Sobald sie jedoch ihre Essensauswahl auszudehnen begann – wegen mangelnder Auswahlmöglichkeiten und des Drucks ihrer Freunde –, bekam Rae Probleme mit ihrem Essverhalten. Da sie in Bezug auf Essen schwarz-weiß dachte, gingen ihr folgende Gedanken durch den Kopf:

- Die einzig richtige Art zu essen ist, wie ich in meiner Highschool-Zeit gegessen habe.
- Diese neue Art zu essen ist schlecht.
- Ich habe meine Willenskraft verloren.
- Ich kann nur noch falsch essen.
- Das ist schlecht, ich bin schlecht, und ich verdiene es, mich schlecht zu fühlen.

Schließlich bekam Rae wegen ihres Schwarz-Weiß-Denkens immer häufiger Essanfälle. Durch die Essanfälle fühlte sie sich immer schlechter, aber ironischerweise fand sie das selbst in Ordnung, weil sie meinte, dass sie die Strafe verdiente. Rae lernt erst jetzt, ihr Denken zu verändern. Sie hat aufgehört, negativ mit sich selbst zu reden, wodurch sie sich langsam besser fühlt. Sie bestraft sich nicht mehr mit Essanfällen und fühlt sich mehr und mehr wohl in ihrem Körper.

Wie schafft man es, der Falle des Schwarz-Weiß-Denkens zu entkommen?

Vertrau auf Grau. Grau mag einem als eine langweilige Farbe erscheinen, während Schwarz und Weiß dramatische Extreme sind. In der Welt des Essens kann Ihnen das Vertrauen auf Grau jedoch einen ganzen Regenbogen an Auswahlmöglichkeiten eröffnen. Geben Sie die Vorstellung auf, dass Sie nur auf eine Alles-oder-nichts-Art essen können. Lassen Sie Ihre schwarz-weißen Diätregeln hinter sich. Erlauben Sie sich, die Sachen zu essen, die für Sie *immer* verboten waren, und überprüfen Sie Ihre Gedanken, damit Sie wirklich essen, was Sie wollen.

Sicher, die freudige Erregung, wenn Sie sich im weißen Bereich Ihrer Diäteinschränkungen befanden, gibt es nicht mehr, aber es gibt auch nicht mehr das Leid, wenn Sie in den schwarzen Bereich rutschen, in dem Sie Ihr Verhalten nicht mehr unter Kontrolle hatten.

Absolutistisches Denken

Wenn Sie auf diese Art denken, glauben Sie, dass ein bestimmtes Verhalten ganz sicher und unwiderruflich ein anderes Verhalten zur Folge haben wird.

In der Welt des Essens führt absolutistisches Denken zu Feststellungen wie: »Ich *muss* die nächsten zwei Monate perfekt essen, sonst sehe ich bei der Hochzeit meiner Tochter nicht gut aus, und das wäre *furchtbar.*« Sie haben überhaupt keinen Beweis, dass »perfektes« Essen Sie tatsächlich »gut aussehen« lässt. Sie sind noch nicht einmal sicher, was »gut aussehen« eigentlich bedeutet. Und Sie können bestimmt diesen »furchtbaren« Zustand nicht definieren, den Sie vorhersagen. Sie versuchen krampfhaft, perfekt zu essen, und es endet damit, dass Sie das Gegenteil tun. Die Furcht, dass Ihr Körper nicht gut genug aussieht, macht Sie immer ängstlicher, und der Glaube, dass es furchtbar ist, wenn Sie es nicht schaffen, macht Sie zu einem Nervenwrack. Das Ergebnis all dieser absolutistischen

Gedanken und ängstlichen Gefühle ist selbstzerstörerisches Verhalten.

Wie schaffen Sie es, diese Art des Denkens loszuwerden?
Verbannen Sie absolute Feststellungen und ersetzen Sie sie dadurch, dass Sie sich etwas erlauben und flexibel sind. Hören Sie aufmerksam in sich hinein, was Sie für »absolute« Phrasen benutzen. Verwenden Sie keine Wendungen mehr mit *müssen, sollen* oder *unbedingt.* Jedes Mal wenn Sie denken, Sie *müssen* eine Diät anfangen oder Sie *sollten* ein leichtes Abendbrot wie Salat und einen Tee zu sich nehmen oder Sie *sollten* nichts mehr essen, bevor Sie zu Bett gehen, stoppen Sie Ihre Gedanken sofort und ersetzen Sie sie durch freundliche. Diese Art Wörter und diese Art Gedanken lösen nur die Furcht in Ihnen aus, dass Sie es vielleicht nicht schaffen werden, die Befehle auszuführen. Auf absolutistische Weise zu denken garantiert Ihnen nicht, dass Sie Ihr erwünschtes Verhalten auch umsetzen; wahrscheinlich wird es stattdessen zu selbstzerstörerischen Handlungen führen. Es ist sogar ziemlich sicher, dass das Ergebnis dann tatsächlich *furchtbar* ist, was Sie ja eigentlich vermeiden wollten.

Benutzen Sie Wörter wie *können, in Ordnung sein, dürfen.* Seien Sie freundlich zu sich selbst und gönnen Sie sich etwas:

- Ich kann immer essen, wenn ich Hunger habe.
- Wenn ich mag, kann ich essen, wonach mir gerade ist.
- Ich kann alles essen, was gut aussieht.

Katastrophen-Denken

Jedes Mal wenn Sie Negatives in Gedanken auch noch übertreiben, lösen Sie damit schlechte Gefühle aus, und Sie werden diese wieder mit extrem negativen Verhalten beantworten. Hier sind einige Beispiele für Katastrophen-Gedanken:

- Ich werde meinen Körper niemals mögen.
- Es ist hoffnungslos.
- Ich werde mit diesem Körper nie einen Freund oder eine Arbeit bekommen.
- Mein Leben ist ruiniert, wegen meines Körpers.
- Wenn ich mir erlaube, Schokoriegel und Pommes frites zu essen, werde ich nie wieder damit aufhören.

Mit dieser Art zu denken, stellen Sie sich selbst eine Falle. Es macht eine schlechte Situation nur schlechter und bindet all Ihre zukünftigen Erfolge im Leben an Ihre Fähigkeit, auf eine bestimmte Art zu essen oder Ihren Körper zu verändern. Sie sagen sich selbst, dass Ihr ganzes Glück von Ihrem Essverhalten und Ihrem Körper abhängt. Vielleicht sind Sie im Moment sehr unglücklich, aber Sie werden völlig verzweifeln, wenn Sie sich eine so schwarze Zukunft ausmalen.

Wie können Sie Katastrophen-Denken abschütteln?
Klettern Sie aus dem Abgrund. Ersetzen Sie Ihre Katastrophen-Gedanken mit einem Denken, das positiver und optimistischer ist. Sie bestätigen sich dann selbst in positiven Botschaften, dass Sie im Moment glücklich sein können und in Zukunft glücklich sein werden.

Pessimistisches Denken oder »Das Glas ist halb leer«

Einige Menschen neigen dazu, in jeder Situation nur das Schlechte zu sehen. Sie finden das Leben furchtbar und sind der Meinung, dass sie nicht genug von dem haben, was sie wollen, und dass alles, was sie tun, falsch ist. Sie sind sehr kritisch und vorwurfsvoll, nicht nur sich selbst, sondern auch anderen gegenüber.

HALB LEER	HALB VOLL
1. Ich hatte eine furchtbare Woche.	1. Ich hatte diese Woche einige Erfolge.
2. Ich habe mich so oft übergessen.	3. Ich habe oft so gegessen, dass ich mich zufrieden fühlte.
4. Ich habe nur Süßes gegessen.	5. Ich habe mehr Süßes gegessen, als ich wollte, aber ich habe auch viele andere Sachen gegessen.
6. Ich fühle mich so dick.	7. Ich fühle mich besser mit mir selbst.
8. Ich bin eine solche Versagerin.	9. Nach und nach werde ich immer besser.

Wie kann man diese Art des Denkens ablegen?

Sehen Sie das Glas als halb voll. Um dieses pessimistische Denken umzukehren, müssen Sie sich jede negative Feststellung bewusst machen und sie sogleich durch eine positive ersetzen.

Wenn Sie das eine Zeit lang bewusst getan haben, werden Sie merken, dass sich die negativen Gedanken immer häufiger von allein in positive verwandeln. Sie werden auch sensibel dafür werden, wie hart Sie zu sich selbst gewesen sind. Haben Sie erst einmal angefangen, die Welt mit Begriffen zu belegen, die der Sicht des halb vollen Glases entsprechen, dann werden Sie jeden Tag mehr glückliche Momente erleben.

Lineares Denken

Wenn Sie Diät machen, beginnen Sie mit einem bestimmten Ausgangsgewicht, und dann denken Sie nur noch daran, Ihr Zielgewicht zu erreichen. Sie folgen einem sehr rigiden Plan, der keine Abweichungen zulässt. Es ist wie das Laufen auf der weißen Mittellinie einer Bundesstraße, um zu Ihrem Ziel zu gelangen. Wenn Sie exakt immer einen Fuß vor den anderen setzen, kommen Sie erfolgreich bis zum Ende. Wenn Sie sich aber auch nur ein Mal ein Stück von der weißen Linie entfernen, folgt schon die Katastrophe. Wir neigen dazu, linear zu denken. Wir wollen zum Ziel gelangen, und was unterwegs passiert, können wir nicht schätzen. Diese Erfolgsorientiertheit lässt uns unterwegs nie lange genug anhalten, um die Landschaft am Wegesrand zu genießen.

Hier sind zwei Beispiele für lineares Denken, die für Sie zur Falle werden könnten:

- Je schneller ich es tue, desto erfolgreicher bin ich.
- Um erfolgreich zu sein, muss ich mein Ziel an dem vorgegebenen Termin erreicht haben.

Wie können Sie diese Art des Denkens verändern?
Schalten Sie auf prozessorientiertes Denken um. Das Mittel gegen lineares Denken ist prozessorientiertes Denken, das auf den Vorgang des kontinuierlichen Veränderns und Lernens ausgerichtet ist anstatt nur auf das Endergebnis. Wenn Sie in Ihr Denken mit einbeziehen, was Sie auf dem Weg lernen können, und wenn Sie akzeptieren, dass es im Laufe des Prozesses viele Höhen und Tiefen geben wird, dann werden Sie vorankommen. Indem Sie prozessorientiert denken, können Sie die Möglichkeit genießen, viele Aspekte Ihres Lebens zu bereichern, während Sie Ihre Beziehung zum Essen neu gestalten. Prozessorientiertes Denken wird Ihnen dabei helfen, empfänglicher für die Signale des intuitiven Essers zu werden, anstatt immer nur darauf zu starren, wie viel Sie gegessen haben.

Hier sind zwei Beispiele für prozessorientiertes Denken:

- Das war eine harte Woche. Aber ich habe einige neue Dinge über mich selbst gelernt, die mir in Zukunft helfen werden, etwas zu verändern.
- Heute Abend habe ich im Restaurant mehr gegessen, als ich eigentlich wollte, vor allem das Dessert. Aber ich habe etwas Wichtiges gelernt: Weil ich mir diese Erlaubnis gegeben habe, das Dessert zu essen, hatte ich nachher kein Verlangen nach Süßem mehr. Normalerweise hätte ich wahrscheinlich später zu Hause einen Essanfall gehabt.

10. Prinzip 5: Entdecken Sie den Genussfaktor

Was ist es, das dem Genuss beim Essen eine so mächtige Wirkung verleiht? Der US-amerikanische Psychologe Abraham Maslow hat dargelegt, dass unsere unerfüllten Bedürfnisse die Triebfeder unseres Wollens und Handelns sind. Wir werden immer das wollen, was unseren Bedürfnissen entspricht, wir aber nicht haben. Und wir werden alles daransetzen, damit das Gefühl der Entbehrung verschwindet. Ob es um Essen geht, um Beziehungen oder um berufliche Erfüllung – wenn unsere Bedürfnisse nicht befriedigt werden, sind wir nicht glücklich. Seit *Intuitiv essen* vor fünfundzwanzig Jahren zum ersten Mal erschien, wurde immer deutlicher, dass die Befriedigung durch das Essen die treibende Kraft in diesem Prozess ist. Diesen Sachverhalt erklären wir unseren Klienten mit folgendem Bild: Stellen Sie sich ein Rad mit vielen Speichen vor. Die Radnabe, also der Mittelpunkt, ist die Befriedigung, die von zehn Speichen umgeben ist. Jede Speiche stellt ein Prinzip intuitiven Essens dar, das die Befriedigung beeinflusst.

Damit eine Mahlzeit befriedigend ist, muss sie Nahrungsmittel enthalten, die Sie mögen und die in dem Moment genau das Richtige für Sie sind. Einen Salat zu essen, wenn Ihnen nach einem Steak ist, wird nicht befriedigend sein. Wenn Sie kaum Hunger haben, aber eine sehr reizvolle große Mahlzeit serviert bekommen, wird das Ihre Befriedigung schmälern. Sie können das Ganze trotzdem essen, aber alles schmeckt viel besser, wenn man den entsprechenden Hunger hat. Wenn Sie dagegen eine köstliche Mahlzeit mit mäßigem Hunger zu essen beginnen, werden Sie wahrscheinlich schon angenehm satt sein, wenn noch immer Essen auf Ihrem Teller liegt. Essen Sie jetzt alles auf, schmeckt das Essen nicht mehr so intensiv, weil die Geschmacksknospen den feinen Aromen gegenüber desensibilisiert sind, vor allem wenn Sie schon übervoll sind.

Zufriedenheit: Mittelpunkt intuitiven Essens

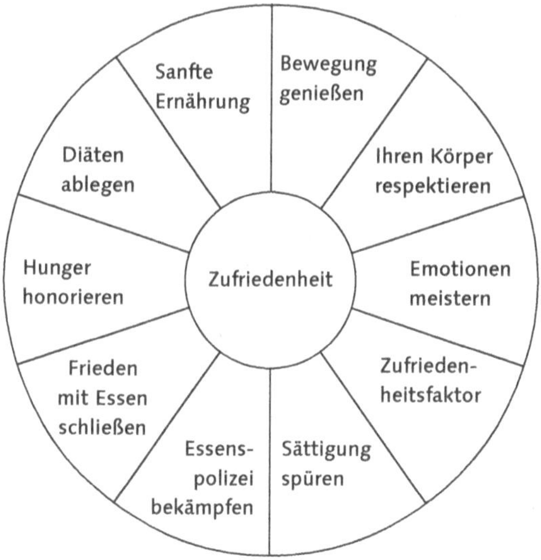
Zufriedenheit
Sanfte Ernährung
Bewegung genießen
Ihren Körper respektieren
Emotionen meistern
Zufrieden-heitsfaktor
Sättigung spüren
Essens-polizei bekämpfen
Frieden mit Essen schließen
Hunger honorieren
Diäten ablegen

Stellen Sie sich nun vor, Sie sitzen beim Abendessen und streiten sich gleichzeitig mit einem Familienmitglied. Wie köstlich schmeckt das Essen während dieser Mahlzeit? Vielleicht können Sie sich danach nicht einmal mehr erinnern, was Sie überhaupt gegessen haben.

Ihren Hunger honorieren, Frieden mit dem Essen schließen, Ihre Sättigung fühlen und Ihre Gefühle ohne Essen meistern sind vier der Speichen auf unserem Rad. Eine andere Speiche ist das *Ablegen der Diätmentalität. Ihren Körper zu respektieren,* ist eine weitere Speiche des Rades. Wenn Sie während des Essens bequeme Kleidung tragen und wenn Sie essen, ohne gleichzeitig Ihren Körper schlechtzumachen, werden Sie Ihre Mahlzeit noch mehr genießen können. Auch das *Bekämpfen der Essenspolizei,* die Sie für das, was Sie essen, tadelt, oder dafür, dass Sie überhaupt essen, ist eine Voraussetzung, um Ihre Mahlzeit ganz auskosten zu können. Später werden wir noch ausführlich darstellen, wie Bewegung und die Ernährung zum intuitiven Essen gehören. Im Moment nur so viel: Wer sich gut fühlt, wenn er sich bewegt oder Sport macht, wird merken, dass ein genussvolles Essen diese Zufriedenheit noch erhöht. Und wenn Sie in dem Prozess zum intuitiven Esser so weit fortgeschritten sind, dass Ihr Bedarf alle Arten von Nahrungsmitteln umfasst – nahrhafte Speisen und Genussnahrungsmittel (siehe Prinzipien 9 und 10) –, dann wird das Gefühl der Zufriedenheit, das Sie aus dem Essen ziehen, seinen Höhepunkt erreicht haben.

Haben Sie keine Angst davor, Ihr Essen zu genießen

Viele unserer Klienten haben anfangs Angst, dass sie die Auswahl und Menge ihres Essens überhaupt nicht mehr kontrollieren können, wenn sie erst einmal begonnen haben, sich genussvolles Essen zu gönnen. Doch wenn Sie selbst dafür sorgen, dass Sie Ihr Essen genießen, führt das eher dazu, dass Sie weniger anstatt völlig unkontrolliert essen. In Kapitel 8 haben wir dargestellt, dass Entbehrung Gegenreaktionen hervorruft.

Wer mit Genuss isst, isst später weniger

Bei vielen unserer Klienten konnten wir beobachten, dass das Gefühl von Zufriedenheit bei einer Mahlzeit ihr Verlangen nach Essen zu einem späteren Zeitpunkt schmälerte. Wir ließen unsere Klienten vergleichen, wie sie sich fühlten, wenn sie eine richtige Abendmahlzeit aßen oder nur schnell eine Kleinigkeit zu sich nahmen. Das Ergebnis: Wenn sie sich die Zeit nahmen, eine Mahlzeit zuzubereiten, die ihren Geruchs-, Geschmacks- und ihren visuellen Sinn ansprach, berichteten sie von einem Gefühl der Zufriedenheit und einem verringerten Bedürfnis, spätabends noch etwas zu essen. Wenn sie dagegen nach Hause kamen und sich mit einer Schachtel Kräcker und einem Softdrink aufs Sofa plumpsen
ließen, standen sie bei jeder Werbepause im Fernsehen auf, um sich noch einen Snack zu holen. Sie hatten das Gefühl, nicht richtig gegessen zu haben, und schienen nie zufrieden zu sein. Am Ende des Abends fühlten sie sich übervoll und frustriert.

Wie Sie den Genuss am Essen zurückgewinnen

Als Folge ständiger Diäten haben Diäthaltende ihre Freude am Essen meist komplett verloren, und oft wissen sie nicht, wie sie sie wiedererlangen können. Bei unseren Klienten arbeiten wir mit folgenden Schritten, damit sie wieder Genuss und Zufriedenheit beim Essen erleben.

Schritt 1: Fragen Sie sich, was Sie *wirklich* essen möchten

Die Voraussetzungen für eine genussvolle Mahlzeit sind, dass Sie sich die Zeit nehmen herauszufinden, was Sie wirklich essen möchten, dass Sie sich die bedingungslose Erlaubnis zum Essen geben und sich dann in einer entspannten, angenehmen Atmosphäre zum Essen niederlassen.

Das Problem bei den meisten chronisch Diäthaltenden ist allerdings, dass sie sich so viele »Tricks« haben einfallen lassen, um bestimmte Speisen zu vermeiden, dass sie gar nicht mehr wissen, was sie gerne essen! Wenn Sie gerade eine neue Diät anfangen wollen, haben Sie sich dann jemals gefragt, was Sie eigentlich essen möchten? Dieser Gedanke gehört nicht in den Kopf von jemandem, der eine Diät machen möchte. Die Grundvoraussetzung einer Diät ist schließlich, dass Ihnen gesagt wird, was Sie essen sollen – warum sollte man dann nach seinen eigenen Bedürfnissen fragen?

So ging es auch der vierzigjährigen Jennifer, die ihr Leben lang Diäten gemacht hatte. Schon als Kind hatten ihre Mutter und ihre Ärzte sie auf Diät gesetzt. Als Jennifer zum ersten Mal zu uns kam, erklärte sie kämpferisch, dass sie kein einziges Wort über Diäten hören wollte. Sie war nur gekommen, weil ihr Arzt darauf bestanden hatte, und sie stellte energisch fest, dass sie alles wüsste, was man über Diäten nur wissen konnte. Ich sagte ihr, dass ich nicht an Diäten glaubte und nur wissen wollte, was sie gerne aß. Erstaunt sah sie mich an. Als sie nach einer Pause schließlich antwortete, sagte sie, dass in ihrem ganzen Leben noch nie jemand gefragt hatte, was *sie* gerne essen wollte. Dann dachte sie eine Weile nach und erklärte schließlich, dass sie keine Ahnung hätte, was sie mochte.

Am Ende der Sitzung schlug ich Jennifer vor, in der kommenden Woche mit Essen zu experimentieren, um etwas über ihre Vorlieben herauszufinden. In dieser Woche fand Jenny nur zehn Nahrungsmittel, die sie wirklich mochte, und meinte, dass sie auf alle anderen verzichten könnte! In der nächsten Woche war es Jennys Aufgabe, nur diese zehn Nahrungsmittel zu essen und zu beobachten, wie viel sie davon zu sich nahm. Wieder war sie sehr überrascht von dem Ergebnis. Wenn sie aß, was sie mochte, war sie mit sehr viel weniger zufrieden, und sie hatte in dieser Woche insgesamt weniger gegessen, als sie seit Jahren in einer Woche zu sich genommen hatte. An einem Abend hatte sie sogar als Abendessen nur eine einzige Kugel Schokoladeneis gegessen. In der Vergangenheit verschlang sie auch dann, wenn sie keinen Hunger hatte, riesige Abendmahlzeiten mit Sachen, von denen sie dachte, dass sie sie essen *sollte*. Zum Abschluss aß sie dann noch eine halbe Packung Eiscreme, weil sie sich schuldig fühlte, überhaupt welche zu essen.

Jennifer war auf dem Weg zur intuitiven Esserin. Nachdem

sie erfreut erkannt hatte, dass sie genau das essen konnte, was sie wollte, und das jedes Mal wenn sie aß, merkte sie, dass es ihr die größte Zufriedenheit bereitete, dann zu essen, wenn sie Hunger hatte. Das Ergebnis dieser Offenbarung war, dass sie die meiste Zeit nur noch aß, wenn sie Hunger hatte. Dann fand sie auch heraus, dass es sinnlos war, noch weiterzuessen, wenn sie sich schon behaglich satt fühlte. Denn wenn sie das tat, schmeckte das Essen nicht mehr so gut, ihr Körper fühlte sich schlecht an und sowieso konnte sie das Gleiche ja bei ihrer nächsten Mahlzeit wieder essen, wenn sie wollte. Mit der Zeit fühlte sich Jennifer stets zufrieden nach ihren Mahlzeiten, ohne je das Gefühl zu haben, auf etwas verzichtet zu haben. Jennifer hatte auch chronische Knieprobleme, weswegen sie sich praktisch kaum noch bewegte. Weil sie sich zum ersten Mal in ihrem Leben richtig gut fühlte, war sie motiviert, regelmäßig schwimmen zu gehen – nicht weil irgendjemand ihr sagte, dass sie es tun *sollte*, sondern weil sie es *wollte*, um sich physisch noch besser zu fühlen!

Falls Sie auch Probleme haben, überhaupt herauszufinden, was Sie eigentlich wirklich gerne essen, dann hilft der nächste Schritt Ihnen bei der Klärung.

Schritt 2: Entdecken Sie die Genussfähigkeit Ihres Gaumens

Wenn unsere Klienten zu uns kommen, richten sie größte Aufmerksamkeit auf alle möglichen Aspekte des Essens, nur nicht auf das Hier und Jetzt. Sie klagen über die Vergangenheit und machen sich Sorgen über die Zukunft (was werde ich essen, wie soll ich nur diese Kalorien wieder abarbeiten), aber sehr selten konzentrieren sie sich auf das tatsächliche Erlebnis beim Essen. Deswegen schmecken sie auch nicht – sie erleben und genießen das Essen nicht. Es ist fast, als müssten sie die Kunst des Essens ohne Vorurteile erst wieder erlernen.

Die sinnlichen Qualitäten des Essens

Um zu entdecken, welche Nahrungsmittel Sie wirklich mögen und wie Sie die Zufriedenheit beim Essvorgang erhöhen können, erforschen Sie am besten die sinnlichen Qualitäten Ihrer Mahlzeit. Für die meisten bedeutet das eine bewusste Phase des Experimentierens. Wenn Sie etwas essen, machen Sie sich bewusst:

- *Geschmack.* Nehmen Sie eine Speise in den Mund und achten Sie darauf, welche Ihrer Geschmacksempfindungen angeregt werden. Schieben Sie das Essen auf der Zunge hin und her, um zu schmecken, ob es hauptsächlich süß, salzig, sauer oder bitter ist. Und ist dieser Geschmack für Sie angenehm, neutral oder vielleicht sogar unangenehm? Machen Sie dieses Experiment zu unterschiedlichen Tageszeiten, um zu sehen, ob bestimmte Geschmacksrichtungen zu verschiedenen Zeiten angenehmer sind. Manche Menschen mögen morgens lieber etwas Süßes wie Waffeln und würden etwas Pikantes wie Rührei mit Speck nicht hinunterbekommen. Andere bekommen erst nachmittags Lust auf Süßes.
- *Konsistenz.* Während Sie das Essen auf der Zunge hin und her schieben und es dann langsam kauen, achten Sie auf die Konsistenz: Wie fühlt sich etwas Knuspriges an? Finden Sie es zu rau, in etwas Knuspriges zu beißen,

oder ist das Knackige für Sie ein gutes Gefühl? Wie reagieren Sie auf etwas Weiches oder Cremiges? Erinnert es Sie an Babyessen und finden Sie das reizvoll oder eher abstoßend? Manche Speisen erfordern eine Menge Kauarbeit. Wie fühlt sich das an? Manchmal wollen Sie vielleicht nur, dass etwas Flüssiges durch Ihren Mund und die Kehle hinunterfließt. Und auch hier kann es wieder sein, dass Ihnen manche Konsistenzen zu verschiedenen Zeiten des Tages unterschiedlich zusagen, oder an manchen Tagen mögen Sie ein bestimmtes Gefühl im Mund, an anderen nicht.

- *Aroma.* Manchmal hat das Aroma eines Nahrungsmittels eine größere Wirkung auf unser Verlangen als sein Geschmack oder seine Konsistenz. Nehmen Sie bewusst die verschiedenen Aromen von Essen und Getränken wahr – atmen Sie den Duft des Kaffees tief ein, der durch den Filter tropft. Wenn der Duft eines Lebensmittels für Sie nicht reizvoll ist, werden Sie wahrscheinlich auch keine optimale Befriedigung beim Essen oder Trinken daraus ziehen. Wenn Sie aber finden, dass es wunderbar riecht, während Sie kochen oder etwas serviert bekommen, dann wird es Ihre Zufriedenheit noch erhöhen.
- *Aussehen.* Food-Designer, die Werbung für Nahrungsmittel oder Speisekarten für ein Restaurant entwerfen, wissen, dass reizvoll und verführerisch aussehendes Essen das Bedürfnis weckt, es zu probieren. Schauen Sie sich an, was Sie gerade essen. Haben Ihre Augen Freude daran? Sieht es frisch aus? Gefällt Ihnen seine Farbe? Stellen Sie sich einen Teller vor, auf dem ein Stück gekochte Hühnerbrust, eine Kartoffel und etwas Blumen-

kohl ganz pur nebeneinanderliegen – nicht gerade aufregend. Wahrscheinlich werden Sie aus einer solchen Mahlzeit nicht so viel Befriedigung ziehen wie aus einer hübsch angerichteten.

- *Temperatur.* Eine dampfende Schale Suppe ist genau das Richtige, wenn es draußen kalt und regnerisch ist. Ein Frozen Yoghurt dürfte keine Punkte machen, wenn man gerade unter einem Regenschirm zittert. Fragen Sie sich, welche Temperaturen Sie beim Essen mögen. Nudeln kochend heiß oder eher mäßig warm? Kalte Getränke mit viel Eis oder lieber nur mit wenig? Oder ist Zimmertemperatur für Sie für fast alles richtig?
- *Volumen und Fülleigenschaft.* Manche Nahrungsmittel sind leicht und luftig, andere schwer und füllend. Die Fülleigenschaft dessen, was Sie essen, kann beeinflussen, wie viel Sie davon brauchen, um zufrieden zu sein, oder wie Sie sich nach dem Essen fühlen. An einigen Tagen brauchen Sie vielleicht unbedingt einen Teller Nudeln, die Ihren Magen angenehm voll machen, ein andermal reicht ein leichter Salat. Auch wenn etwas großartig schmeckt und sich auf Ihrer Zunge und in Ihrem Mund sehr gut anfühlt, wenn Ihnen davon ein zu volles oder ein leicht übles Gefühl im Magen bleibt, verringert das die Zufriedenheit.

Respektieren Sie Ihre individuellen Geschmacksknospen. Jeder macht seine eigenen Erlebnisse mit Geschmack und Konsistenz von Speisen. Nicht alles wird Ihnen gefallen. Während andere von der besten Sushibar der Stadt schwärmen, kann der Gedanke daran, rohen Fisch zu essen, Ihnen unerträglich sein.

Wenn Ihnen von Mais einmal schlecht geworden ist, dann spielt es keine Rolle, was der Grund dafür war, Sie werden keinen Mais mehr mögen. Ihre Essensvorlieben können ein Leben lang erhalten bleiben oder sich mit der Zeit verändern. Machen Sie sich immer wieder bewusst, was Sie besonders appetitanregend finden, damit Sie auswählen können.

Überlegen Sie, was Sie wirklich essen möchten

Wenn Sie diese bewusste Experimentierphase mit den sinnlichen Qualitäten des Essens durchlaufen haben, halten Sie einen kurzen Moment inne, wenn Sie das nächste Mal etwas essen möchten. Überlegen Sie, wonach Ihnen *wirklich* ist. Wenn es Ihnen schwerfällt, eine Entscheidung zu treffen, oder Sie mehr Klarheit brauchen, fragen Sie sich:

- Worauf habe ich Lust?
- Welches Aroma könnte mich reizen?
- Wie soll das Essen aussehen?
- Wie soll es sich in meinem Mund anfühlen und wie soll es schmecken?
- Möchte ich etwas Süßes, Salziges, Saures oder vielleicht sogar etwas ein wenig Bitteres?
- Möchte ich etwas Knuspriges, Glattes, Weiches, Cremiges, Festes, Flüssiges usw.?
- Möchte ich etwas Heißes, Warmes oder Kaltes?
- Möchte ich etwas Leichtes, Luftiges, Schweres, Füllendes oder ein Mittelding?
- Wie wird sich mein Magen nach dem Essen anfühlen?

Wenn Sie Ihre Essensvorlieben kennen, werden Sie das Richtige auf der Speisekarte aussuchen oder im Supermarkt einkaufen. Sich vor einer Mahlzeit noch einmal selbst zu überprüfen, sorgt dafür, dass Sie das für diesen Moment Richtige wählen.

Ein weiterer wesentlicher Schritt, damit Sie nach dem Essen wirklich zufrieden sind, ist das kurze Innehalten, *nachdem* Sie ein paar Bissen Ihrer Mahlzeit genommen haben. Entsprechen Geschmack und Konsistenz wirklich dem, was Sie wollten? Finden Sie diese Speise befriedigend genug, um sie zu essen? Wenn Ihnen etwas nicht schmeckt, essen Sie es nicht zu Ende, nur weil es nun einmal vor Ihnen steht. Sonst werden Sie sich unzufrieden fühlen, wenn Sie es aufgegessen haben, und schließlich weiter auf der Suche sein nach etwas, das Sie befriedigt.

Schritt 3: Machen Sie Ihr Esserlebnis genussreicher

Schmecken Sie Ihr Essen

Leider nehmen sich viele von uns zum sinnlichen Essgenuss wenig Zeit. Nicht selten essen sie mittags am Schreibtisch, während sie die Notizen für ein Meeting durchlesen. Oder sie schlingen Fast Food im Auto hinunter, weil die Kinder aus der Schule abgeholt werden müssen.

Hier sind einige Tipps, um aus Ihren Mahlzeiten mehr Befriedigung zu ziehen:

- *Nehmen Sie sich Zeit, um sich am Essen zu erfreuen.* Legen Sie eine bestimmte Zeitspanne für eine Mahlzeit fest. Sogar fünfzehn Minuten sind besser als gar keine Zeit. Wenn sogar das unmöglich erscheint, probieren und genießen Sie ein paar Bissen.

- *Setzen Sie sich an einen Tisch oder Ihren Schreibtisch.* Am Kühlschrank zu stehen oder während des Essens herumzulaufen, verringert Ihre Aufmerksamkeit für und die Befriedigung durch das Essen.
- *Nehmen Sie ein paar tiefe Atemzüge, bevor Sie anfangen zu essen.* Tiefes Durchatmen beruhigt und zentriert Sie, so können Sie sich besser darauf konzentrieren, langsam zu essen.
- *Achten Sie auf Ihre Empfindungen beim Essen.* Ihre Geschmacksknospen befinden sich auf Ihrer Zunge, nicht in Ihrem Magen! Ein Hinunterschlingen des Essens beraubt Sie der Möglichkeit, es wirklich zu schmecken.
- *Schmecken Sie jeden einzelnen Bissen, den Sie in den Mund stecken.* Erleben Sie bewusst die verschiedenen Geschmacksrichtungen und Konsistenzen.
- *Fühlen Sie Ihre Sättigung.* Halten Sie in der Mitte der Mahlzeit kurz inne und spüren Sie, wie satt Sie schon sind (Kapitel 11). Das Essen schmeckt nicht mehr so gut und ist auch weniger befriedigend, nachdem Sie die Letzter-Bissen-Schwelle erreicht haben.
- Und zum Schluss noch drei kurze Stichpunkte, die Sie für maximale Befriedigung bei jeder Mahlzeit bedenken sollten:
  - Essen Sie **langsam**.
  - Essen Sie **mit allen Sinnen**.
  - **Genießen** Sie jeden Bissen.

Essen Sie bei mäßigem Hunger anstatt bei Heißhunger

Wenn Sie sich mit Heißhunger zum Essen niederlassen, unterdrückt Ihr extremes biologisches Bedürfnis nach Energienachschub Ihre Fähigkeit, langsam zu essen und Ihre Mahlzeit zu schmecken. Fangen Sie dagegen an zu essen, wenn Sie noch gar keinen richtigen Hunger haben, kann es schwierig zu entscheiden sein, ob das, was Sie essen, das ist, was Sie wirklich wollen, und ob genau dieses Essen Sie auch zufriedenstellt. Warten Sie noch eine Weile, bis Ihr Hungergefühl deutlicher ist, dann werden Sie auch eher spüren, was Sie wirklich essen wollen.

Essen Sie möglichst in einer angenehmen Umgebung

Die meisten Menschen finden, dass Essen ihnen die größte Befriedigung verschafft, wenn sie es in einer angenehmen Umgebung einnehmen. Die Ästhetik eines Restaurants beispielsweise kann genauso wichtig sein wie die Qualität des Essens. Bei Ihnen zu Hause gilt das Gleiche. Wenn Sie Ihren Tisch auf ansprechende Art decken (Tischsets oder eine Tischdecke, hübsches Geschirr usw.), wird sich Ihr Genuss beim Essen noch erhöhen. Im Stehen zu essen oder während man Auto fährt, kann das Gefühl der Zufriedenheit schmälern. Wenn Sie im Auto essen, sind Sie doppelt abgelenkt: Sie müssen auf den Verkehr achten und Ihr Essen auf dem Schoß balancieren!

Vermeiden Sie Anspannung beim Essen

Streiten sollte am Esstisch tabu sein. Eins der sichersten Mittel, um Essgenuss zu schmälern, ist ein Streit mit einem Familienmitglied oder einem Freund. Ganz bestimmt ist Ihre Konzentration nicht aufs Essen gerichtet, und es könnte passieren, dass Sie alles aufessen, ohne es überhaupt zu merken – kein sehr befriedigendes Erlebnis!

Halten Sie eine breite Essensauswahl bereit

Unterschiedliche Lebensmittel zu essen, ist nicht nur wegen der Nährstoffe weise, sondern es verschafft Ihnen auch ein umfassenderes und befriedigenderes Esserlebnis. Viele unserer Klienten sind stolz darauf, ihren Kühlschrank und ihre Vorratskammer möglichst leer zu lassen. Sie glauben, wenn sie bestimmte Nahrungsmittel nicht vorrätig haben, sind sie weniger versucht, sich zu überessen. Tatsächlich aber schafft ein Mangel an reizvollen Sachen ein Gefühl der Entbehrung und fördert eine kreative Wühlerei nach etwas, das einem ein angenehmes Esserlebnis beschert, die leider zu keinem befriedigenden Ergebnis führen kann. Gönnen Sie es sich, immer eine Auswahl an leckerem Essen im Vorrat zu haben, von Suppen über Nudeln bis zu Keksen, Obst und Gemüse. Sie wissen nie, wonach Ihnen morgen gerade ist. Und wenn Sie das nicht haben, was Sie essen möchten, haben Sie keine Chance auf ein wirklich rundum befriedigendes Esserlebnis.

Schritt 4: Geben Sie sich nicht zufrieden

Sie sind nicht verpflichtet, etwas aufzuessen, nur weil Sie einen Bissen davon genommen haben. Aber wie oft haben Sie zum Beispiel schon ein Dessert gekostet, das so lecker aussah, dass Ihnen das Wasser im Mund zusammenlief, nur um festzustellen, dass es höchstens mittelmäßig war? Und wie oft haben Sie trotzdem weitergegessen? Einer der größten Vorteile eines intuitiven Essers ist, dass er die Fähigkeit hat, Essen, das ihm nicht gefällt, beiseitezuschieben. Das ist ganz einfach, wenn man wirklich schmeckt und gleichzeitig weiß, dass man immer wieder essen kann, was man möchte. (Ein Vorbehalt: Wenn die Beschaffung von Essen für Sie ein Problem ist, können Sie natürlich kein Essen wegwerfen.)

Machen Sie sich das Motto zu eigen: »*Wenn Sie es nicht mögen, essen Sie es nicht, und wenn Sie es lieben, genießen Sie es.*« Bestellen Sie etwas anderes, finden Sie etwas anderes im Kühlschrank oder essen Sie die Teile der Mahlzeit, die Sie mögen, und lassen Sie den Rest liegen.

Schritt 5: Überprüfen Sie: Schmeckt es noch immer gut?

Haben Sie schon einmal eine ganze Tüte Kekse oder einen ganzen Becher Eis gegessen? Wenn ja, dann können Sie wahrscheinlich bestätigen, dass die ersten paar Kekse und/oder Löffel Eiscreme sehr viel besser schmeckten als die letzten. Sogar der geschmackliche Genuss eines Apfels lässt nach, je näher Sie dem Kerngehäuse kommen. Studien aus dem Bereich des psychologischen Hedonismus (der sich mit angenehmen und unangenehmen Gefühlen befasst) in Bezug auf Essen zeigen, dass das Bedürfnis nach einem bestimmten Nahrungsmittel schwächer wird, wenn man es isst. Forscher bezeichnen dieses Phänomen als *sensorisch-spezifische Sättigung* (Epstein 2009). Es braucht nicht viele Bissen eines speziellen Nahrungsmittels, um die »Geschmacksbefriedigung« zu erreichen. Sensorisch-spezifische Sättigung wird definiert als ein Abnehmen des individuellen Gefallens an einer Speise, die man isst. Schon Minuten nachdem man etwas zu essen begonnen hat, beginnt der Genuss daran abzunehmen, stark beeinflusst durch die sinnlichen Aspekte des Nahrungsmittels, zum Beispiel den Geschmack, die Konsistenz oder das Aroma.

Machen Sie Ihr eigenes hedonisches Experiment. Bewerten Sie den Geschmacksgenuss, den Sie bei den ersten Bissen einer Speise empfinden, auf einer Skala von eins bis zehn – eins bedeutet am wenigsten genussvoll, zehn die höchste Genussstufe. Halten Sie dann inne, wenn Sie die Speise zur Hälfte aufgegessen haben, und nehmen Sie diese Bewertung erneut vor und schließlich noch einmal nach dem letzten Bissen. Wahrscheinlich werden Sie feststellen, dass die Zahlen im gleichen Verhältnis gefallen sind, wie sich die Menge Ihres Essens verringert hat.

Versuchen Sie, sich anzugewöhnen, regelmäßig beim Essen immer wieder zu überprüfen, ob es Ihnen noch so gut schmeckt wie bei den ersten Bissen. Falls nicht, ziehen Sie in Betracht aufzuhören. Vielleicht warten Sie dann lieber ab, bis Sie wieder Hunger haben? Und denken Sie immer daran, niemand wird Ihnen dieses Essen aus Ihrer Essensauswahl streichen. Sie können es den Rest Ihres Lebens haben. Warum sollten Sie dann Ihre Zeit und Ihr Essen auf ein weniger als zufriedenstellendes Esserlebnis verschwenden?

Es muss nicht immer alles perfekt sein

Wir haben darüber gesprochen, wie Sie mehr Genuss aus einer Essenssituation ziehen können, indem Sie sich die Zeit nehmen herauszufinden, was Sie wirklich essen möchten, und in einer angenehmen Umgebung essen. Aber was ist, wenn dies nicht möglich ist? Es wird sicher Zeiten geben, in denen Sie nicht die Möglichkeit haben, genau das zu bekommen, was Sie möchten. Zum Beispiel kann Ihnen bei Verwandten oder Freunden eine Mahlzeit serviert werden, an der Ihnen kaum etwas zusagt. Rufen Sie sich in solchen Situationen das Konzept vom *Denken in Grau* anstatt in *Schwarz und Weiß* in Erinnerung (siehe Kapitel 9). Intuitives Essen ist kein Prozess, bei dem es um Perfektion geht, sondern ein Prozess, der Ihnen Leitlinien bietet, um wieder eine lockere und genussreiche Beziehung zum Essen aufbauen zu können. Die meisten Ihrer Esserlebnisse werden von nun an beglückender sein, als sie es in Ihren Diät-Jahren je waren. Und dieses eine Gericht ist schließlich nur eine einzige Mahlzeit – keine Tragödie! Der Unterschied zu früher besteht darin, dass Sie sich nachher wieder selbst um Ihr Wohlergehen kümmern.

Holen Sie sich Ihr Recht auf genussvolles Essen wieder

Wenn Diäten viele Jahre lang ein bedeutender Teil Ihres Lebens waren, müssen Sie sich vielleicht erst einmal selbst fest versprechen, sich Ihr Recht auf Essen mit Genuss zurückzuholen. Es kann sein, dass Sie darauf programmiert sind, nur zu essen, was Ihnen vorgeschrieben wird, vor allem Nahrungsmittel, deren Geschmack wenig Freude bereitet. Dann wissen Sie wahrscheinlich zunächst kaum, wo Sie anfangen sollen, um wieder Genuss beim Essen zu empfinden. *Zu wissen, was Sie gerne essen, und daran zu glauben, dass Sie das Recht haben, Ihr Essen zu genießen, sind entscheidende Faktoren für ein Leben mit erfreulichem Essen ohne Diäten.* Wenn es eine Weile dauert, bis Sie all das erreicht haben, seien Sie geduldig. Schließlich hat es viele Jahre gedauert, bis Sie Ihre Fähigkeit verloren haben, Essen wirklich zu genießen.

Künstliche Süßstoffe

Seit 1980 ist der Verbrauch künstlicher Süßstoffe ständig gestiegen. Viele sind der Ansicht, dass der Verzehr von mit Süßstoffen gesüßten Speisen eine gesündere Wahl ist, weil sie normalerweise weniger Kalorien enthalten und dabei helfen, dünner zu werden. Die Forschung hat jedoch ergeben, dass durchaus das Gegenteil passieren kann. Eine Auswertung mehrerer wissenschaftlicher Studien zu Süßstoffen beschreibt, dass das Konsumieren künstlicher Süßstoffe unbeabsichtigte Folgen haben kann. (Yang 2010):

- Künstliche Süßstoffe können zu vermehrtem Essen führen, da sie das Gefühl der Sättigung und Zufriedenheit durchs Essen vermindern.
- Kalorienfreie Süßstoffe aktivieren das durch Essen hervorgerufene Belohnungssystem nur zum Teil. Diese unvollständige Aktivierung kann bewirken, dass man weiter nach zufriedenstellenden Speisen sucht.
- Mit künstlichem Süßstoff gesüßte Nahrungsmittel können ein Verlangen nach Zucker fördern. Je mehr man einem bestimmten Geschmack ausgesetzt ist, desto mehr wünscht man sich diesen Geschmack. Zum Beispiel finden Menschen, die an stark gesalzene Speisen gewöhnt sind, ungesalzene oder wenig gesalzene Nahrungsmittel oft fade und geschmacklos. Ähnlich gewöhnen sich Menschen, die künstliche Süßstoffe zu sich nehmen, an den intensiv süßen Geschmack. Dieses ständig wiederholte Geschmackserlebnis kann zu einer verstärkten Vorliebe für einen unnatürlich süßen Geschmack führen.
- Künstlich gesüßte Speisen werden von vielen als nicht so kalorienhaltig wie natürlich süße oder mit Zucker gesüßte Speisen angesehen und daher in größeren Mengen gegessen.

11. Prinzip 6: Spüren Sie Ihre Sättigung

Die Mehrheit der chronisch Diäthaltenden, mit denen wir gearbeitet haben, gehören zum »Sauberer Teller«-Club. Und die meisten von ihnen erzählen uns, dass sie zwar versucht haben, ihren Teller nicht leer zu essen, es aber nie geschafft haben. Eigentlich scheint es ein offensichtlicher Schritt zur Normalisierung des Essverhaltens zu sein, dass man seine Sättigung respektiert. Trotzdem kann es sehr schwierig sein, einen Rest einer Mahlzeit zurückzulassen.

Wer eine Diät macht, darf meist nur zu vorgeschriebenen Zeiten essen, und gerade diese rigide Vorschrift verstärkt die Leere-Teller-Mentalität. Bei den meisten Diätprogrammen sind die Portionen recht klein. Wer würde da auch nur einen Krümel auf dem Teller lassen? Wir hatten mehrere Klienten, die eine ganze Packung *fettfreien* Schokoladenkuchen (oder eine andere Leckerei) mit sorgenfreier Hingabe aufgegessen haben, nur weil ihnen das erlaubt war. Ihre Begründung: »Ich kann essen, so viel ich will.« Doch Diäten und Essenstrends sind wie Mode, sie kommen und gehen. Und welches Essen auch immer als »sicher« oder »akzeptabel« gilt, wird mit einer ähnlichen Hingabe und ohne Berücksichtigung der Sättigung gegessen. Eine Patientin, Brittany, machte eine kalorienarme Diät. Das einzige ihr erlaubte Essen, das sie mochte, war Erdnussbutter.

Schließlich aß sie ganze Gläser Erdnussbutter, weil es ihr erlaubt war, und sie hatte nicht die geringste Verbindung mehr zu den Sättigungsgefühlen ihres Körpers.

Natürlich führen noch andere Faktoren zu dem Verhalten, seinen Teller immer leer zu essen. Dazu gehören:

- die Konditionierung durch wohlmeinende Eltern, die darauf achten, dass Kinder ihren Teller immer leer essen;
- der Respekt gegenüber dem ökonomischen Wert des Essens – keine Verschwendung! Doch mehr zu essen, als der Körper braucht, respektiert vielleicht die Ökonomie, aber nicht notwendigerweise Ihren Körper.
- die tief verwurzelte Gewohnheit, immer alles aufzuessen;
- mit einer Mahlzeit oder einem Snack beginnen, wenn man schon Heißhunger hat. Das Essen geschieht dann auf so gierige Art, dass man seine natürlichen Sättigungssignale nicht mehr wahrnimmt.
- Essensunsicherheit. Diese Menschen wissen nicht, wann die nächste Mahlzeit sein wird. Sie bleiben oft hungrig und leben vielleicht von einem Lohn zum nächsten. Dann geht es beim Essen ums Überleben. Die traumatischen Wirkungen können anhalten, auch wenn die Essensunsicherheit nicht mehr existiert.

Auch wenn Sie Ihren Teller nicht immer leer essen, kann es trotzdem sein, dass Sie sich überessen oder jedenfalls über ein behagliches Sättigungsgefühl hinaus essen. Das Problem ist, das vorhergehende angenehme Gefühl der Sättigung nicht zu erkennen oder es nicht genügend zu respektieren, um sich daran zu halten.

Angenehme Sättigung erkennen

Wir sind immer wieder überrascht, wie oft unsere Klienten gar nicht wissen, wie sich eine behagliche Sättigung anfühlt. Wie kann man sie dann aber respektieren? Das ist, als würde man auf ein Ziel schießen, ohne zu wissen, wo es sich überhaupt befindet. Wenn das Respektieren der Sättigung das Ziel ist und man nicht weiß, wie sie sich anfühlt, wird man dieses Ziel höchstwahrscheinlich verpassen, vor allem wenn man auch noch darauf konditioniert ist, seinen Teller leer zu essen.

Hier sind einige Beschreibungen zum Sättigungsgefühl, die uns Klienten gegeben haben:

- ein recht deutliches Gefühl, dass der Magen voll ist;
- ein Gefühl von Zufriedenheit.;
- ein angenehmes Gefühl von Vollständigkeit.

Das Empfinden einer behaglichen Sättigung ist sehr individuell. Wir könnten es endlos beschreiben, aber es ist ein bisschen, als wolle man beschreiben, wie sich Schnee anfühlt. Wir können Ihnen eine Idee davon geben, aber es ist etwas, das Sie persönlich erfahren müssen.

Wie Sie Ihre Sättigung respektieren

Wenn Sie gewohnheitsmäßig Ihren Teller leer essen, essen Sie schließlich nur noch automatisch – Sie essen, bis nichts mehr da ist. Um dieses Essensmuster zu durchbrechen, ist es hilfreich, sich Ihren Essvorgang überdeutlich bewusst zu machen und ganz genau auf Ihr Empfinden während des Essens zu achten. Natürlich wissen Sie, dass Sie gerade essen, aber wir haben festgestellt, dass das Essen zwischen dem ersten und dem hundertsten Bissen oft zu einem sehr unachtsamen Prozess wird. Manchmal schmeckt man das Essen dann nicht einmal mehr! Dann bemerkt man nur allzu leicht auch keine Sättigung und isst einfach weiter. Hier sind einige Beispiele:

- Mir war gar nicht bewusst, wie viele Bonbons ich schon im Kino gegessen hatte, bis meine Finger auf dem Boden der leeren Schachtel herumtasteten.
- Ich wäre nie auf die Idee gekommen, in einem Restaurant eine Mahlzeit mit jemandem zu teilen, bis mich meine Chefin in ihrem Lieblingsrestaurant fragte, ob wir zusammen einen Hauptgang nehmen könnten. Ich stimmte zu, wenn auch ungern. Zu meiner Überraschung war ich nach diesem halben Hauptgericht vollkommen satt. *Aber wenn ich eine ganze Portion nur für mich bestellt hätte, hätte ich sie auch aufgegessen – aus reiner Gewohnheit.*
- Wenn ich irgendeine Tüte oder Schachtel mit Essen aufmachte, musste ich den ganzen Inhalt aufessen. Nie und nimmer hätte ich einen Krümel übrig gelassen. Dabei schmeckte ich die meiste Zeit das Essen noch nicht einmal.

Bewusst-achtsames Essen

Der erste Schritt weg vom automatischen Essen ist das *bewusst-achtsame Essen*. Das ist eine Phase, in der Sie ganz neutral wie unter einem Mikroskop Ihr Essverhalten beobachten.

(Hier kann Ihnen die Stimme Ihres Essens-Anthropologen gute Dienste leisten.) Wir haben diese Phase in mehrere Schritte unterteilt, im ersten machen Sie beim Essen eine Mini-Pause. Das hilft Ihnen dabei, Ihr Essverhalten einzuschätzen und eventuell neu auszurichten. Es ist wie eine Pause, die Sportler und Trainer während eines Spiels machen, um ihr weiteres Spiel oder ihre Strategie zu verbessern. Hier ist eine genaue Beschreibung des bewussten Essens.

- *Machen Sie in der Mitte einer Mahlzeit oder eines Snacks eine Mini-Pause.* Vergessen Sie nicht: Diese Pause bedeutet nicht, dass Sie aufhören sollen zu essen, sie dient nur dazu zu überprüfen, wie sich Ihr Körper anfühlt und ob Ihre Geschmacksknospen am Essvorgang beteiligt sind. Führen Sie in dieser Pause folgende Kontrollen durch:
  Geschmackskontrolle – Diese Überprüfung macht den meisten Spaß, deswegen beginnen wir mit ihr. Fragen Sie sich, wie Ihnen das Essen schmeckt. Ist es wert, dass Ihre Geschmacksknospen es erschmecken? Oder essen Sie nur weiter, weil das Essen nun einmal da ist?
  Sättigungskontrolle – Fragen Sie sich, wie viel Hunger Sie noch haben und wie hoch Ihr Sättigungsgrad ist. Sind Sie noch hungrig, fühlen Sie sich unzufrieden, oder verschwindet Ihr Hunger langsam und Sie sind schon ein klein wenig satt? Anfangs mag Ihnen Ihre Einschätzung eher wie ein Glücksspiel vorkommen, weil Sie nicht wirklich fühlen, auf welcher Stufe sich Hunger und Sättigung befinden. Haben Sie Geduld und denken Sie daran, Sie lernen gerade erst, Signale aus Ihrem Innern zu erkennen. Seien Sie für jede Antwort offen. Ihr Sättigungs-

grad kann jedes Mal sehr anders ausfallen, auch wenn die gegessene Menge etwa gleich ist, denn er hängt auch davon ab, wann Sie zum letzten Mal gegessen haben und was Sie gegessen haben. Wenn Sie noch Hunger haben, essen Sie weiter.

- *Wenn Sie aufgehört haben zu essen (egal, wie groß die Menge war), fragen Sie sich, wie hoch Ihr Sättigungsgrad jetzt ist.* Haben Sie eine angenehme Sättigung erreicht? Haben Sie darüber hinaus gegessen? Wenn ja, wie viel mehr haben Sie gegessen? Benutzen Sie die Skala am Ende dieses Kapitels zur Überprüfung Ihrer Sättigung. Anmerkung: Diese Skala entspricht der Skala zur Überprüfung Ihres Hungers auf S. 153 (Kapitel 7), nur dass wir uns dieses Mal auf Ihre Sättigung konzentrieren.
- *Den Grad Ihrer Sättigung zu erkennen hilft Ihnen bei der Bestimmung Ihrer Letzter-Bissen-Schwelle.* Dies ist der Endpunkt. Sie wissen, dass dieser Bissen in Ihrem Mund der letzte ist – Schluss! Es kann sein, dass es eine Weile dauert, bis Sie das fühlen. Je länger Sie von Ihrem Körpergefühl der Sättigung abgekoppelt waren, desto länger wird es dauern, bis Sie diesen Punkt erkennen. Wenn Sie *Ihren Hunger honorieren* (Prinzip 2), ist es viel leichter, Ihre Sättigung zu spüren. Wenn Sie jedoch nicht aufgrund Ihres biologischen Hungergefühls essen, wie können Sie dann erwarten, aufgrund Ihres biologischen Sättigungsgefühls mit dem Essen aufzuhören (oder überhaupt zu wissen, wie sich dieses anfühlt)? Haben Sie Geduld mit sich selbst.
- *Fühlen Sie sich nicht verpflichtet, Essen auf Ihrem Teller zurückzulassen.* Das Gefühl der Verpflichtung ist ein

Überbleibsel Ihrer Diätmentalität. Es geht darum, dass Sie Ihren Sättigungsgrad und das Empfinden Ihrer Geschmacksknospen kennenlernen. Auch wenn Sie Ihren speziellen Sättigungsgrad erkennen, können Sie sich dafür entscheiden weiterzuessen. Das ist völlig in Ordnung. Wir hören immer wieder, dass viele Klienten zunächst über ihren Sättigungsgrad (den sie spüren) hinaus essen – sie testen noch immer die »bedingungslose Erlaubnis« zu essen. Nach einer Weile, wenn die Essenserlaubnis nicht mehr neu ist und die Gefühle der Entbehrung abklingen, werden Sie merken, dass es ganz leicht ist, Essen auf dem Teller zurückzulassen. Es erfordert aber eine bewusste Wahrnehmung – Sie müssen sich selbst kontrollieren. Dann werden Sie sich auch körperlich und psychisch sehr viel wohler fühlen.

Wie Sie Ihr Bewusstsein schärfen

Es ist sehr schwierig, zwei Sachen auf einmal zu machen und sich dabei auf beide zu konzentrieren. Auch wenn Sie vielleicht zehn Sachen auf einmal machen können, ist Ihr Geist normalerweise auf eine konzentriert. Das ist der Grund, warum so viele Leute ihren Autoschlüssel stecken lassen. Sie sind im Kopf bereits anderswo, denken schon an den Einkauf, den sie gleich ausladen werden, oder daran, hoffentlich pünktlich im Büro anzukommen. Um aus Ihrem Essen das Beste zu machen, sollte es so oft wie möglich ein bewusster Vorgang sein.

- *Essen Sie ohne Ablenkung.* Schätzen und genießen Sie die Essenserfahrung, wenn möglich. Machen Sie sich das

Essen mit seinem Geruch, seinem Geschmack und der Konsistenz im Mund bewusst. Auf der anderen Seite brauchen Sie sich nicht schuldig zu fühlen, wenn Sie beim Frühstück in die Zeitung schauen oder einen Snack zu sich nehmen, während Sie fernsehen. Wie auch bei jedem anderen Aspekt intuitiven Essens sind Sie derjenige, der die innere Weisheit besitzt zu entscheiden, was bei Ihnen funktioniert. Und Sie wissen auch, was nicht funktioniert. Womit Sie sich auch neben dem Essen beschäftigen, seien Sie ehrlich zu sich selbst und machen Sie sich klar, ob Sie beim Essen gleichzeitig volle Zufriedenheit erreichen können oder ob Sie Ihre Aktivität zu sehr ablenkt.

- *Verstärken Sie Ihre bewusste Entscheidung, mit dem Essen aufzuhören.* Viele unserer Klienten finden es hilfreich, die Entscheidung, mit dem Essen aufzuhören, weil sie satt sind, mit einer Handlung zu bestärken. Zum Beispiel schieben sie den Teller zurück oder legen ihr Besteck darauf. Sonst kann es passieren, dass man weiter nebenher von dem übrig gebliebenen Essen nascht, ohne es überhaupt zu wollen. (Wenn es Ihnen Probleme bereitet, Essen stehen zu lassen, weil Sie es für eine Verschwendung halten, können Sie Ihren Rest für den nächsten Tag aufbewahren. In manchen Restaurants wird Ihnen auf Wunsch Ihr Rest zum Mitnehmen eingepackt.)
- *Schützen Sie sich vor Pflichtessen.* Das bedeutet im Allgemeinen, dass Sie üben müssen, »Nein, danke!« zu sagen. Das kostet manchmal Energie, vor allem bei freundlichen Gastgebern, die Sie drängen wollen, mehr zu essen. Noch ein Hinweis für diejenigen, die im Restaurant gerne eine Flasche Wein bestellen: Ein guter Kellner wird dafür sor-

gen, dass Ihr Glas immer voll ist. Wenn Sie darauf nicht achten, kann es passieren, dass Sie unabsichtlich mehr trinken, als Sie eigentlich wollten. Denken Sie immer daran, *Sie* sind derjenige, der bestimmt.

Die Sättigungsfaktoren

»Ich hab doch erst vor zwei Stunden gegessen – ich habe meinen Hunger honoriert und meine Sättigung respektiert. Wie kann ich jetzt schon wieder Hunger haben?« Vielleicht erscheint es Ihnen manchmal rätselhaft, wieso Ihre Sättigungs- und Hungersignale so ungleichmäßig und unberechenbar auftreten; aber das ist ganz normal, vor allem wenn Sie anfangen, auf sie zu hören. Es gibt mehrere Faktoren, die die Sättigung beeinflussen. Diese Faktoren können sowohl biologisch bedingt als auch angelernt sein. Wenn Sie sie verstehen, wird es Ihnen leichterfallen, Ihrem Körper zu vertrauen. Die Sättigungsfaktoren hängen von folgenden Faktoren ab:

- *von dem Zeitraum seit Ihrer letzten Mahlzeit.* Je öfter Sie essen, desto weniger Hunger werden Sie haben. Das war das Ergebnis von Studien, in denen Probanden im Laufe eines Tages mehrere Snacks oder Mini-Mahlzeiten zu sich nahmen. Diese »Snacker« waren insgesamt weniger hungrig als die Testpersonen der Kontrollgruppe, die dieselbe Kalorienmenge auf drei Mahlzeiten verteilt aßen.
- *was für eine Art Essen Sie zu sich nehmen.* Die Makronährstoffe Eiweiß, Kohlenhydrate und Fett beeinflussen die folgende Essensaufnahme durch ihren Anteil an der

Gesamtmenge der Nährstoffe im Magen. Andere Nahrungsmittelfaktoren beeinflussen ebenfalls den Sättigungsfaktor, Ballaststoffe zum Beispiel durch ihr Volumen und ihre Eigenschaft, Wasser zurückzuhalten. Mehrere Studien weisen darauf hin, dass vor allem Eiweiß unabhängig von seinem Anteil an der Gesamtkalorienmenge eine vermindernde Auswirkung auf die darauf folgende Nahrungsaufnahme hat.

- *Die Menge des Essens, die noch im Magen verblieben ist,* wenn Sie das nächste Mal essen. Wenn Ihr Magen leer ist, werden Sie mehr essen, als wenn sich noch Nährstoffe in Ihrem Magen befinden (von einem vorhergehenden Snack oder der letzten Mahlzeit).
- *Anfängliches Hungerniveau.* Wenn Sie zu Beginn Ihrer Mahlzeit heißhungrig sind, ist die Wahrscheinlichkeit größer, dass Sie sich überessen und Ihre Sättigungssignale ignorieren.
- *Einfluss von Gesellschaft beim Essen.* Wenn Sie in Gesellschaft essen, kann das einen Einfluss darauf haben, wie viel Sie essen. Studien haben ergeben, dass
  - man dazu neigt, mehr zu essen, wenn man eine Mahlzeit in größerer Gesellschaft einnimmt;
  - das Essen gemeinsam mit anderen die Dauer der Mahlzeit erhöht;
  - eine Zunahme des Essens am Wochenende normalerweise darauf zurückzuführen ist, dass man mit anderen zusammen isst;
  - Diäthaltende jedoch weniger essen, wenn sie wissen, dass jemand zuschaut. Das Gleiche kann auch für Menschen zutreffen, die keine Diät machen, wenn sie ihre

Mahlzeit zusammen mit einem »vorbildlichen« Esser zu sich nehmen. In einer Studie zeigte sich, dass das Beenden einer Mahlzeit durch den vorbildlichen Esser dazu führte, dass auch sein Esspartner aufhörte zu essen.

Man neigt dazu, in geselliger Umgebung seine biologischen Signale zu ignorieren, weil man abgelenkt ist. Wir finden jedoch, dass soziale Verbindungen ein sehr wichtiger Teil der Lebensqualität sind. Daher ist es wichtig, besonders in Gesellschaft aufmerksam zu sein und in sich hineinzuhorchen.

Aufgrund dieser vielen Faktoren ist es außerdem nicht verwunderlich, dass die Essensmenge, die Sie jeweils zu sich nehmen möchten, sehr unterschiedlich sein kann. Die beste Lösung ist, mit Ihrer inneren Weisheit in Kontakt zu bleiben und sich immer wieder den Essvorgang bewusst zu machen.

Hüten Sie sich vor »Luft-Essen«: »Falsche« Sättigung

Sich einfach nur Essen in den Mund zu schieben, um den Hunger zu befriedigen, kann nachteilig wirken, denn oft hält die Sättigung nicht lange an. Das passiert vor allem bei »Luft-Essen« – Essen, das nur momentan den Magen füllt, aber keinen nährenden Gehalt hat. Zu solchem Füllessen gehören Nahrungsmittel wie Popcorn, Reiskräcker, Müsli aus gepufftem Reis, fettfreie Kräcker, Selleriestangen und kalorienfreie Getränke. An sich ist an diesen Nahrungsmitteln nichts Schlechtes, aber wenn Sie sie zu sich nehmen, um satt zu werden, brauchen Sie oft große Mengen davon – und es kann gut sein, dass Sie trotzdem weiter auf der Suche nach etwas Gehaltvollerem sind, um die Mahlzeit abzurunden. Dabei kann es sich auch um eine noch anhaltende Wirkung der Diätkultur handeln, bei der man versucht, dem Körper das Gefühl der Sättigung vorzutäuschen. Wir nennen das falsche Sättigung, denn obwohl Ihr Magen voll sein mag, fehlt doch etwas, und es bleibt eine Art Bedürfnis bestehen. (Ihr Körper ist klug und weiß, dass dies nicht genug Nahrung ist, was sich verwirrend anfühlen kann!) Deswegen ist es besser, für einen kleinen Energiekick und ein zufrieden gesättigtes Gefühl einen ausgeglichenen Snack oder eine kleine Mahlzeit zu sich zu nehmen, die mehr Kohlenhydrate, etwas Eiweiß oder etwas Fett enthält.

Wenn Sie allerdings wissen, dass Sie gleich zu einem wunderbaren Abendessen oder einer Party mit großer Essensauswahl gehen und nur Ihr Hungergefühl etwas beschwichtigen wollen, dann sind leichte, wenig gehaltvolle Nahrungsmittel genau richtig.

Nahrungsmittel mit anhaltender Wirkung

Snacks oder Mahlzeiten mit etwas Ballaststoffen, komplexen Kohlenhydraten, etwas Protein und Fett erhöhen den Sättigungsfaktor. Ironischerweise schrecken viele unserer chronisch Diäthaltenden genau vor denjenigen Lebensmitteln zurück, die dazu beitragen könnten, dass sie ihre Mahlzeiten als zufrieden machendes Erlebnis genießen – komplexe Kohlenhydrate und Fett. Wir haben für Sie einige Beispiele weniger befriedigender Nahrungsmittel aufgelistet und Vorschläge gemacht, womit Sie sie ergänzen können. (Es ist nichts falsch an diesen leichten Snacks, sie liefern nur wenig Energie, und ihre Wirkung hält nicht lange an.)

Wenig befriedigende Nahrungsmittel:	**Ausdauer-Verstärker:** Fügen Sie zum Beispiel diese Sachen hinzu, um länger satt und zufrieden zu bleiben.
Blattsalat (keine Kohlenhydrate)	Protein: Thunfisch, Hühnerfleisch, Kichererbsen oder Kidneybohnen
Obst (kein Protein, kann je nach Menge wenig Kohlenhydrate enthalten)	Kohlenhydrate: Kräcker oder Vollkornbrötchen
	Fett: Salatdressing
Putenbrust (keine Ballaststoffe, keine Kohlenhydrate)	Protein/Kohlenhydrate/Fett: Käse und Vollkorn-Kräcker; halbes Sandwich; Joghurt
	Kohlenhydrate/Fett: Vollkorn-Pitabrot; Vollkorn-Bagel, Vollkorn-Kräcker, Mayonnaise

Wenn man nicht aufhören kann zu essen

Wenn Sie merken, dass Sie noch immer essen, obwohl Sie keinen Hunger mehr haben, kann es gut sein, dass Sie Essen einsetzen, um mit negativen Emotionen fertigzuwerden. Das ist nicht immer so offensichtlich und dramatisch, wie man es manchmal in Zeitschriften oder Büchern liest. Kapitel 12 beschäftigt sich mit diesem Thema. Bereits lange andauernde Essensunsicherheit, die eine Form von Trauma ist, kann auch in Zusammenhang mit dauerndem Überessen stehen. Dann könnte es hilfreich sein, mit einem speziellen Therapeuten zu arbeiten, der sowohl in Essstörungen als auch intuitivem Essen geschult ist.

Skala zum Überprüfen Ihrer Sättigung

Nach dem Essen Ihrer Mahlzeit oder Ihres Snacks: Bewerten Sie die Qualität Ihrer Sättigung als angenehm, unangenehm oder neutral. Schreiben Sie ein X in den Kasten, der auf Sie zutrifft. Dann kreisen Sie die Zahl ein, die Ihr Sättigungsniveau am besten wiedergibt, wobei 0 unangenehmer/schmerzhafter Hunger bedeutet und 10 unangenehme/schmerzhafte Völle.

Zeit	Qualität der Sättigung	Sättigungs-einschätzung	Mahlzeit/verzehrtes Essen

Angenehm				Unangenehm					Neutral	
0	1	2	3	4	5	6	7	8	9	10

Mit Genehmigung von *The Intuitive Eating Workbook* (New Harbinger, 2017).

12. Prinzip 7: Bewältigen Sie Ihre Gefühle mit Freundlichkeit

Beim Essen geht es nicht nur um das Stillen von Hunger; häufig werden dem Essen noch emotionale Komponenten zugeordnet. Sehen Sie sich nur die Werbung für Nahrungsmittel oder Getränke an. Sie drückt sozusagen unsere Essensknöpfe – nicht durch unseren Magen, sondern durch ihre emotionale Verbindung. Sie versucht Ihnen weiszumachen, dass Sie innerhalb von sechzig Sekunden

- mit einer Tasse Kaffee Ihren Traummann kennenlernen,
- mit einem Nudelauflauf jemanden glücklich machen können,
- mit einer Marmelade Ihre »süße Heimat« wiederfinden.

Essen kann eine der am stärksten emotional aufgeladenen Erfahrungen sein, die wir im Leben machen. Das beginnt schon am ersten Lebenstag, wenn das Baby auf sein Schreien hin die Brust oder die Flasche angeboten bekommt. Verstärkt wird die Verbindung zwischen Essen und Gefühlen jedes Mal wenn ein Keks helfen soll, über ein verschrammtes Knie hinwegzutrösten, oder man zu Eiscreme einlädt, um den Sieg der Sportmannschaft der Kleinen zu feiern. In fast allen Kulturen und Religionen hängen wichtige Bräuche auch mit Essenstraditionen zusammen, vom US-amerikanischen Thanksgiving bis zum jüdischen Passahfest. Jedes Mal wenn ein bedeutendes Ereignis im Leben mit einem Essen gefeiert wird, vertiefen sich die emotionalen Verbindungen, vom Festmahl zum bestandenen Examen bis zum jährlichen Geburtstagskuchen.

Essen ist Liebe, Essen ist Trost, Essen ist Belohnung, Essen ist ein verlässlicher Freund. Und es gibt Zeiten des Schmerzes und der Einsamkeit, in denen Essen zu Ihrem *einzigen* Freund wird.

Unsere Patienten sind manchmal peinlich berührt, wenn sie erkennen, welche Rolle Essen für sie spielen kann – dass es ihr bester Freund ist. Aber wenn man bedenkt, wie emotional aufgeladen Essen ist, dann ist es kein Wunder, dass es sich in ein Mittel zur Linderung von auch psychischen Wunden entwickeln kann. Wenn jemand, der eine Diät macht, sich in emotional rauen Zeiten überisst (ob ab und zu oder chronisch), ist es offensichtlich, dass das Essen als Bewältigungsmechanismus eingesetzt wird. Bei anderen Diäthaltenden ist es nicht immer so deutlich.

Manchen unserer Klienten sind ihre Emotionen nicht bewusst – sie haben noch nicht gelernt, ihre Gefühle zu identifizieren. Für sie mag es nicht so offensichtlich sein, dass sie Essen als Bewältigungsstrategie einsetzen. Der Grund ist häufig ein unbehagliches Gefühl, das sie nicht näher bestimmt haben. Aber auch etwas zu knabbern, um die Zeit zwischen zwei Unterrichtsstunden oder Verabredungen zu füllen, kann im Ergebnis dasselbe sein, wie wenn man Essen einsetzt, um starke Gefühle zu betäuben – nämlich *unkontrolliertes Essverhalten.*

Das Esserlebnis selbst, vor allem das Überessen, ruft Gefühle hervor, und diese Gefühle können Ihre Fähigkeit beeinflussen, normal zu essen. Die schädlichsten Gefühle, die durch Überessen entstehen, sind Schuld und Scham. Wenn unsere Klienten sagen »Ich fühle mich schuldig, weil ich ... gegessen habe«, fragen wir sie: Haben Sie das Essen gestohlen? Oder haben Sie das Geld für das Essen gestohlen? Dann sehen sie uns entgeistert an und erklären nachdrücklich: »Natürlich nicht!« Schuldgefühle bedeuten aber normalerweise, dass man ein Verbrechen verübt oder sich unmoralisch verhalten hat. Beim Essen gibt es eigentlich keinen Platz für Schuldgefühle. Wenn Sie die Schuldgefühle durch Mitgefühl mit sich selbst ersetzen, sind Sie eher in der Lage, sich auf die zugrunde liegenden Probleme zu konzentrieren und einen Weg zu finden, um sie zu verstehen und zu bewältigen.

Das Spektrum emotionalen Essens

Emotionales Essen hat ein breites Spektrum an Intensität, das an einem Ende mit fast normalem Essen beginnt und sich steigert bis zu einem unkontrollierten Essen, um sich zu betäuben. Die folgende Grafik illustriert dieses Spektrum:

Befriedigung der Sinne • Trost • Ablenkung • Beruhigung • Bestrafung

⟷

Genuss für die Sinne

Das mildeste und von Essen am häufigsten ausgelöste Gefühl ist Genuss. Wie wichtig es ist, Essen zu genießen, haben wir in Prinzip 5: *Entdecken Sie den Genussfaktor* dargestellt. Der Genuss am Essen ist nicht nur eine wesentliche Grundlage intuitiven Essens, er ist auch ein normaler, natürlicher Teil des Lebens. Und wie wir in Kapitel 10 erläutert haben, spürt man durch die Freude am Essen die nötige Menge, die man zur Befriedigung seines biologischen Hungers braucht.

Trost

Allein der Gedanke an bestimmte Speisen kann schon Gefühle von tröstlichen Zeiten oder Orten wachrufen. Ist Ihnen zum Beispiel nach Hühnersuppe, wenn Sie krank sind, oder an trüben Tagen nach mit Käse überbackenen Makkaroni - weil es das bei Ihrer Mutter dann immer gab? Es ist normal, ein Repertoire an Trostessen zu haben. Wenn Sie sich mit einer Decke vor dem Kamin zusammenrollen und zum Abendessen einen heißen Kakao schlürfen wollen, ist das völlig in Ordnung. Sich ab und zu Trostessen zu gönnen, kann Teil einer gesunden Beziehung zum Essen sein, wenn Sie es ohne Schuldgefühle tun und gleichzeitig ganz bei sich bleiben. Wenn Essen jedoch das Erste und Einzige ist, was Ihnen einfällt, um Gefühle von Niedergeschlagenheit, Traurigkeit oder Einsamkeit zu verdrängen, kann Sie das vom Kern Ihrer Gefühle fernhalten.

Ablenkung

Essen zur Ablenkung kann benutzt werden, um unangenehme Gefühle nicht wahrzunehmen. Dies kann sehr problematisch werden, da es mit der Zeit die Fähigkeit blockiert, intuitive Signale zu erkennen. Außerdem kann es verhindern, dass man die Quelle der Gefühle offenlegt und sich um seine wirklichen Bedürfnisse kümmert. Ob ein Teenager mit einer Tüte Chips vor dem Fernseher sitzt, um sich von der Langeweile bei den zu erledigenden Hausaufgaben abzulenken, oder ob ein Manager die ganze Schüssel Erdnüsse auf seinem Schreibtisch leer isst, um die Nervosität vor einem schwierigen Treffen zu unterdrücken – mit dieser Art von Essen sollte man sich auseinandersetzen. Es ist völlig verständlich, wenn man sich gelegentlich von seinen Gefühlen ablenken möchte – manchmal kann es anstrengend und erdrückend sein, sie vierundzwanzig Stunden am Tag zu ertragen. Wenn Sie aber merken, dass Sie sich regelmäßig mit Essen von Ihren Gefühlen ablenken, könnte das ein Hinweis sein, dass Sie sich Hilfe suchen sollten, um sich auf heilsamere Art mit Ihren Gefühlen zu beschäftigen.

Beruhigung

Einer unserer Klienten nannte das Essen zur Beruhigung »Koma-Essen«. Ein anderer stellte fest, dass diese Art Essen zu einem »Essens-Kater« führt. Wie es individuell auch aussehen mag, mit Essen seine Gefühle zu betäuben, kann emotional genauso gefährlich sein wie Alkohol- oder Drogenkonsum. Es blockiert die Fähigkeit, Gefühle über einen längeren Zeitraum aushalten zu können. Außerdem spürt man irgendwann seine intuitiven Hunger- und Sättigungssignale nicht mehr und beraubt sich so des befriedigenden Erlebnisses, das Essen unter normalen Umständen bietet. Die meisten Klienten, die Essen auf diese Art einsetzen, erzählen, dass sie sich außer Kontrolle fühlen, nicht in Verbindung mit dem Leben, irgendwie »danebenstehend«.

Wenn man Essen nur ab und zu kurzfristig einsetzt, um negative Gefühle zu dämpfen, hat das wahrscheinlich kaum schädigende Auswirkungen. Aber es kann leicht zur Gewohnheit werden, bevor Sie es überhaupt merken.

Bestrafung

Manchmal wird Essen zur Beruhigung so häufig und intensiv durchgeführt, dass die darauf folgenden Selbstvorwürfe schließlich in einer Selbstbestrafung enden. Klienten berichten, dass sie dann große Mengen Essen auf eine wütende, heftige Art in sich hineinschlingen, sodass sie sich dadurch bestraft fühlen. Das ist die schlimmste Form emotionalen Essens, die zu einem Verlust von Selbstachtung und sogar zu Selbsthass führen kann. Glücklicherweise verschwindet diese Art Essverhalten, wenn die Stimme des Ernährers ausgebildet werden kann und Verständnis und Mitgefühl vermittelt.

Wenn emotionales Essen häufig und schwerwiegend auftritt, raten wir dringend, sich bei einer Essstörungsberatung Hilfe von einem Psychotherapeuten und einem in intuitivem Essen ausgebildeten Ernährungsberater zu suchen.

Emotionale Auslöser

Wenn Sie merken, dass Sie öfter essen, ohne biologischen Hunger zu haben, besteht die Wahrscheinlichkeit, dass Sie Essen als Bewältigungsmechanismus einsetzen. Vielleicht sind Ihre emotionalen Gründe nicht tief sitzend; allein die Vorstellung, sich durch das Leben mit all seinen Widrigkeiten kämpfen zu müssen, kann ausreichen, um es sich mit Esserlebnissen etwas einfacher zu machen. Um zu erkennen, ob Sie Essen auf diese Art einsetzen, stellen Sie sich folgende Frage: »Wenn mein Körper mit einer bestimmten Menge Essen satt und zufrieden ist, ich aber trotzdem weiteresse oder zwischen den Mahlzeiten esse, obwohl ich eigentlich satt bin, welches andere Bedürfnis versuche ich dann, mit Essen zu befriedigen?« Vielleicht entdecken Sie ja, dass das Essen einige der folgenden Gefühle beschwichtigen soll.

Langeweile und Aufregung

Einer der häufigsten Gründe, aus denen unsere Klienten essen, obwohl sie keinen Hunger haben, ist Langeweile. Auch Studien haben gezeigt, dass Langeweile einer der verbreitetsten Auslöser für emotionales Essen ist. Hier sind einige Situationen, in denen es häufig dazu kommt:

- Sonntagnachmittag planlos zu Hause herumhängen,
- den Nachmittag zu Hause mit Schreibtischarbeit, dem Erledigen von Papierkram oder einem Schreibprojekt zubringen,

- einen langweiligen Abend mit Fernsehen verbringen und nichts anderes zu tun zu haben, außer Essenspausen einzulegen,
- Zeit totschlagen: darauf warten, dass eine Besprechung anfängt, dass jemand anruft und so weiter.

Auch bei unseren überarbeiteten Klienten sehen wir diese Art zu essen oft – sie haben das Gefühl, immer etwas tun zu müssen, produktiv sein zu müssen. Sobald sich eine winzige Lücke in ihrem Terminplan auftut, müssen sie sie füllen – oft mit Essen. (Essen ist eine akzeptierte »Tätigkeit«, nicht dagegen das Einlegen einer Ruhepause.)

Aber Essen und das Esserlebnis selbst können auch ein Mittel sein, um etwas Aufregung in ein als langweilig empfundenes Leben zu bringen. Schon das Planen und Zubereiten einer besonderen Mahlzeit oder die Reservierung im Lieblingsrestaurant kann ein Gefühl der Aufregung vermitteln. (Und daran ist nichts falsch!) Das Planen einer neuen Diät kann erwartungsfrohe Gefühle der Hoffnung auslösen. Das ist einer der Gründe, warum so viele sich von Diäten verführen lassen. Doch wenn die Diät nicht das gewünschte Ergebnis erbringt, wird die Aufregung durch Verzweiflung ersetzt. An diesem Punkt versucht man oft, das angenehme Gefühl neu zu beleben, indem man sich große Mengen des vorher verbotenen Essens kauft. Und dann geht der Kreislauf von vorne los …

Bestechung und Belohnung

Haben Sie sich schon einmal vorgenommen, sich nach Abgabe der Semesterarbeit oder Ihrer Steuererklärung etwas Leckeres zu gönnen? Dann haben Sie sich mit Belohnungsessen geködert. Es passiert nicht selten, dass man Essen einsetzt, um sich für das Erledigen ungeliebter Aufgaben zu motivieren. Zum Beispiel:

- Kinder werden mit Süßigkeiten bestochen, damit sie sich gut verhalten – beim Einkaufen, bei der Babysitterin und so weiter.
- Oftmals belohnt man sich selbst für harte Arbeit: am Arbeitsplatz, zu Hause oder in der Schule mit einem Extrastück Kuchen.

Essen als Belohnung einzusetzen, kann zur Gewohnheit werden. Und es wird immer Aufgaben und Herausforderungen geben, die man leichter erträgt, wenn man dafür eine Essens-Belohnung bekommt.

Liebe und Verbundenheit

Manchmal wird Essen mit dem Gefühl, geliebt zu werden, in Verbindung gebracht. Essen hat ganz sicher auch einen romantischen Aspekt – ein klassisches Beispiel ist das Verschenken von Schokolade zum Valentinstag. Und wenn sich eine romantische Beziehung anbahnt, bedeutet eine Einladung zum Abendessen zu zweit unausgesprochen, dass man sich näherkommen möchte.

Klienten erzählen uns häufig, dass Essen das Einzige war, wodurch ihre Eltern ihnen ihre Liebe zeigen konnten. Weder waren sie in der Lage, ihre Liebe körperlich auszudrücken, noch konnten sie liebevoll mit ihnen sprechen. Aber sie kümmerten sich immer darum, dass reichlich Essen da war.

Und auch das Bedürfnis, sich als Teil einer Gruppe zu fühlen oder eine Verbindung mit anderen herzustellen, kann bei manchen beeinflussen, wie und was sie essen. Diese Erfahrung beschrieb uns Mathew, als er von einem Abendessen mit Freunden erzählte. Ihm schmeckte das servierte Essen nicht, aber er aß es trotzdem. Er entschied sich dafür, sich dadurch mit seinen Freunden verbunden zu fühlen, und nahm die Unzufriedenheit mit dem Essen in Kauf. Wie oft haben Sie gegessen, um zur Gruppe zu gehören, sind mitgegangen, um ein Eis oder eine Pizza zu essen, ohne dass Sie gerade Lust darauf hatten?

Frustration, Ärger, Wut

Sollten Sie eine Tüte voll harter, knuspriger Bretzeln aufessen, obwohl Sie keinen Hunger haben, liegt die Vermutung nahe, dass Sie frustriert oder verärgert sind. Bei manchen Menschen dient der physische Akt des Beißens und heftigen Kauens der Entlastung bei einem Gefühlsstau. Unsere Klientin Nancy, eine Rechtsanwältin, merkte selbst, dass sie die Angewohnheit hatte, ihren Ärger auf Klienten zu unterdrücken, indem sie nach hartem Essen griff – ob es Mohrrüben oder Kräcker waren – und heftig darauf herumkaute.

Stress

Viele unserer Klienten erzählen uns, dass sie in stressigen Situationen nach dem nächsten Schokoriegel greifen – auch wenn bei den meisten Menschen gerade in solchen Zeiten durch bestimmte biologische Mechanismen das Bedürfnis zu essen *ausgeschaltet wird.*

Die erhöhte Adrenalinausschüttung in Stresssituationen löst eine ganze Reihe biologischer Vorgänge aus, um sofortige Energie zur Verfügung zu stellen. Das Ergebnis ist ein erhöhter Blutzuckerspiegel und ein verlangsamter Verdauungsprozess. Beides unterdrückt normalerweise Hunger und verstärkt beim Essen das Gefühl der Sättigung. Diese biologischen Vorgänge sind eine Form der Selbsterhaltung – sie bereiten unseren Körper auf die so genannte »Kampf-oder-Flucht-Reaktion« vor. Während dies früher in einer akuten Stresssituation nützlich war – ein wildes, menschenfressendes Tier zu *bekämpfen* oder vor einer Gefahr zu *fliehen,* erforderte sofortige Energie –, belegt eine wachsende Anzahl von Untersuchungen, dass dieser Mechanismus in der heutigen Zeit zu chronischen Krankheiten führen kann, wenn er zum Dauerzustand wird. Es kann sehr stressig sein, sich in der Hauptverkehrszeit im Auto durch die Stadt zu *kämpfen* oder vor einer Abgabefrist zu *fliehen,* aber dafür braucht man nicht den Extrablutzucker, der dem Körper zur Verfügung gestellt wird. Chronischer Stress erhöht zudem den Cortisolspiegel, und dies kann über längere Zeit dazu führen, dass Entzündungen und die Immunreaktion nicht mehr richtig reguliert werden. Wenn man bei Stress mehr isst, werden diese biologischen Probleme noch verstärkt. Untersuchungen haben auch gezeigt, dass Menschen, die viele Diäten machen, besonders anfällig dafür sind, in Stresszeiten zu viel zu essen.

Angst, Besorgnis, Depression

Ängstlichkeit jeder Art, ob wegen einer bevorstehenden Prüfung oder weil man ungeduldig wartet, ob man einen bestimmten Job bekommt, kann das dringende Bedürfnis nach Essen auslösen, um dadurch das Gefühl der Besorgnis zu dämpfen.

Auch leicht Depressive wenden sich häufig Essen zu. Eine Studie ergab, dass 62 Prozent der Probanden, die eine Diät machten, und 52 Prozent derjenigen, die keine Diät machten, mehr aßen, wenn sie sich depressiv fühlten.

Die Zügel lockern

Klienten, die in jedem Aspekt ihres Lebens außer beim Essen äußerst erfolgreich sind, tendieren oft dazu, ihre Leistungen abzutun. Sie haben das Gefühl, ihr Essproblem zeigt, dass sie eigentlich ein Versager sind. Wir haben die Erfahrung gemacht, dass in den meisten dieser Fälle unkontrolliertes Essen der einzige Mechanismus ist, den ein solcher Mensch hat, um einmal im durchkontrollierten Leben die Zügel locker zu lassen. Ein gutes Beispiel ist Larry, ein wohlhabender Geschäftsmann, der einem großen Unternehmen vorsteht. Er kleidet sich tadellos, sein Auto ist immer perfekt sauber und gewachst, und er wohnt in einer Villa in einer reichen Gegend. Mit seinen Kindern erhält er eine strenge Disziplin aufrecht, und an seine Frau hat er hohe Erwartungen. Er trinkt nie und nimmt keine Drogen, er führt penibel Buch über seine Finanzen, hat einen gewissenhaft geführten Terminkalender und ist immer pünktlich. Larrys einzige Ausnahme von seiner militärischen Kontrolliertheit ist sein Überessen - seine Art, irgendwo die straff gespannten Zügel locker zu lassen.

Umgang mit emotionalem Essen

Ob Ihre Reaktion auf emotionalen Hunger in leichtem emotionalem Essen oder in unkontrollierten Essanfällen besteht, die folgenden vier Schritte können helfen, Essen nicht weiter als Bewältigungsmechanismus einzusetzen. Stellen Sie sich dazu die folgenden Fragen:

1. *Habe ich biologisch bedingten Hunger?* Wenn die Antwort Ja ist, dann ist der nächste Schritt, Ihren Hunger zu honorieren und zu essen! Haben Sie keinen Hunger, beantworten Sie die folgenden Fragen.
2. *Was fühle ich?* Wenn Sie merken, dass Sie etwas essen wollen, ohne Hunger zu haben, versuchen Sie herauszufinden, was Sie fühlen. Das ist nicht immer einfach, vor allem wenn Sie nicht in Kontakt mit Ihren Gefühlen sind. Versuchen Sie Folgendes:
   - Schreiben Sie auf, was Sie fühlen.
   - Rufen Sie eine Freundin an und sprechen Sie mit ihr
   - über Ihre Gefühle.
   - Sprechen Sie über Ihre Gefühle und nehmen Sie das mit dem Handy auf.
   - Setzen Sie sich ruhig hin und spüren Sie Ihre Gefühle, wenn Sie das können.

- Sprechen Sie mit einem Berater oder einer Psychotherapeutin.

3. *Was brauche ich?* Viele essen, um ein unerfülltes Bedürfnis zu befriedigen, das mit dem Gefühl, das sie empfinden, zusammenhängt. Vor allem chronisch Diäthaltende sind dafür sehr anfällig. Das unbefriedigte Bedürfnis führt zu einem Unbehagen, das man mit Essen abzuschwächen versucht. Wie bei Molly, einer selbstständigen Autorin, die bis in die frühen Morgenstunden arbeitete, um einen Abgabetermin einzuhalten. Gegen drei Uhr morgens ging sie in die Küche. Sie merkte, dass sie eigentlich keinen Hunger hatte, wollte aber gerade ein ganzes Schälchen Eiscreme hinunterschlingen. Als Molly sich fragte, was sie empfand, waren es Frustration, Erschöpfung und ein Gefühl, als sei ihr Gehirn verstopft. Ihr wurde klar, dass sie versuchte, mit Essen gegen Müdigkeit und Frustration anzugehen. Doch was sie wirklich *brauchte*, war eine Pause – keine noch so große Menge Essen würde ihr den Schlaf ersetzen können. Sie beschloss, ihre Arbeit zu unterbrechen und schlafen zu gehen. Vorher sagte sie sich noch, dass sie die Eiscreme am nächsten Tag essen könnte, wenn sie wollte, und dass sie auch viel besser schmecken würde, wenn sie ganz wach wäre.
4. *Könntest du bitte …?* Auf die Frage »Was brauche ich?« ist die Antwort oft etwas, für das man einfach nur jemanden ansprechen und um Hilfe bitten muss. Die US-amerikanische Gesundheitspsychologin Laurel Mellin hat bei ihrer therapeutischen Arbeit festgestellt, dass Kinder oft Probleme haben, ihre Bedürfnisse zu äußern. Wir haben festgestellt, dass dies auch auf viele unserer Klienten zu-

trifft. Laurel Mellin hat in ihrer Arbeit den »Könntest du bitte ...«-Schritt entwickelt und wir fanden diese Methode auch bei unseren Klienten äußerst hilfreich.

Danielle, Mutter und Hausfrau, die in dieser Rolle den ganzen Tag zu Hause arbeitete, erkannte, dass sie Essen einsetzte, um sich eine kleine Pause zu verschaffen. Essen war ihr einziger Rückzug von Babygeschrei und all ihren anderen Pflichten. Doch nun wurde ihr klar, dass sie eigentlich gar kein Essen brauchte, sondern etwas Zeit für sich selbst. Um sich ihre Ruhepause zu verschaffen, setzte sie den »Könntest du bitte ...«-Schritt ein. Sie bat ihren Mann, sich für eine halbe Stunde zurückziehen zu können, wenn er von der Arbeit kam. Als sie sich auf diese kurze Erholungsphase freuen konnte, musste sie ihr Bedürfnis nicht mehr mit Essen durchsetzen.

Ihre Bedürfnisse mit Freundlichkeit befriedigen

Manche haben das Glück, schon früh zu erfahren, dass es in Ordnung ist, wenn sie ihre Gefühle ausdrücken und zum Beispiel äußern, dass sie in den Arm genommen werden möchten. Andere bekommen leider nicht beigebracht, wie sie sich auf produktive, fürsorgliche Art um sich selbst kümmern können. Als ersten Schritt dahin, seine Gefühle mit Freundlichkeit zu bewältigen, muss man sich selbst klarmachen, dass man ein Recht auf die Erfüllung der eigenen Bedürfnisse hat. Oft jedoch berücksichtigt man selbst grundlegende Bedürfnisse zu wenig, wie zum Beispiel:

- das Bedürfnis nach Ruhe,
- das Bedürfnis nach Sinnesfreuden,
- das Bedürfnis, seine Gefühle auszudrücken,
- das Bedürfnis, gehört, verstanden und akzeptiert zu werden,
- das Bedürfnis nach intellektueller und kreativer Anregung,
- das Bedürfnis nach Trost und Wärme.

Sorgen Sie für sich

Sorgen Sie dafür, sich umhegt zu fühlen. Damit spenden Sie sich Trost und Wärme und das Essen verliert diese Rolle. Es gibt viele Möglichkeiten, sich selbst zu verwöhnen. Hier sind ein paar Vorschläge:

- Gönnen Sie sich Ruhe und Entspannung.
- Betrachten Sie einen Sonnenuntergang.
- Machen Sie einen entspannenden Spaziergang.
- Gehen Sie in die Sauna oder zur Massage.
- Hören Sie entspannende Musik.
- Atmen Sie bewusst tief ein und aus.
- Lernen Sie meditieren.
- Spielen Sie mit Freunden Karten.
- Nehmen Sie ein Schaumbad bei Kerzenlicht.
- Besuchen Sie einen Yogakurs.
- Lassen Sie sich eine Massage geben.
- Spielen Sie mit Ihrem Hund oder Ihrer Katze.
- Schaffen Sie sich ein Netzwerk von Freunden.
- Lassen Sie sich von Freunden in den Arm nehmen.

- Stellen Sie sich frische Blumen in die Wohnung.
- Arbeiten Sie im Garten.
- Machen Sie sich eine Maniküre oder Pediküre.
- Umarmen Sie einen Teddybären.

Wenn Sie sich getröstet und aufgehoben fühlen, ist es leichter, sich den Gefühlen zu stellen, die Sie ängstigen. Nehmen Sie wahr, was Ihnen Sorge bereitet, erlauben Sie Ihren Gefühlen, an die Oberfläche zu kommen. Dann ist es nicht mehr nötig, sie mit Essen zu unterdrücken. Hier sind einige Vorschläge, wie Sie mit Ihren Gefühlen umgehen können.

- Schreiben Sie Ihre Gefühle in ein Tagebuch.
- Rufen Sie eine Freundin an (oder mehrere).
- Nehmen Sie Ihre Gefühle mit Ihrem Handy auf.
- Erlauben Sie sich zu weinen.
- Setzen Sie sich ruhig hin und empfinden Sie, wie die Intensität der Gefühle langsam nachlässt.
- Wenn Sie Ihre Gefühle nur schwer erkennen oder nicht mit ihnen umgehen können, kann es hilfreich sein, eine Psychotherapeutin aufzusuchen, vor allem wenn es sich um ein länger andauerndes Problem handelt.
- Wenden Sie sich neugierig den körperlichen Empfindungen eines emotionalen Gefühls zu. Wo fühlen Sie es in Ihrem Körper? Ist das körperliche Gefühl angenehm, unangenehm oder neutral? Nehmen Sie wahr, dass bei Ihrer echten Neugier das Grübeln aufhört. Jedes Mal wenn Sie sich mit den körperlichen Empfindungen Ihrer Emotion verbinden, ist das eine Gelegenheit, Ihren Körper wirklich kennenzulernen. Die Fähigkeit, das gefühlte Emp-

finden einer Emotion wahrzunehmen, ist ein Bestandteil interozeptiven Bewusstseins, welches die Basis intuitiven Essens ist.

Auch sich abzulenken ist in Ordnung, da es manchmal wirklich erdrückend sein kann, negative Gefühle vierundzwanzig Stunden am Tag ertragen zu müssen. Geben Sie sich die Erlaubnis, sich eine Zeit lang eine Pause von ihnen zu gönnen. Zerstreuen Sie sich ganz bewusst, ohne dafür Essen einzusetzen. Versuchen Sie zum Beispiel Folgendes:

- Lesen Sie ein spannendes Buch.
- Leihen Sie sich einen Film aus.
- Telefonieren Sie.
- Gehen Sie ins Kino.
- Räumen Sie Ihren Schrank auf.
- Legen Sie Ihre Lieblingsmusik auf und tanzen Sie.
- Blättern Sie eine Zeitschrift durch.
- Gehen Sie spazieren.
- Machen Sie Gartenarbeit.
- Hören Sie ein Hörbuch.
- Machen Sie ein Sudoku oder ein Kreuzworträtsel.
- Spielen Sie ein Computerspiel.
- Halten Sie einen Mittagsschlaf.
- Schauen Sie lustige Videos in den sozialen Medien.

Eine letzte Anmerkung zu Ablenkung: Wenn Sie viel Zeit damit verbringen, sich mit den sozialen Medien abzulenken, achten Sie gut auf die hochkommenden Bilder und die Menschen, denen Sie folgen. Wenn sie Vorher-nachher-Bilder posten, auf denen sie ihre Körper präsentieren, oder wenn sie von Diäten oder Essensplänen erzählen, entfolgen Sie ihnen. Es gibt viele Accounts, die nicht über Diäten, aber über intuitives Essen berichten und positive, bestätigende Botschaften vermitteln, denen Sie folgen können. Auf Instagram können Sie dem Hashtag #intuitiveeatingofficial folgen.

Wie emotionales Überessen schadet *und* hilft

Wenn Sie Ihren Einsatz von Essen als Bewältigungsmechanismus überprüfen, ist es hilfreich, sich auch klarzumachen, inwieweit Ihnen Essen tatsächlich geholfen hat. Dass Überessen oder Zu-wenig-Essen auch Vorteile haben kann, hört sich für Sie vielleicht verrückt an, vor allem wenn Sie unter diesem Verhalten leiden. Aber wenn es dabei keine positive Seite gäbe, hätten Sie es wahrscheinlich längst aufgegeben. Nehmen Sie ein Blatt Papier und fertigen Sie nebeneinander zwei Listen an. Über die erste schreiben Sie: »Wie der Einsatz von Essen mir hilft«, und führen darunter alles Positive auf, das Sie daraus ziehen, und über die zweite schreiben Sie »Wie der Einsatz von Essen mir schadet«, und überprüfen, wie Essen schädlich und zerstörerisch auf Sie wirkt. Die Liste könnte in etwa so aussehen:

Wie der Einsatz von Essen mir hilft	Wie der Einsatz von Essen mir schadet
Es schmeckt gut.	Es ist keine befriedigende Esserfahrung.
Es ist verlässlich – es ist immer da.	Es löst meine Verbindung zu meinem Körper.
Es hilft mir, mich nicht zu langweilen.	Es trennt mich von Beziehungen.
Es beruhigt mich.	Ich fühle mich vollgestopft und unbehaglich.
Es betäubt meine negativen Gefühle.	Ich stumpfe den Freuden des Lebens gegenüber ab.
Es ist etwas, das ich kontrollieren kann.	Ich fühle mich zu hungrig und schlecht gelaunt.

Wenn Sie sich die Liste ansehen, überrascht es Sie vielleicht, dass der Einsatz von Essen für Sie nicht nur negative Folgen hatte. Indem Sie anerkennen, dass Sie tatsächlich etwas davon haben, Essen einzusetzen, nehmen Sie Ihr Esserlebnis »in Besitz«. Sie übernehmen selbst die Kontrolle (»Ich habe etwas davon, dass ich das tue«), anstatt sich außer Kontrolle zu fühlen.

Wenn das Essen seine Wichtigkeit verliert

Viele unserer Klienten haben uns erzählt, dass sie sich manchmal unbehaglich fühlen, wenn sie Essen nicht mehr als hauptsächliches Mittel zum Bewältigen ihrer Emotionen einsetzen.

Gleichzeitig fühlen sie sich glücklich und sicher mit ihrem neuen intuitiven Essstil und haben aufgehört, mit dem Essen und ihrem Körper zu kämpfen. Es gibt mehrere Gründe für diese widersprüchlichen Gefühle.

- Sie haben nicht mehr die »Vorteile« aus dem Einsatz von Essen. Während es problematisch sein kann, Essen zur Bewältigung von Gefühlen einzusetzen, erzählte uns zum Beispiel eine Klientin, dass ihr an harten Tagen das Wissen half, nach Hause zu »ihrer Schokolade« gehen zu können. Jetzt muss sie stattdessen ihre Gefühle aushalten. Es könnte sein, dass Sie sogar eine Trauerphase durchmachen, weil Sie Essen als Tröster und Freund verloren haben.
- Vielleicht stellen Sie auch fest, dass Sie Ihre Gefühle jetzt stärker spüren. Da Sie sie nicht mehr mit Essen »zudecken«, haben sie vielleicht eine tiefer gehende Wirkung auf Sie. An diesem Punkt beschließen manche, dass sie sich einem Psychotherapeuten anvertrauen, um lange Zeit begrabene Gefühle zu bearbeiten.

Sandy ist eine Klientin, die es als Verlust empfand, Essen nicht mehr zur Bewältigung ihrer Gefühle einsetzen zu können. Als sie anerkannte, dass das Essen auch etwas *für* sie tat und nicht nur *gegen* sie, konnte Sandy verstehen, dass es normal war, unangenehme Gefühle zu haben. Sandy hatte ihr Leben lang entweder Diäten gemacht oder Essen als Bewältigungsmechanismus eingesetzt. Für sie war es frustrierend, als sie aufhörte zu essen, nachdem sie die Letzter-Bissen-Schwelle spürte und danach nicht mehr weiteressen konnte. Sie wusste, dass sie genug gegessen hatte, sie wollte sich nicht durch Überessen unwohl fühlen, war aber trotzdem unglücklich, dass sie nicht mit dem Essen fortfahren konnte. Sie hätte gerne den Geschmack des Essens noch weiter genossen. Sie war auch verärgert, dass sie sich nicht mehr dem Essen zuwenden konnte, wenn sie sich schlecht fühlte. Der ganze Essensprozess war weniger aufregend. Doch nachdem Sandy lange genug betrauert hatte, dass sie Essen nicht mehr für ihre Zwecke *benutzen* konnte, verschwanden diese Gefühle, und Sandy verspürte nur noch Freude darüber, dass sie eine intuitive Esserin geworden war.

Ein sonderbares Geschenk

Es kann passieren, dass Sie sehr lange Zeit Essen nicht mehr zur Bewältigung eingesetzt haben und sich dann ganz plötzlich und überraschend wieder dem Essen zuwenden, weil Ihre Gefühle Ihnen zu schaffen machen. Falls das passiert, ist es kein Zeichen für Versagen, sondern eher eine Art Geschenk. Das Überessen zeigt dann einfach, dass die Stressauslöser in Ihrem Leben in dem Moment stärker sind als die Bewältigungsstrategien, die Sie sich neu angeeignet haben. Solche Situationen können zum Beispiel eine Scheidung, ein Arbeitswechsel, ein Umzug in eine andere Stadt, der Tod einer Ihnen nahestehenden Person, Heirat oder die Geburt eines Kindes sein. Diese Ereignisse sind unerwartet oder neu für Sie, und Sie hatten nicht die Möglichkeit, Strategien dafür zu entwickeln, wie Sie damit umgehen. Daher greifen Sie zurück auf Essen als die Ihnen vertraute Methode, sich um sich selbst zu kümmern.

Überessen kann auch auftreten, wenn Ihr Lebensstil sich verändert und Sie zu viele Verantwortlichkeiten und Verpflichtungen haben, dabei aber nicht genügend Zeit für Freude und Entspannung. Als Folge wird Essen eingesetzt, um sich zu verwöhnen, zu entfliehen und zu entspannen (wenn auch nur kurz). Falls das bei Ihnen der Fall ist, könnte es ein Zeichen sein, dass Sie Ihren Lebensstil überdenken und vielleicht nach Möglichkeiten suchen sollten, wie Sie ihn ausgeglichener gestalten können. Wenn Sie diese notwendigen Veränderungen nicht herbeiführen, bleibt Essen wichtig, um unbefriedigte Bedürfnisse zu stillen.

In beiden dargestellten Situationen ist das Überessen eine rote Fahne, die Sie wissen lässt, dass etwas in Ihrem Leben aus dem Ruder läuft. Wenn Sie das erkennen, wird sich Ihr Essverhalten nicht mehr unkontrolliert anfühlen, sondern eher wie ein Frühwarnsystem. Seien Sie froh, dass Sie diesen Mechanismus haben, der Sie warnt, dass etwas in Ihrem Leben nicht in Ordnung ist. (Unsere Klientinnen und Klienten finden diese Vorstellung anfangs ein bisschen sonderbar, bis sie in ihrem eigenen Leben erfahren, wie wahr sie ist.)

13. Prinzip 8: Respektieren Sie Ihren Körper

Solange Sie mit Ihrem Körper auf Kriegsfuß stehen, wird es schwer sein, mit sich selbst und mit dem Essen Frieden zu schließen. Denn mit jedem abfälligen Blick in den Spiegel gewinnt die Essenspolizei an Macht, und schließlich werden Sie doch wieder eine Diät machen wollen, nur noch einen Essensplan befolgen.

Wir geben unserem Körper die Schuld, indem wir auf die Teile schauen, die wir als nicht perfekt ansehen, oder wir kritisieren uns selbst jedes Mal wenn wir auf die Waage steigen. Hat das Grübeln über Ihre nicht perfekten Körperteile Ihnen geholfen? Oder haben Sie sich danach nur schlechter gefühlt? Den Klienten müssen wir noch finden, der uns sagt, dass ein derart negativer Blick auf den eigenen Körper hilfreich war. Studien haben gezeigt, dass man sich umso schlechter mit sich selbst fühlt, je mehr man sich auf seinen Körper konzentriert. Darüber hinaus ist diese Art der Körperkritik eine Form persönlichen Gaslightings, aufrechterhalten durch die Diätkultur und das Gewichtsstigma. Traurigerweise

- geben wir unserem Körper die Schuld an der Gemeinheit anderer,
- überwachen wir unseren Körper, um die Urteile von Men-

schen zu vermeiden, die Gewichtsstigmatisierung betreiben,
- kontrollieren wir unser Essen wegen der Erwartungen anderer.

Das Problem ist nicht Ihr Körper, es ist unsere fettfeindliche Kultur, die sich überall zeigt, zum Beispiel in der Gesundheitsfürsorge, in Schulen, in den Medien und natürlich den sozialen Medien, in Supermärkten, der Schönheitsindustrie, der Fitnessindustrie, in den Familien und im Freundeskreis.

Es ist schwer, sich dem Körper-quäle-Spiel zu entziehen, wenn die gesamte Kultur es spielt. Im Namen der Fitness ist eine schlanke und feste Körperform zum Kultobjekt unserer Zeit geworden. Fitness-Gurus behaupten, dass man seinen Körper formen kann, als sei er ein Klumpen Ton, dass man seine genetisch bedingte Form mit Aerobic und allen möglichen Sportarten verändern kann, wenn man nur genügend schnauft und keucht. Wir sind dafür, dass man sich fit hält, und wir erkennen die Gesundheitsvorteile von Sport an, aber häufig sind die erzeugten Erwartungen unrealistisch. Es ist wissenschaftlich belegt, dass man die Reduktion von Körperfett nicht so lenken kann, dass sie sich auf eine bestimmte Körperstelle bezieht. Zum Beispiel wird man durch keine noch so große Anzahl von Crunches direkt Bauchfett los. Wie sollte es dann möglich sein, seinen Körper zu formen, indem man an bestimmten Körperteilen arbeitet? Ja, man kann durch Kraft- und Ausdauertraining bestimmte Muskeln aufbauen. Und ja, man kann durch Bewegung sein Herz stärken. Aber man kann nicht auswählen, wo das Fett verloren geht. Daher ist es auch möglich, dass man Muskeln unterhalb von Fettschichten aufbaut – aber das ist wohl nicht die Vorstellung von Körperformung, die die meisten im Kopf haben.

Auch die Modewelt hat das Ideal der schlanken Frau mitgeprägt. Zum Glück beginnen sich die Dinge zu verändern, da auch immer mehr Menschen mit korpulenteren Körpern im Rampenlicht stehen: Models wie Ashley Graham und Tess Holiday; Fat-Aktivistinnen wie Sonya Renee Taylor und Sonalee Rashatwar; Performerinnen und Schauspielerinnen wie Lizzo und Aidy Bryant und die Fat-Sportleraktivistinnen Latoya Shauntay Snell und fatgirlshiking. Sie fordern die verdrehten Erwartungen der Gesellschaft an die Körperform heraus.

Wenn der kulturell vorgegebene ideale Frauenkörper zwischen Fitness-Look in engem Elastan und modischer Magerkeit liegt, haben die meisten Körper keine Chance. Da wundert es nicht, dass es beinahe normal geworden ist, mit seinem Körper unzufrieden zu sein. Doch immer wieder wird uns die Botschaft vermittelt: Wenn sie es können, kannst du es auch. Gib dir einfach mehr Mühe. Bei solchen Normen ist es nicht verwunderlich, dass die Menschen mit ihrem Körper auf Kriegsfuß stehen. Alle Geschlechter sehen Fett als Feind an.

Zweifellos üben die sozialen Medien, die Werbe-, Mode- und Schönheitsindustrie und viele andere Druck aus, dünn zu sein. Wir können aufstöhnen und mit dem Finger auf die Ursachen zeigen, die zu immer mehr Unzufriedenheit mit dem eigenen Körper führen. Ja, es gibt ungeheuer viele kulturelle Faktoren, die zu unrealistischen Körpererwartungen führen. Wir werden einige dieser wichtigen Faktoren später in diesem Kapitel behandeln. Konzentrieren wir uns zuerst darauf, wie wir das wachsame und kritische Beobachten unseres Körpers hinter uns lassen können.

Körperbild

Die meisten unserer Klienten kritisieren ihren Körper übermäßig oder hassen ihn sogar. Es ist keine leichte Aufgabe, der Sorge um den Körper und dem Selbsthass, der damit einhergeht, ein Ende zu bereiten. Die meisten Menschen haben schon Probleme, ein Kompliment anzunehmen, ganz zu schweigen davon, ihren eigenen Körper zu akzeptieren. Wir haben die Erfahrung gemacht, dass das Akzeptieren des eigenen Körpers am Beginn des Prozesses zum intuitiven Esser eine zu schwierige Anforderung wäre, da wir in einer Kultur leben, die Körpermaße stigmatisiert. Unsere Klienten äußerten die Befürchtung, dass das Annehmen ihrer momentanen Körpermaße bedeuten würde, dass sich nichts verändert, dass sie aufgeben würden, ihre Beziehung zum Essen zu verändern, und einfach ohne Kampf das Gewichtsstigma akzeptieren würden, das mit ihren derzeitigen Körpermaßen einhergeht. Sie haben sich selbst eingeredet, in der Fortsetzung des Kampfes läge wenigstens noch etwas Ehre und Würde. Außerdem – so argumentierten unsere Klienten – wäre der Versuch der Akzeptanz ihres jetzigen Körpers scheinheilig. Schließlich suchten sie ja unsere Hilfe, weil sie ihren Körper so nicht akzeptierten – sie wollten ihn verändern.

Was für ein Paradox. Die Wissenschaft hat gezeigt, dass die DNA die Größe und Form eines Körpers bestimmt. Anstatt sich also darauf zu konzentrieren, Ihren Körper zu verändern, ist jetzt die Zeit, ihn mit dem Respekt zu behandeln, den er verdient. Wir hoffen, dass die Zeit kommt, in der Sie den Plan von Mutter Natur für Ihren einzigartigen Körper begrüßen werden.

Denken Sie daran, dass wiederholte Diäten und eine geringschätzige Einstellung Ihrem Körper gegenüber nicht geholfen haben – beides hat im Gegenteil zu Ihrer heutigen Situation beigetragen. Wenn Sie in der Gedankenfalle von Ich-hasse-meinen-Körper gefangen sind, dann werden Sie Dinge, die Ihnen guttun, aufschieben, weil Sie warten wollen, bis Sie einen Körper haben, der sie mehr verdient. Nur dass dieser Tag niemals kommt (vor allem wenn Ihre Standards unerreichbar sind). »Ich gönne mir einen besonderen Urlaub, wenn ich mein angestrebtes Gewicht erreicht habe«, »Ich gehe mit meinen Freunden aus, wenn ich ein bisschen von diesem Gewicht los bin« – und so macht man sich immer weiter Versprechungen, die man nie einhalten kann. Das Leben wird derweil immer ein bisschen leerer. Die Ironie ist, dass das Warten darauf, dass Sie das Gefühl haben, Ihre Fürsorge zu »verdienen«, das Gefühl verstärkt, dass Sie sie nicht verdienen! Wenn man andererseits die Dinge tut, die eine Person tun würde, die der Meinung ist, sie zu verdienen, bekommt man auch das Gefühl, sie zu verdienen. Wenn Sie Ihren Fokus darauf richten, den Körper wertzuschätzen, den Sie haben, anstatt sich einen anderen zu wünschen, hilft das, die Leere mit bedeutungsvollen und zufriedenstellenden Lebenserfahrungen zu füllen.

Sich nicht mehr ums Abnehmen zu kümmern, öffnet die Tür zu der Freiheit, die mit dem Respekt für Ihren Körper einhergehen kann. *Wir sagen nicht, Sie sollen nicht auf Ihren Körper achten – wir raten Ihnen nur dringend, ihn zu respektieren und anzuerkennen.* Wenn Sie Ihren Körper respektieren, bedeutet das auch, sich um Ihre Gesundheit zu kümmern. Es gibt eine wachsende Bewegung, die den Fokus auf die Gesundheit anstatt auf das Gewicht legt. Anstatt sich auf Zahlen zu konzentrieren (Gewicht), liegt die Betonung auf Formen des Wohlbefindens und einem Verhalten, das nachhaltig für alle Menschen in allen Körpern ist. Außerdem geht es um Praktiken, Umgebungen und eine Politik, die den Zugang zu Wohlbefinden für alle Menschen in allen Körpern maximieren.

Es ist ganz normal, dass der Gedanke, seinen Körper zu respektieren, zunächst ein Gefühl der Panik hervorruft. Aber wenn Sie genau das fertigbringen, werden Ihnen die Schritte auf dem Weg zum intuitiven Esser sehr viel leichterfallen. Diejenigen, die dahin kommen, ihren Körper zu respektieren, haben mehr Geduld mit dem ganzen Prozess. Diese Geduld gestattet ihnen eine tiefere Erforschung der Prinzipien, wodurch sie schneller voranschreiten.

Diejenigen, die Probleme haben, ihren Körper zu respektieren, befinden sich oft in einem Dilemma. Manchmal verachten sie ihren Körper und kämpfen mit dem intensiven Wunsch, eine Diät zu machen, »um diese Pfunde wegzubekommen«, dann wieder haben sie ein Gefühl von Frieden, wenn sie sich durch den Prozess zum intuitiven Essen durcharbeiten. Und es sind diese Momente des Friedens, die ihnen Hoffnung geben, weiter voranzuschreiten.

Warum »Respekt«?

Wir haben das Wort Respekt als Ausgangspunkt für die Arbeit an Ihren Körperproblemen gewählt. Sie müssen dabei nicht jeden Teil Ihres Körpers mögen, um ihn zu respektieren. *Ihren Körper zu respektieren heißt, ihn würdig zu behandeln und seine Grundbedürfnisse zu befriedigen.* Viele unserer Klienten behandeln ihre Haustiere mit mehr Respekt als ihren eigenen Körper – sie füttern sie, gehen mit ihnen spazieren und sind freundlich zu ihnen. Dieser Vergleich kann auf Ihrer Reise hilfreich sein: Was würden Sie für Ihr geliebtes Haustier tun? Wie würden Sie für es sorgen?

In unserer Kultur gibt es ein weit verbreitetes Vorurteil gegen Körper mit einem größeren Umfang, und gleichzeitig spielt die äußere Erscheinung eine große Rolle, wobei auf der Grundlage des kulturell bedingten Schlankheitsideals Menschen, die diesem entsprechen, auch noch soziale Macht eingeräumt wird. Es ist wichtig, sich klarzumachen, dass diese Vorurteile existieren, denn es kann Ihnen vorkommen, als seien Sie wie ein Fisch, der gegen die kulturelle Norm anschwimmt. Schließlich sind wir andauernd mit dem Schlankheitskult konfrontiert, von der dünnen Schauspielerin in der Werbung für Diät-Softdrinks bis zu den Modestrecken in Frauenzeitschriften. Es ist eine bewusste Anstrengung nötig, um sich von dieser gesellschaftlichen Norm abzuwenden. Aber dass das Ziel eines dünnen Körpers die gesellschaftliche Norm ist, macht dieses Ziel noch lange nicht richtig. Darüber hinaus ist diese toxische Norm so allgegenwärtig, dass man aktiven Widerstand leisten muss, um diese Körperunterdrückung zu bekämpfen. Für die meisten Menschen wird es hilfreich sein, sich einer unterstützenden Gemeinschaft anzuschließen, denn Körperdiskriminierung ist weit verbreitet.

Wie Sie Ihren Körper respektieren

Respekt für Ihren Körper zeigt sich in zwei Punkten: erstens indem Sie es ihm bequem machen und zweitens indem Sie seine Bedürfnisse erfüllen.

Die folgenden Ideen und Werkzeuge haben unseren Klienten geholfen, eine neue Beziehung zu ihrem Körper aufzubauen.

Machen Sie es Ihrem Körper bequem. Jetzt wird's persönlich: Wann haben Sie sich zum letzten Mal neue Unterwäsche gekauft? Lachen Sie nicht. Wir haben nur zu oft Klienten, die meinen, sie verdienten keine neue Unterwäsche (ganz zu schweigen von neuer Kleidung), bevor sie ein bestimmtes Gewicht oder eine bestimmte Kleidergröße erreicht haben. Überlegen Sie, was das bedeutet. Unterwäsche zu tragen, die dauernd kneift oder hochrutscht, ist äußerst unbequem. Wie können Sie sich in Ihrem Körper wohlfühlen, wenn etwas ihn einzwängt? Wie können Sie sich wohlfühlen, wenn Ihr Körper ständig von schlecht sitzenden Kleidungsstücken gezwickt und zusammengedrückt wird?

Es seinem Körper bequem zu machen, heißt aber mehr, als sich passende Unterwäsche zuzulegen. Es geht um Ihr gesamtes Outfit. Wenn Sie gerne ein geschneidertes Kostüm tragen, warum sollten Sie dann damit aufhören, nur weil Ihr Körper nicht so aussieht, wie Sie ihn gerne hätten? Geben Sie sich nicht mit Ladenhütern oder Sachen ohne jeden Schick zufrieden. Aber natürlich ist auch nichts falsch daran, abgetragene Jeans und ein übergroßes T-Shirt zu tragen, *wenn es das ist, woran Sie gewöhnt sind und worin Sie sich wohlfühlen.*

Weg mit den Körpermessgeräten. Hören Sie auf, sich zu wiegen! Die Waage ist das Werkzeug der Diätkultur, die Sie unterdrückt.

Hüten Sie sich auch davor, eine superenge Jeans als Pseudo-Waage oder als Körpermessgerät einzusetzen. Ein zu kleines Kleidungsstück zu behalten und jeden Tag oder jede Woche anzuprobieren, kann genauso dazu führen, dass Sie sich nicht wohl mit sich selbst und Ihrem Körper fühlen. *Egal, welche Körpermaße jemand hat, jeder fühlt sich in einem zu engen Kleidungsstück unwohl.*

Lassen Sie das Body-Check-Spiel. Die meisten unserer Klienten geben es nur ungern zu, aber wenn sie einen Raum mit anderen Menschen betreten, spielen sie das stumme Spiel, die anderen Körper zu checken. Es dreht sich um die Frage: Wie macht sich mein Körper, verglichen mit den anderen?

Klienten erzählten uns, wie sie den Körper einer Fremden bewunderten und beneideten: »Oh, wenn ich doch nur *ihren* Körper hätte. Sie ist bestimmt jeden Tag im Fitnessstudio. Und was sie isst – nur fettarme Speisen. Das müsste ich auch können. Irgendetwas stimmt mit mir nicht. Ich muss mir mehr Mühe geben.« Das sind alles nur Vermutungen. Sie wissen nicht, wie jemand zu seiner momentanen Körperform gekommen ist. Das ist kein gerechtes Spielfeld. Die andere hat sich vielleicht Fett absaugen lassen, oder womöglich leidet sie sogar an einer Essstörung. Sie können nicht die Form irgendeines Körpers beurteilen und davon ausgehen, dass sich die Person diese Form »verdient« hat. Diese Person könnte einfach für einen kleineren Körper genetisch programmiert sein.

Das Body-Check-Spiel kann zu mehr unkontrolliertem

Essen und mehr Körperunzufriedenheit führen. Dagegen führt der Prozess des intuitiven Essens unsere Aufmerksamkeit zurück zu unseren eigenen Bedürfnissen, unseren eigenen Plänen - anstatt unsere Entscheidungen auf der Wahrnehmung der Körper und Essensentscheidungen anderer Menschen zu treffen.

Tun Sie, was für ein »besonderes Ereignis« für Sie am besten ist. Ob es ein Klassentreffen oder eine Hochzeit ist, es ist nur natürlich, bei wichtigen Gelegenheiten besonders gut aussehen zu wollen. Wenn das für Sie bedeutet, Ihren Körper irgendwie dünner zu bekommen, damit er in ein besonderes Outfit passt, wird das zu einem Rückschlag führen. Der Jo-Jo-Effekt wird wie immer eintreten, nur dass der Grund diesmal ein besonderer war.

Bedenken Sie, dass es in Ihrem Leben immer wieder besondere Gelegenheiten geben wird. Eine Klientin ging zur Grammy-Preisverleihung, weil ihr Mann einen Grammy bekam. Natürlich wollte sie an dem Abend nicht nur gut aussehen, sondern ganz besonders schön. Aber es war klar, dass sie bis zu dieser glanzvollen Veranstaltung nicht ihr ideales Gewicht erreichen konnte. Ihr Denken war von der Diätkultur durchdrungen, sodass sie dachte, toll auszusehen, bedeute, dünner zu sein. Sie war verzweifelt und überlegte, ob sie eine kurze Fastenzeit einlegen sollte, um schnell dünner zu werden. Die Frage an sie lautete: »Und wann hören Sie auf, Diäten zu machen?«

Es wird immer irgendein wichtiges Ereignis geben, einen scheinbar legitimen Grund, eine Diät zu machen. Die Klientin sah die Vergeblichkeit zukünftiger Radikaldiäten ein, die von wettkampfmäßigem Body-Checking ausgelöst wurden, und auch wie ein solches Verhalten die Gewichtsstigmatisierung fortführte. Sie beschloss, ihren jetzigen Körper zu respektieren. Sie blieb bei der Kleidung, an die sie gewöhnt war, und trug ein maßgeschneidertes Outfit. Doch dieses Mal war es auf ihren jetzigen Körper zugeschneidert, sodass sie sich nicht hineinquetschen und sich bei jeder Bewegung sorgen musste. Wie sie es gewohnt war und mochte, ließ sie dazu ihre Haare besonders stylen und trug glitzernde Accessoires. Anders als sonst war nur, dass sie sich wohlfühlte anstatt gehemmt, denn ihr Kleid passte.

Es passiert schnell, dass man wieder in die Diätmentalität rutscht, wenn man sich weismacht, dass ein besonderes Ereignis eine kurze Diät rechtfertigt. Aber je mehr Druck Sie sich auferlegen, in eine bestimmte Kleidergröße zu passen, desto mehr Probleme schaffen Sie damit. Und Sie bringen die gesamte Zeit damit zu, sich Sorgen um Ihren Körper zu machen, anstatt den Anlass einfach zu genießen.

Wie viel Zeit haben Sie damit verbracht und wie viel Energie darauf verwandt, Ihren Körper für ein großes Ereignis vorzubereiten? Wie wäre es gewesen, wenn Sie diese Energie darauf gerichtet hätten, sich mit Ihren inneren Qualitäten, Ihrem Witz, Ihrer Intelligenz oder Ihrer Zuhörfähigkeit zu beschäftigen? Wenn Sie sich stattdessen auf das Treffen vorbereitet hätten, indem Sie sich überlegt hätten, wie Sie sich an sinnvollen Gesprächen beteiligen oder neue interessante Menschen kennenlernen könnten? Wahrscheinlich hätten Sie einen schöneren Abend gehabt!

Jimmy verzichtete fast darauf, zu seinem zwanzigjährigen Klassentreffen zu gehen, weil er sich zu dick fand und nichts Passendes anzuziehen hatte. Er konnte den Gedanken nicht ertragen, sich größere Kleidung zu kaufen. Doch schließlich beschloss Jimmy, seine Sorgen beiseitezuschieben und zu dem Klassentreffen zu gehen. Dort konzentrierte er sich darauf herauszufinden, was seine Klassenkameraden all die Jahre gemacht hatten, anstatt sich mit den Sorgen um seinen Körper zu beschäftigen. Er tanzte sogar viel mit alten Freunden. (Er hatte seit Jahren nicht mehr getanzt!) Für Jimmy war der Abend viel schöner gewesen, als er erwartet hatte. Er hatte sein »altes Ich« wiedergefunden – die witzige und charmante Person, die gerne fröhlich war und tanzte.

Schluss mit der Körperschelte. Jedes Mal wenn Sie sich mit Ihren nicht perfekten Körperteilen beschäftigen, schafft das noch mehr Gehemmtheit und Sorge. Es ist schwer, seinen Körper zu respektieren, wenn man ständig mit sich selbst schimpft, weil man »falsch« aussieht.

Viele unserer Klienten sind selbst überrascht, wie oft sie ihren Körper innerhalb eines Tages heruntermachen. Wie viele Male am Tag schelten Sie sich wegen Ihres Aussehens? Versuchen Sie einmal, es einen Tag oder ein paar Stunden lang zu zählen. Oft reicht ein kurzer Blick in die Reflexion einer Schaufensterscheibe oder das Vorbeigehen an einem Spiegel. Sich mit diesen negativen Gedanken zu belasten, wird Sie nur noch unglücklicher und frustrierter machen.

Anstatt sich darauf zu konzentrieren, was Sie an Ihrem Körper nicht mögen, konzentrieren Sie sich auf Ihre Beziehung zu Ihrem Körper und darauf, wie Sie diese verbessern können, indem Sie freundlich mit sich selbst sprechen. Fangen Sie mit etwas Einfachem an. Vielleicht bringt eine dieser netten Feststellungen etwas in Ihnen zum Klingen:

- Ich bin froh, dass meine Hand die meines Liebsten oder die meines Kindes halten kann.
- Ich bin dankbar, dass meine Füße es mir ermöglichen zu laufen.
- Ich habe gemerkt, dass mein Lächeln eine Verbindung zu anderen Menschen schafft.
- Was für ein Glück habe ich, dass meine Haut mir erlaubt, Berührungen zu spüren.

Wenn Sie an Gesprächen teilnehmen, in denen man sich über Ihren Körper oder die Körper anderer abfällig äußert, schreibt das die Gewichtsstigmatisierung fort. Studien zeigen, dass das Verweigern solcher Diskussionen dabei hilft, Körperunzufriedenheit, Diäten und Essstörungen zu reduzieren.

Respektieren Sie die Vielfalt von Körpern. Menschen gibt es in allen Formen und Größen, und doch erwarten wir irgendwie, dass alle sozusagen in ein Maß passen sollten, und zwar in eines für Dünne. Solange dieses kulturelle Stigma existiert, kann es lange dauern, bevor die gesellschaftliche Norm sich in eine gesunde Akzeptanz der Körpervielfalt verwandelt.

Es gibt viele Faktoren, die zum Gewicht eines Menschen beitragen, vor allem die genetische Veranlagung. Man kann zum Beispiel nicht voraussetzen, dass jemand, der einen korpulenteren Körper hat, sich seine Pfunde angegessen hat. Mehrere Studien haben gezeigt, dass korpulentere Menschen nicht unbedingt mehr essen als ihre schlanken Mitmenschen. Ja, es gibt zwanghafte Esser. Ja, es gibt Menschen, die sich kaum bewegen. Aber wir können nicht davon ausgehen, dass jemand mit einem beleibten Körper immer zu viel isst und sich nicht bewegt. Viele klassische Zwillingsstudien haben ergeben, dass die Erbanlage für den Körperbau eine entscheidende Rolle spielt.

Achten Sie darauf, beleibtere Menschen nicht in ein Stereotyp zu pressen. Versuchen Sie zunächst, einen Standpunkt der Neutralität und des Mitgefühls einzunehmen. Überprüfen Sie Ihre Vorurteile, bevor Sie aus dem Haus gehen!

Wir wollen noch hinzufügen, dass natürlich manche Menschen von Natur aus eine schlanke Körperform haben, auch wenn sie in der Minderheit sind. Und auch bei ihnen können wir nicht davon ausgehen, dass jemand eine Essstörung hat oder zwanghaft Diäten macht, nur weil er ungewöhnlich dünn ist.

Seien Sie realistisch. Wenn das Halten oder das Erreichen Ihres Gewichts nur möglich ist, indem Sie von Reiskräckern und Wasser leben und außerdem vier Stunden am Tag Sport treiben, dann ist sonnenklar, dass Ihr Ziel nicht realistisch ist oder dass Sie eine Essstörung haben. Wenn Ihre Eltern zum Beispiel beide sehr beleibt sind, dann können Sie davon ausgehen, dass Sie nie dünn wie ein Model sein werden. Bedenken Sie, die Erbanlage ist ein bestimmender Faktor für Ihre Körpermaße.

Tun Sie Ihrem Körper Gutes. Ihr Körper verdient es, verwöhnt und berührt zu werden, soweit es für Sie geht. Lassen Sie sich möglichst oft eine Massage geben, und wenn es nur eine Viertelstunde Nackenreiben von einem lieben Freund ist. Gehen Sie in die Sauna, setzen Sie sich in den Whirlpool, wenn Sie dazu Zugang haben. Kaufen Sie sich Lotionen und Cremes, um

Ihren Körper damit zu verwöhnen. Nehmen Sie Schaumbäder mit Badeölen und -salzen. Wenn Sie das für Ihren Körper tun, zeigt es, wie sehr Sie ihn respektieren und wie sehr Sie möchten, dass Sie selbst sich wohlfühlen.

Betrachten Sie Ihren Körper als Instrument, nicht als Ornament. Dies ist ein mächtiges Mantra von den Schöpferinnen von Beauty Redifined, einer Non-Profit-Organisation, gegründet von Lexie Kite, PhD, und Lindsay Kite, PhD, Expertinnen im Widerstand gegen uns aufgedrückte Körperbilder. Es ist wichtig, dass Sie sich mehr Macht geben, indem Sie erkennen, was Ihr Körper alles kann, anstatt sich auf sein Erscheinungsbild zu fokussieren. Denn dadurch machen Sie sich zum Objekt, was Ihr Selbstwertgefühl untergräbt.

Ihr natürliches Körpergewicht

Viele unserer Klienten fragen uns: Können Sie mir helfen abzunehmen? Oder wie viel sollte ich wiegen? Wie bereits gesagt, fühlen wir mit denen, die ihre Hoffnung aufs Abnehmen setzen – verständlich wegen der herrschenden Diätkultur. Aber unsere große Hoffnung ist, dass wir den Menschen helfen können, ihren Fokus darauf zu richten, das Essen zu genießen und ihren Körper mit Respekt und Freundlichkeit zu behandeln. Niemand kann genau sagen, was ein ideales Gewicht ist. Die offiziellen Ernährungsziele, die in den USA 1990 veröffentlicht wurden, haben sogar darauf verzichtet, den US-Amerikanern ein bestimmtes Idealgewicht zu empfehlen, da es keine genauen Kriterien gibt, um dies zu bestimmen!

Leider drängen die zwischen 2015 und 2020 von der US-amerikanischen Regierung herausgegebenen Dietary Guidelines for Americans (Ernährungsrichtlinien für Amerikaner) die Amerikaner, »ein gesundes Körpergewicht aufrechtzuerhalten«, das auf dem unglaublich fehlerhaften BMI beruht, der sich aus dem Verhältnis von Körpergewicht zu Körpergröße errechnet, um Gewichtskategorien zu bestimmen. Ursprünglich wurde der BMI nur für den statistischen Vergleich von Populationen eingeführt. Ironischerweise wurde der BMI vor mehr als zweihundert Jahren von einem Mathematiker entwickelt und war niemals dafür bestimmt, auf Individuen angewandt zu werden, geschweige denn als Gesundheitsindikator!

Mehrere große Studien haben die tiefgreifenden Probleme bei der Verwendung des BMI gezeigt:

- Wildman und Kollegen (2008) fanden heraus, dass die Verwendung des BMI als Indikator für Gesundheit dazu führt, dass über die Hälfte der Menschen (51 Prozent) in den USA fälschlich als ungesund diagnostiziert werden.
- Ein Forschungsteam der University of California (UCLA) fand heraus, dass 54 Millionen Amerikaner als »adipös oder übergewichtig« galten, tatsächlich aber laut Stoffwechselindikatoren gesund waren (Tomiyama et al. 2016).
- In einem richtungsweisenden Buch, *The Obesity Paradox: When Thinner Means Sicker and Heavier Means Healthier* (2014) beschreibt der Kardiologe und Forscher Carl J. Lavie die zahlreichen Probleme mit dem BMI und den Fehler, sich auf das Gewicht anstatt auf das Verhalten zu konzentrieren, um Gesundheitsprobleme vorherzusagen.

Der BMI wurde auch kritisiert, weil er die Zusammensetzung der Körpermasse aus Fett und Muskelgewebe nicht berücksichtigt. Muskeln wiegen mehr als Fett, deswegen haben viele professionelle Sportler so hohe BMI-Werte, dass sie als übergewichtig klassifiziert werden würden, obwohl sie in Wirklichkeit sehr schlank sind. Viel wichtiger als eine Zahl sei es, wie man die Gesundheit der Menschen verbessern könnte.

Der Meinung sind wir auch. Das ist ein Grund, warum wir mit dem Konzept des *genetisch vorherbestimmten Gewichts* arbeiten. Das ist das Gewicht, das Ihr Körper bei *normalem/intuitivem* Essen und *normaler* Bewegung hat.

Das Problem der meisten Menschen, die unsere Praxen aufsuchen, ist, dass ihr Verhältnis zum Essen *nicht normal* ist, und zwar aufgrund von jahrelangen Diäten.

Aber vielleicht stimmt Ihr natürliches gesundes Gewicht auch nicht mit der Vorstellung überein, die Sie im Kopf haben. Das Gewicht, das viele Menschen sich wünschen, hat oft mehr mit Ästhetik als mit Gesundheit zu tun. Laut den National Institutes of Health versuchen viele Menschen in den USA abzunehmen, obwohl sie das Gewicht haben, für das sie genetisch bestimmt sind – und das liegt vermutlich daran, dass sie unrealistischen Körpermaßen hinterherjagen, an Forderungen der Gesundheitsfürsorge, an der öffentlichen Gesundheitspolitik und der weiterhin bestehenden Gewichtsstigmatisierung.

In den Jahren von 1959 bis 1988 sank das Gewicht der Teilnehmerinnen von *Miss America* und der *Playboy*-Models stetig, und sie wurden immer *dünner.* Dieser Grad an Magerkeit stimmt überein mit einem der Kriterien für Anorexie – davon spricht man, wenn das Körpergewicht 15 Prozent unter dem zu erwartenden liegt. Wenn also die kulturelle Idealvorstellung für die Figur von Frauen mit einem Kriterium für Anorexie übereinstimmt, dann jagen viele Frauen nicht nur einem unerreichbaren Ziel nach, sondern sie verfolgen auch ein potenziell gefährliches Ideal. (Anmerkung: Essstörungen gibt es bei Menschen mit unterschiedlichen Körpermaßen.)

2011 gab die Succeed Foundation eine Körperbildstudie in Auftrag, deren Ergebnisse eine wissenschaftlich unterstützte Kampagne im Vereinigten Königreich auslöste, die das Ziel hatte, das Körperbild zu verbessern und das Fortschreiten von Essstörungen zu verhindern. Die Umfrage ergab Folgendes:

- 30 Prozent der Frauen sagten, dass sie wenigstens ein Jahr ihres Lebens eintauschen würden, um ihr ideales Körpergewicht und ihre ideale Körperform zu erreichen.
- 46 Prozent der Frauen waren wegen ihrer äußeren Erscheinung schon belächelt oder belästigt worden.

Sollten Sie ein Wunschgewicht im Kopf haben, das aus einer Zeit stammt, in der Sie eine Diät machten, dann machen Sie sich klar, dass diese Zahl nur eine Information ist, wie tief Ihr Körpergewicht unter enormem Druck sinken kann – und das ist *nicht* realistisch. Bedenken Sie, dass Untersuchungen gezeigt haben, dass der Prozess des chronischen Diäthaltens – also das Verlieren und Wiedergewinnen der gleichen Menge Gewicht – schädlich für Ihren Körper ist.

Bei vielen Menschen ist die Körperunzufriedenheit ein Ergebnis der Gewichtsstigmatisierung – und vielleicht sind Sie sich dieses mächtigen Einflusses gar nicht bewusst. Schauen wir uns an, was dies bedeutet und warum es wichtig ist.

Gewichtsstigmatisierung

Was ist das? Gewichtsstigmatisierung ist eine Form des Vorurteils und der Stereotypisierung, die in einem Ausmaß stattfindet, das mit dem der Rassendiskriminierung vergleichbar ist (Puhl und Suh 2015; O'Hara und Taylor 2018). Diese Statistik erfasst noch nicht einmal das gemeinsame Stigma, wenn man die Intersektionalität* marginalisierter Gruppen einbezieht, die auch stigmatisiert werden; dazu gehören unter anderem: Beeinträchtigung, Hautfarbe, Gender, sexuelle Identität, Alter und Rasse. Laut der National Eating Disorders Association (NEDA) kommt Gewichtsstigmatisierung häufiger vor als Gender- oder Rassendiskriminierung. Das Auftreten von Gewichtsstigmatisierung hat sich mit dem Anstieg von Kampagnen zur öffentlichen Gesundheit zur Vermeidung von »Adipositas« um 66 Prozent erhöht (Daníelsdóttira et al. 2010). Gewichtsstigmatisierung existiert in allen Bereichen der Gesellschaft und kann folgendermaßen aussehen:

- wegen seiner Körperform oder -größe gehänselt zu werden,
- wegen seines Gewichts von irgendjemand negative Kommentare zu bekommen, darunter auch von Experten der Gesundheitsfürsorge,
- zum Abnehmen gedrängt zu werden,
- jemandem zum Gewichtsverlust zu gratulieren,

---

* Kimberlé Crenshaw, Juraprofessor an der UCLA und Columbia Law School, prägte den Begriff »Intersektionalität«.

- aufgrund seines Gewichts gemieden, ausgeschlossen oder ignoriert zu werden,
- aufgrund seiner Körpermaße oder -form von Kollegen oder Chefs schlecht behandelt zu werden,
- aufgrund seines Gewichts höhere Versicherungsprämien zahlen zu müssen,
- verpflichtende Teilnahme an unwirksamen Wellness-Programmen seiner Arbeitsstelle, die sich auf Abnehmen konzentrieren, um Versicherungsprämien zu reduzieren,
- in Läden keine Kleidung in seiner Größe finden zu können,
- aufgefordert zu werden, im Flugzeug für einen zusätzlichen Sitz zu zahlen,
- aufgrund seiner Körpermaße bestimmte Gesundheitsfürsorgemaßnahmen verweigert zu bekommen oder aufgefordert zu werden abzunehmen, um eine bestimmte medizinische Behandlung zu erhalten, zum Beispiel eine Operation, einen Gelenkersatz, eine Organtransplantation oder eine Behandlung wegen Unfruchtbarkeit,
- wegen seiner Körpermaße eine Arbeit nicht zu erhalten.

Gesundheitliche Folgen der Gewichtsstigmatisierung

Die Gewichtsstigmatisierung selbst ist ein Risiko für viele Gesundheitsprobleme (Puhl und Suh 2015; Wu und Berry 2017; Mensinger et al. 2016), zum Beispiel:

- hoher Blutdruck, Erhöhung von Entzündungsmarkern im Blut (C-reaktives Protein), von Stressmarkern (Cortisol und F2-Isoprostane) und von HbA1c (Indikator für

den durchschnittlichen Blutzuckerspiegel), metabolisches Syndrom, Depressionssymptome und -störungen, Ängste, niedrigeres Selbstbewusstsein und höhere Körperbildunzufriedenheit,
- erhöht das Risiko der Sterblichkeit und von Diabetes Typ 2.

Probleme bei der Gesundheitsfürsorge

Mehrere Forschungen zeigen, dass Institutionen der Gesundheitsfürsorge hauptsächliche Quellen von Gewichtsstigmatisierung sind (Mensinger, Tylka und Calamari 2018). Das hat schwerwiegende Folgen, zum Beispiel:

- Vermeidung von Gesundheitsfürsorge von Menschen mit größeren Körpern.
- Fehldiagnosen. Man kann niemanden einschätzen, indem man sich nur dessen Körpermaße anschaut. Und doch gibt es zu viele Fälle, in denen Ärzte genau dies tun. Ein ungeheuerliches Beispiel ist der Tod von Ellen Maud Bennett. In ihrer Todesanzeige ging es in ihrer letzten Botschaft um das Fett-Shaming, das sie durch die Ärzteschaft erlitten hatte. Ihre letzten Jahre, in denen es ihr nicht gut ging, hatte sie medizinische Hilfe gesucht, aber niemand bot ihr Unterstützung oder andere Vorschläge an, außer dass sie abnehmen sollte. Als sie schließlich die richtige Diagnose erhielt – nicht zu operierender Krebs –, lebte sie danach nur noch Tage. Ellens Wunsch auf dem Sterbebett war, dass Frauen mit beleibteren Körpern ihrem Tod einen Sinn geben würden,

indem sie sich hartnäckig für ihre Gesundheit einsetzten und nicht akzeptierten, dass Fett das einzige relevante Gesundheitsproblem sein soll. (Dies ist für dich, Ellen!)

Fettphobie

Fettphobie ist das Vorurteil gegen Menschen mit korpulenteren Körpern. Leider ist es zur kulturellen Norm geworden, dickere Menschen zu stigmatisieren und unfair zu behandeln. Das beeinflusst auch Menschen mit schmächtigen Körpern, da es in ihnen die Angst erzeugt, dick zu werden.

- Egal, welche Körpermaße Sie haben, wenn Sie eine Person mit korpulentem Körper auf der Straße sehen, verurteilen und verachten Sie sie? Das ist eine Form von Fettphobie.
- Machen Sie Menschen Komplimente, wenn diese abgenommen haben? Auch das ist eine Form der Fettphobie – denn es macht aus dem Körper ein Objekt und bedeutet, dass einige Körpermaße besser sind als andere.
- Äußern Sie jemals online Sorge um die Gesundheit von jemandem, der augenscheinlich einen sehr beleibten Körper hat? Das nennt man Concern Trolling; es ist eine Form der Schikane.

Insgesamt kann man sagen, dass der negative Einfluss auf die Gesundheit sich umso stärker auswirkt, je größer die Gewichtsstigmatisierung ist. Ihren Körper zum Dünnsein zu zwingen, beendet die Gewichtsstigmatisierung nicht; sie wird dadurch nur verstärkt! Alle Körper der unterschiedlichsten Körpermaße verdienen Würde und Respekt.

Verabschieden Sie sich von der Fantasie

Eine der am schwersten zu verkraftenden Tatsachen, der sich unsere Klienten gegenübersehen, ist, dass die Gewichtserwartung an ihren Körper, die auf ihrem Überlebensmechanismus zum Zurechtkommen mit der Gewichtsstigmatisierung beruht, nicht realistisch ist. Dabei geht es um Menschen mit unterschiedlichsten Körpermaßen. Die meisten wollen es am liebsten gar nicht hören. Bei manchen macht es einen lebenslangen Traum zunichte. Aber wir lehnen es ab, die Agenda der Diätkultur fortzuführen, und wir verweigern uns dem Mythos, dass wir uns unser Gewicht aussuchen können. Aus ethischen Gründen können wir nicht an einem Prozess teilnehmen, der psychischen und biologischen Schaden verursacht.

Viele unserer Klienten stellen rückblickend fest, dass sie ihre erste Diät mit all ihren Auswirkungen niemals begonnen hätten, wenn sie damals in einer Welt gelebt hätten, in der sie ihren Körper hätten akzeptieren können. Sie hätten damals glücklich sein können und wären es heute noch.

Vielleicht werden Sie um den Fantasiekörper, dem Sie nachjagten, und die kurzfristige Illusion von Frieden, die mit dem Beschreiten der Diätstraße kam, trauern. Für viele beginnt nun die schwere Trauerarbeit um den Verlust eines dünneren Körpers und aller Privilegien, die mit ihm vielleicht zusammenhingen. Aber was haben Sie für einen Preis gezahlt (Energie, Zeit, emotionale Investition), indem Sie mit einer Diät nach der anderen Ihrem Fantasiekörper nachjagten? Indem Sie dieser Fantasie »Auf Wiedersehen!« sagen, öffnen Sie die Tür, um nicht nur mit Ihrem Körper in Frieden zu leben, sondern auch mit anderen Facetten Ihres Lebens. Das ist sehr viel einfacher für Menschen mit kulturell akzeptierten Körpermaßen. Für diejenigen mit fülligeren Körpern wird es eine Reise, auf der sie lernen, in einer Welt zu leben, die Menschen mit höherem Gewicht unterdrückt – innere Akzeptanz ist da nicht genug. Freunde und einen Berater zu finden, die beim Erleiden des Schmerzes, den ein Stigma jeglicher Art verursachen kann, emotionale Unterstützung geben können, ist der erste Schritt hin zu einem befriedigenden Leben.

Gesund in jeder Größe

Gesund in jeder Größe (Health at Every Size, HAES) ist eine Bewegung in den USA, die sich auf Gesundheit konzentriert anstatt darauf, wie viel jemand wiegt. HAES fördert Gesundheitsverhalten für alle, egal, wie dick oder dünn (Bacon und Aphramor 2011).

Der auf das Gewicht fokussierte Krieg gegen Übergewicht hat die obsessive Beschäftigung mit Essen und dem Körper vorangetrieben, den Jo-Jo-Effekt gefördert, der Selbstachtung geschadet, Essstörungen vermehrt und die Stigmatisierung und Diskriminierung von Übergewichtigen unterstützt.

Intuitives Essen ist den Zielen von HAES verbunden. Um soziale Gerechtigkeit einzubeziehen, aktualisierte HAES 2013 seine Ziele wie folgt:

- **Gewichtsinklusion:** die vorgegebene Vielfalt von Körpermaßen und -formen zu akzeptieren und respektieren sowie die Idealisierung oder Pathologisierung bestimmter Körpergewichte abzulehnen.
- **Gesundheitsförderung:** eine Gesundheitspolitik zu unterstüt-

zen, die den Zugang zu Informationen und Dienstleistungen verbessert und für alle gleich gestaltet, und persönliches Verhalten zu befürworten, das das menschliche Wohlbefinden verbessert und dabei individuelle, ökonomische, soziale, spirituelle, emotionale und andere Bedürfnisse berücksichtigt.

- **Respektvolle Fürsorge:** Vorurteile anzuerkennen und darauf hinzuarbeiten, Gewichtsdiskriminierung, Gewichtsstigmatisierung und Gewichtsvorurteile zu beenden. Informationen und Dienstleistungen bereitzustellen, die vermitteln, dass der sozioökonomische Status, Rasse, Geschlecht, sexuelle Orientierung, Alter und andere Identitäten die Gewichtsstigmatisierung beeinflussen, und eine Umgebung zu unterstützen, die diese Ungleichheiten in Betracht zieht.
- **Essen fürs Wohlbefinden:** auf eine flexible, individuelle Art zu essen, die auf Hunger, Sättigung, Nährstoffbedürfnissen und Genuss beruht, anstatt auf von außen regulierten Essensplänen, die sich auf die Gewichtskontrolle fokussieren.
- **Lebensbereichernde Bewegung:** körperliche Aktivitäten zu unterstützen, die es Menschen aller Körpermaße und mit den unterschiedlichsten Fähigkeiten und Interessen ermöglichen, sich auf angenehme Art in einer von ihnen selbst gewählten Dimension zu bewegen.

Die Forschung weist darauf hin, dass der Ansatz von HAES statistisch und klinisch relevante Verbesserungen der Gesundheit erbringt, unter anderem die Verbesserung der Blutdruckwerte, des Blutlipid-Niveaus, der physischen Aktivität und des Körperbildes. Bei Stoffwechselrisikofaktoren und Essstörungen konnte eine Verringerung festgestellt werden. Nicht eine einzige Studie fand gegenteilige Veränderungen. Dies ist daher besonders wichtig, weil häufig die Sorge geäußert wird, dass es der Gesundheit schaden könnte, wenn man das Abnehmen *nicht* in den Vordergrund stellt. Diese Befürchtungen sind offensichtlich grundlos.

14. Prinzip 9: Bewegung – fühlen Sie den Unterschied

Wenn Sie Ihre Haltung gegenüber Sport beschreiben sollten, wäre es »einfach tun« oder »vergiss es«? Bei vielen unserer Klienten trifft Letzteres zu. Sie wollen nicht mehr. Oft hängt Sport bei ihnen mit den negativen Erfahrungen einer wirkungslosen Diät zusammen. Meist fühlen sie sich schuldig, weil sie nicht genug getan haben.

Wenn Sie ein Sportprogramm gleichzeitig mit einer Diät beginnen, ist Ihre Energiezufuhr (Kalorien) wahrscheinlich zu niedrig für körperliche Leistung. Ohne genügend Energie ist Sport nicht belebend und macht schon gar keinen Spaß.

Kohlenhydrate sind der bevorzugte Treibstoff für Sport. Wie Sie in der Tabelle »Energiegewinn durch Kohlenhydrate« sehen können, verbraucht man die Kohlenhydratmenge von drei Scheiben Brot, wenn man drei Kilometer joggt. Ist der Verzehr von kohlenhydratreichen Nahrungsmitteln wie Nudeln oder Brot eingeschränkt und man macht Sport, belastet man den Körper mit einem Kohlenhydratdefizit. Bei einem Defizit wird er das Eiweiß der Muskeln abbauen und in für ihn lebensnotwendige Energie umwandeln. Das haben Studien sogar bei Ausdauersportlern nachgewiesen.

Wenn Sie nie Freude am Sport hatten, ist die Wahrscheinlichkeit hoch, dass es an Ihren Diäten oder dem gezügelten Essverhalten aufgrund Ihrer Diätmentalität lag. Wird eine Diät abgebrochen, hört man meist auch mit dem Sport auf, weil er zur Diät gehört. Was Ihnen bleibt, sind Erinnerungen daran, dass Sie sich beim Sport schlecht gefühlt haben. Daher ist es wenig wahrscheinlich, dass Sie in Zukunft Lust auf Sport haben.

Energiegewinn durch Kohlenhydrate

Aktivität	**Äquivalent (in Brotscheiben)**
Joggen	
3 km	3
10 km	10–11
42 km	33–37
Schwimmen	
200 m	1
1500 m	6
Radfahren	
1 Stunde	15–17

Aus: Costill, D. L.: »Carbohydrates for Exercise: Dietary Demands for Optimal Performance«, *International Journal of Sports Medicine* 9:5 (1988)

Oft machen sich unsere Klienten Vorwürfe, dass sie beim Sport einfach nicht genug Willenskraft hatten. Das ist, als würde man sich schuldig fühlen, weil man ein Auto mit leerem Tank nicht fahren kann – genauso geht es nämlich dem Körper chronisch Diäthaltender.

Hinzu kommt, dass man nur dann etwas von den vielen positiven Auswirkungen des Sports hat, wenn man auch dauerhaft dabeibleibt. Viele unserer Klienten sind jedoch von zu extrem betriebenem Sport sowohl physisch als auch mental völlig erschöpft. Wie bei einer Radikaldiät hält auch die Wirkung von Radikalsport nicht lange an. Beides ist typisch, wenn jemand schnell abnehmen und sich in Form bringen möchte. Der Sport wird dann zu extrem in zu kurzer Zeit betrieben, und am Ende tut einem alles weh, oder Sport macht gar keinen Spaß mehr.

Andere sind zu gehemmt, ins Fitnessstudio zu gehen, weil es auch dort Gewichtsstigmatisierung gibt. Weitere Gründe, warum man keine Lust hat, mit Sport anzufangen oder ihn fortzuführen, können sein:

- schlechte Erfahrungen in der Kindheit und Jugend, zum Beispiel als Bestrafung in der Schule Runden rennen oder Sportübungen machen müssen; von anderen aufgezogen werden, weil man sich im Sportunterricht ungeschickt anstellt; nicht in Sportmannschaften gewählt werden;
- Rebellion gegen Eltern, Ehepartner und andere, die einem Sport aufdrängen wollen wie eine »gute Diät«: »Du solltest joggen, du solltest ins Fitnessstudio gehen«, und so weiter.

Barrieren gegen Sport durchbrechen

Anstatt darauf zu bestehen, dass unsere Klienten gleich anfangs mit Sport beginnen, warten wir, bis sie so weit sind. Die körperliche Aktivität ein paar Wochen oder sogar Monate zu verschieben, macht relativ zu einem ganzen Leben keinen großen Unterschied. Also machen Sie sich keine Sorgen, wenn Sie sich nicht danach fühlen, Ihre Turnschuhe anzuziehen und ein paar Runden zu traben, vor allem wenn Sie Sport womöglich auf ungesunde Art betrieben haben. Es gibt viele Mittel, die Barrieren zu durchbrechen, die Sie vom Sport abhalten.

Konzentrieren Sie sich darauf, wie es sich anfühlt

Um sich gerne regelmäßig zu bewegen, konzentriert man sich am besten darauf, wie sich die Bewegung *anfühlt*, anstatt wieder das Zahlenspiel zu spielen und die verbrannten Kalorien zu zählen. (Jedes Mal wenn Sie Ihre Aufmerksamkeit darauf richten, was Sie in Ihrem Körper fühlen, ist dies eine Form interozeptiven Bewusstseins, was wie ein Cross-Training wirkt, um ein intuitiver Esser zu werden.) Anstatt während des Sports zu hoffen, dass die Zeit schnell vergeht, oder die Zähne zusammenzubeißen, spüren Sie in sich hinein. Wie fühlen Sie sich über den ganzen Tag gesehen in Bezug auf:

- Stress: Sind Sie besser in der Lage, mit Stress umzugehen? Sind Sie weniger reizbar? Können Sie leichter mit den Dingen umgehen, sie nehmen, wie sie kommen?
- Energie: Fühlen Sie sich munterer, etwas schwungvoller?

Wenn Sie morgens Sport machen, werden Sie wach, anstatt sich groggy zu fühlen?

- Allgemeines Wohlbefinden: Sehen Sie besser aus?
- Gefühl der Stärke: Fühlen Sie sich entschiedener? Sagen Sie »Das schaffe ich« und gehen positiv an den Tag heran?
- Schlaf: Schlafen Sie tiefer und wachen erfrischter auf?

Gerade wenn Sie sich vielleicht in einer sehr inaktiven Phase befinden, ist es wichtig, sich diese Gefühle bewusst zu machen. Sie sind sozusagen Ihre Ausgangsbasis, um den Unterschied zwischen Ihrem Leben mit Sport und ohne Sport zu ermitteln. Wenn Sie den Unterschied wirklich fühlen, dann können die positiven Gefühle Sie motivieren weiterzumachen. Warum sollten Sie aufhören, etwas zu tun, das sich gut anfühlt? Wenn Sie stattdessen mit der alten Diätmentalität Sport machen, dann gehört dazu, dass Sie es gewohnt sind, wieder aufzuhören und irgendwann wieder anzufangen, genau wie bei jedem neuen Diätversuch. Tatsächlich ergab eine Untersuchung (Miller 1994), dass 70 Prozent derjenigen, die mit einem Sportprogramm begannen, es im Verlauf eines Jahres wieder abgebrochen haben. Aber Sie wissen jetzt: Sport ist mehr als eine kalorienfressende Maschine. Es geht darum, wie Sie sich *fühlen*!

Körperliche Aktivität ist der »Stressdämpfer« überhaupt

Sport hilft dabei, den Körper vor den gesundheitsschädlichen Folgen von chronischem Stress zu schützen. Chronischer Stress kann zu einem hormonellen Ungleichgewicht führen, das wiederum die Fetteinlagerung und den Hunger steigert. Und es führt zu einer erhöhten Cholesterinproduktion und damit geringerer Insulinwirksamkeit, die als Insulinresistenz bezeichnet wird. Erhöhte Cholesterinwerte werden auch mit einer erhöhten Freisetzung von Neuropeptid Y in Zusammenhang gebracht (was den Hunger steigert).

Regelmäßige körperliche Aktivität hemmt diese Folgen, weil sie die Wirksamkeit von Insulin steigert. Darüber hinaus verbessert regelmäßige Bewegung den Schlafrhythmus, der in stressigen Zeiten oft unterbrochen ist. Und Schlafentzug hängt wiederum mit Insulinresistenz und gestörter Appetitregulierung zusammen.

Mit Sport sorgen Sie gut für sich selbst

Ob man jung oder alt ist, viel oder wenig wiegt – körperliche Aktivität nützt jedem. Sie führt zu Wohlbefinden und guter Laune und hilft mit, Gesundheitsprobleme im späteren Leben zu verhindern. Vorteile sportlicher Bewegung sind zum Beispiel:

- Ihre Knochen werden gestärkt.
- Sie werden stressresistenter.

- Der Blutdruck wird gesenkt.
- Das Risiko chronischer Krankheiten wird geringer, darunter das von Herzkrankheiten, Diabetes, Osteoporose, Bluthochdruck und einigen Krebsarten.
- Der Spiegel des »guten« Cholesterins (HDL) wird erhöht; niedrigerer Gesamtcholesterinspiegel.
- Herz und Lunge werden gestärkt.
- Anregung des Stoffwechsels – hilft magere Körpermasse beizubehalten und kurbelt die Energieproduktion in den Zellen an.
- geringeres Risiko eines »stillen« Schlaganfalls (Gandey 2011);
- verbesserte Hinweise auf Sättigung und verbesserte Appetitregulation (Chaput et al. 2011);
- bessere Laune (Chaput et al. 2011);
- Verbesserung der Lernleistung und des Gedächtnisses (Chaput et al. 2011);
- verhindert oder verzögert das Nachlassen kognitiver Leistung im Alter (Chaput et al. 2011).

Tappen Sie nicht in die Anti-Sport-Mentalitätsfalle

Wenn Sie über Jahre von Diätmentalität beherrscht waren, haben sich wahrscheinlich auch einige »Anti-Sport-Mentalitätsfallen« in Ihnen festgesetzt. Enttarnen und widerlegen wir sie.

Die »Lohnt sich nicht«-Falle. Wir kennen viele, die nicht spazieren gehen, wenn sie nicht wenigstens eine Stunde Zeit dafür haben – alles darunter zählt für sie nicht. Eine Viertelstunde finden sie zu wenig, um die Mittagspause zu nutzen. Stattdessen tun sie gar nichts. Wir sehen häufig Klienten, die abfällig über ihr Fitnesstraining reden, weil sie ihr vorgeschriebenes Soll nicht abgearbeitet haben. Es »zählt nicht«, weil sie nur dreimal in der Woche im Studio waren anstatt fünfmal. Diese Einstellungen sind ein Grund mehr, sich darauf zu konzentrieren, wie sich Sport anfühlt, anstatt penibel Zahlen ins Feld zu führen.

Außerdem – langfristig gesehen zählt alles. Wir wollen den Zahlen ihre Macht über Sie nehmen, ob sie sich nun auf Pfunde, Kalorien oder sogar Minuten, die man Sport treibt, beziehen. Aber in diesem Fall benutzen wir die Zahlen einmal, um Ihnen zu zeigen, dass auch schon kurze Bewegungsphasen etwas ausmachen.

Aktivität	**Damit verbrachte Zeit in 1 Jahr**
Zweimal täglich am Arbeitsplatz fünf Minuten Treppen laufen	43 Stunden
Dreimal wöchentlich zehn Minuten mit Ihrem Kind zu Fuß zur Schule gehen	26 Stunden
Einmal wöchentlich 15 Minuten den Rasen mähen	13 Stunden

Betriebsamkeit für körperliche Aktivität halten. Ständig beschäftigt zu sein, ist nicht dasselbe wie körperlich aktiv zu sein. Die meisten von uns bringen ihre Wege hinter sich, indem sie im Auto sitzen, aber das hat mit Fitness nichts zu tun. Folgende Beschäftigungen könnten typisch für das Leben im Sitzen sein:

- stundenlang sitzend zur Arbeit fahren (Auto, Zug, Bus),
- den ganzen Tag hinterm Schreibtisch sitzen (Papiere hin- und herschieben und Fax- und Telefonknöpfe drücken ist genauso wenig Bewegung wie das Spielen mit der Fernbedienung.),
- den ganzen Tag am Computer arbeiten,
- erschöpft von der Arbeit nach Hause kommen, dann im Sitzen Mails lesen, Rechnungen begleichen, essen und schließlich schlafen gehen.

Finden Sie Möglichkeiten, um körperliche Aktivitäten in Ihren Alltag einzubauen. Ein voller Terminkalender und geistige Anstrengungen halten Ihr Gehirn aktiv – aber wer sorgt für Ihren Körper?

Die »Hab keine Zeit«-Falle. Bestimmt würden die meisten Menschen auf die Frage, ob sportliche Betätigung wichtig ist, mit einem überzeugten Ja antworten. Doch diese Überzeugung tritt oft in den Hintergrund, weil Zeit und Aufmerksamkeit ständig von anderen Dingen in Anspruch genommen werden.

Klienten, die in diesem Dilemma stecken, fragen wir manchmal: »Wie könnten Sie es schaffen, Sport zu einer nicht verhandelbaren Priorität in Ihrem Leben zu machen?« Damit fordern wir nicht die Einhaltung einer rigiden Vorschrift ein, sondern wir möchten sie dahin bringen, Sport auf neue Art zu betrachten, damit er nicht unabsichtlich auf der Strecke bleibt. Wir ersetzen das Wort »Sport« meist durch »Bewegung«, um zu betonen, dass es eine der wichtigsten Voraussetzungen für Gesundheit ist, dass man seinen Körper *bewegt*. Es geht nicht darum, ins Fitnessstudio zu gehen, um schnaufend sein Programm abzuarbeiten, sondern es geht darum, eine realistische Art zu finden, wie man regelmäßige, genussvolle Bewegung in sein Leben integrieren kann.

Wenn Ihnen das unmöglich vorkommt, versuchen Sie einmal, die Anforderungen und Prioritäten in Ihrem Leben zu bewerten. Ist Ihr Terminkalender vielleicht chronisch übervoll, haben Sie immer mehr vor, als Sie überhaupt schaffen können? Können Sie so weitermachen? Was für einen Preis zahlen Sie dafür? Passen Sie auf sich selbst auf? Sind Sie glücklich? Fühlen Sie sich wohl? Merkwürdigerweise schieben viele unserer Klienten mit viel zu vollem Terminkalender es auf ihre Faulheit, wenn sie keinen Sport machen, obwohl sie doch eigentlich viel zu beschäftigt sind! Aber wenn Ihre Zeit knapp und wertvoll ist, dann können Sie es sich ganz sicher nicht leisten, krank zu werden. Desto mehr Grund haben Sie, sich zu überlegen, wie Sie sich ein bisschen Zeit verschaffen können, um sich um sich selbst zu kümmern.

Die »Ohne Schwitzen zählt es nicht«-Falle. Viele meinen, dass Fitness nur durch Sport erreichbar ist, bei dem man richtig schwitzt. Aber Sie müssen nicht Schweißkapital investieren, um Fitnessdividenden zu ernten. Auch einfache Aktivitäten wie Gartenarbeit, Blätter-Harken oder Wandern bringen Ihnen viele Vorteile. Obwohl das nicht schweißtreibend ist, macht es für Ihren Körper einen großen Unterschied, ob Sie in Bewegung sind oder auf dem Sofa sitzen. In einer groß angelegten wissenschaftlichen Auswertung von mehr als 43 Untersuchungen kamen die amerikanische Gesundheitsbehörde Centers for Disease Control and Prevention (CDC) und das American College of Sports Medicine (ACSM) in den USA

1990 zu dem Schluss, dass es ausreicht, sich an den meisten Tagen der Woche im Verlauf eines Tages eine halbe Stunde auf einfache Art zu bewegen, um das Risiko einer Herzkrankheit zu halbieren!

Sie brauchen also nur dreißig Minuten Bewegung am Tag anzusammeln, und das an den meisten Tagen der Woche. Es müssen *keine zusammenhängenden* dreißig Minuten sein. (Besonders diese Schlussfolgerung aus der Untersuchung ist für viele überraschend.) Zum Beispiel kann die Aktivität aus drei zehnminütigen Tätigkeiten bestehen oder aus zwei fünfzehnminütigen und so weiter. Kürzlich wurde sogar durch eine Studie belegt, dass schon zwei Minuten sportliche Übungen täglich Schulter- und Nackenschmerzen signifikant verringern (American College of Sports Medicine 2011). Und eine andere ermutigende Studie fand heraus, dass auch kurze sporadische Aktivität (definiert als zufällige, nicht absichtsvolle physische Aktivitäten, die sich durch Tätigkeiten des täglichen Lebens anhäufen) signifikante Vorteile erbrachte (McGuire und Ross 2011). Jedes kleine bisschen zählt!

Der Anfang eines lebenslangen Engagements

Werden Sie im Alltag aktiv

Kinder sind meistens in Bewegung – sie rennen, springen, hopsen, zappeln. Doch wenn wir älter werden, lässt unsere physische Aktivität trotz eines hektischen Lebensstils nach. Anders als Kinder müssen wir also bewusst nach Möglichkeiten suchen, körperliche Bewegung in unsere Routinetätigkeiten zu integrieren. Zum Beispiel könnten Sie überlegen, ob Sie Ihr

Auto etwas weiter vom Arbeitsplatz entfernt parken, um dann zehn Minuten zur Arbeit zu laufen. Wenn Sie den Rückweg dazurechnen, haben Sie schon zwanzig Minuten Bewegung eingebaut. Fügen Sie noch einen zehnminütigen Spaziergang in der Mittagspause hinzu, dann haben Sie das Minimum für körperliche Fitness und deren Gesundheitsvorteile bereits erreicht. Wenn Sie das fünfmal in der Woche machen, sind Sie in einem Jahr 130 Stunden oder ungefähr 700 Kilometer gelaufen! Bedenken Sie also immer, dass auch ganz normale Bewegungsaktivitäten einen Unterschied machen. (Natürlich können Sie außerdem auch gezielten Sport machen, zum Beispiel Joggen oder Aerobic.)

Lassen Sie Geräte, die es uns »bequem« machen, ausgeschaltet und nutzen Sie stattdessen »Humanenergie«, um sich zu mehr täglicher Bewegung zu verhelfen:

- Benutzen Sie einen Handrasenmäher anstatt eines Elektrorasenmähers.
- Laufen Sie die Treppen, anstatt mit der Rolltreppe oder dem Fahrstuhl zu fahren.
- Gehen Sie mit dem Hund spazieren (oder überlegen Sie, ob Sie sich einen anschaffen).
- Fahren Sie mit dem Rad zur Arbeit, wenn Sie nahe genug wohnen.

Wählen Sie einen Sport, der Spaß macht

Der wichtigste Faktor für das Beibehalten beständiger Aktivität – so zeigen immer mehr Unterushcungen – ist nicht die Konzentration auf Fitnessziele, sondern die Freude an der Bewegung. Beim Sport Spaß zu haben kann heißen, dass man ihn zusammen mit einem Freund, einem Familienmitglied oder dem Trainer macht. Es ist vielleicht die einzige Zeit am Tag, in der Sie sich in Ruhe unterhalten können. Vielleicht sind Ihre Tage aber auch angefüllt mit anstrengender Kommunikation, sodass Sie es genießen, beim Sport allein zu sein.

Ganz sicher vergällt man sich den Spaß am Sport, wenn man sich dabei verletzt. Achten Sie also darauf, dass Sie langsam anfangen, egal, wofür Sie sich entscheiden. Hier sind ein paar Vorschläge:

- In Gesellschaft kann Sport viel Spaß machen, zum Beispiel beim Volleyball, Basketball oder Tennis.
- Werden Sie auf unterschiedliche Arten aktiv. Wenn Sie Verschiedenes machen, verringern Sie Verletzungsmöglichkeiten und erhöhen den Spaßfaktor.
- Wenn Sie zu Hause an Sportgeräten trainieren, können Sie währenddessen Ihre Lieblingsfilme ansehen oder ein Buch lesen.
- Machen Sie aus Ihrem Spaziergang den puren Genuss, indem Sie auf Ihrem Handy Musik, Hörbücher oder Podcasts hören.
- Benutzen Sie keine Apps oder Tracker, mit denen Sie sich auf eine Anzahl Kalorien oder Schritte fokussieren, denn so konzentrieren Sie sich weiter auf die Zahlen, anstatt sich an der Bewegung zu erfreuen.

Machen Sie Bewegung zur nicht verhandelbaren Priorität

Überlegen Sie, wie Sie auf regelmäßiger Basis Zeit für Bewegung einplanen können und tragen Sie sich den Termin ein. Nehmen Sie ihn so ernst wie eine Besprechung oder eine andere Verabredung.

Wenn Sie viel reisen:

- Packen Sie Ihre Wanderschuhe ein. (Zu Fuß kann man eine neue Stadt sehr gut entdecken.)
- Nehmen Sie ein Springseil mit. (Ein leichtes Gepäckstück, das in kürzester Zeit das Herz in Schwung bringt.)
- Wählen Sie Hotels mit Fitnessbereich. (Davon gibt es inzwischen viele.)
- Nutzen Sie Aufenthaltszeit bei Zwischenlandungen und laufen Sie auf dem Flughafen umher. (Ist nach stundenlangem Sitzen sehr wohltuend.)

Nehmen Sie Krafttraining und Stretching mit ins Programm

Krafttraining hilft, die Muskeln nach dem Verschleiß durch die Diäten wieder aufzubauen. Das ist auch wichtig, weil unsere Muskelmasse mit dem Alter schwindet. Nach dem dreißigsten Lebensjahr verlieren wir drei bis acht Prozent unserer Muskelmasse pro Jahrzehnt (English & Paddon-Jones 2010). Im Durchschnitt verliert man etwa drei Kilogramm Muskelmasse in jedem Lebensjahrzehnt. Wer jahrelang Diäten gemacht hat, verliert sein Muskelgewebe sowohl aufgrund des Alterungsprozesses als auch aufgrund der Diäten. Und wie weiter oben bereits ausgeführt, ist Muskelmasse stoffwechselaktives Gewebe, das Ihren Stoffwechsel in Schwung hält. Bill Evans und Irwin Rosenberg, Forscher und Autoren von *Biomarkers: The 10 Keys to Prolonging Vitality*, schätzen, dass unsere Stoffwechselrate von unserem zwanzigsten Lebensjahr an jedes Jahr um zwei Prozent sinkt, und schreiben dies der geringer werdenden Muskelmasse zu.

Normale sportliche Betätigung, sogar schnelle Bewegungen wie Joggen verhindern den Rückgang der Muskelmasse aufgrund des Alterungsprozesses nicht. Eine über zehn Jahre angelegte Studie an Joggern (Mindestalter vierzig Jahre) zeigte, dass sie zwar fit blieben, aber trotzdem im Durchschnitt vier Pfund Muskelmasse von den nicht trainierten Körperbereichen verloren. Ihre Beinmuskeln veränderten sich nicht, aber ihre Armmuskeln verloren an Masse. Eine Ausnahme bildeten drei Läufer, die gleichzeitig Gewichtstraining für die Oberarme gemacht hatten. Sie behielten auch am Oberkörper ihre Muskelmasse bei. Man kann also etwas gegen den Verlust von Muskelmasse tun.

Stretching hilft, Verletzungen vorzubeugen und die Arbeit der Muskeln zu verbessern. Außerdem hält es die Sehnen flexibel, was mit zunehmendem Alter immer wichtiger wird. Denn mit dem Alter lässt die Elastizität der Sehnen nach, was die Beweglichkeit einschränkt und das Verletzungsrisiko vergrößert.

Das ACSM empfiehlt, Krafttraining und Stretching in ein Fitnessprogramm für alle gesunden Erwachsenen aufzunehmen (Garber et al. 2011). Vor allem empfehlen sie:

- Krafttraining mindestens zweimal wöchentlich,
- ein Durchgang von acht bis zehn Wiederholungen aus acht bis zehn Übungen für das Training jeder größeren Muskelgruppe,
- Stretching mindestens zwei bis drei Tage pro Woche.

Kann man zu viel Sport machen?

Ist etwas dagegen zu sagen, noch mehr Sport zu machen, um sich gut zu fühlen? Nein. Aber seien Sie vorsichtig, um nicht in die Diät-Abnehm-Falle zu tappen. Werden Sie nicht zum Sklaven Ihres Trainings und zählen Sie nicht die verbrannten Kalorien. Hinweise auf den *Missbrauch von Sport* sind zum Beispiel:

- Unfähigkeit, Sport wegzulassen, sogar wenn man krank oder verletzt ist;
- sich schuldig fühlen, wenn man auch nur einen Tag keinen Sport macht;
- nachts nicht schlafen können – ein Zeichen für zu viel Training;
- Sport als Strafe einsetzen, wenn man zu viel gegessen hat, zum Beispiel fünf Kilometer extra laufen wegen eines Stücks Kuchen;
- Angst haben, dass man plötzlich zunehmen wird, wenn man einen Tag keinen Sport macht.

Ruhepausen sind hilfreich

Ruhepausen sind genauso wichtig wie das Training. Auch für viele unserer Klienten ist es schwierig, dies anzuerkennen. Wenn Sie an einem bestimmten Tag aus irgendeinem Grund nicht Sport treiben können, heißt das nicht, dass Sie plötzlich aus der Form geraten.

Einige Klienten befürchten, dass sie ihren Sport nicht weiter fortführen, wenn sie eine Pause machen. Doch dabei handelt es sich um das Alles-oder-nichts-Denken der Diäthaltenden. Fangen Sie einfach wieder damit an, sobald Sie können. Je häufiger Sie ein Bewegungsprogramm wiederaufnehmen, nachdem Sie es unterbrochen hatten, desto größer wird Ihr Vertrauen in Ihre Fähigkeit, mit Ihrem Programm fortzufahren, auch wenn Sie mal ein paar Tage verhindert sind. Nach einiger Zeit werden Sie Ihre Befürchtung los sein, nicht dabeibleiben zu können. Außerdem ist es dieses Mal sowieso etwas anderes, denn Sie machen ja keine Diät.

Sich um sich selbst zu kümmern, kann manchmal auch heißen, *keinen* Sport zu machen. Wenn Ihnen zum Beispiel nicht mehr als vier Stunden Schlaf bleiben und Sport bedeuten würde, dass Sie um fünf Uhr morgens aufstehen müssen, dann ist es sicher besser, an diesem Tag eine Pause einzulegen. Ruhepausen sind ebenfalls wichtig. Auch wenn Sie den Beginn einer Erkältung spüren oder sich einfach nur erschöpft fühlen, lassen Sie den Sport einmal weg. Ruhepausen führen außerdem dazu, dass Sie Bewegung danach wieder als besonders erfrischend und genussvoll empfinden.

Achtsamkeit und Sport

Sie können Bewegungsempfehlungen für Ihre Gesundheit umsetzen, während Sie gleichzeitig dem Erlebnis in Ihrem Körper nachspüren (in den USA »mindful exercise« genannt). Ein Konzept, das unter anderem von den Psychologinnen Rachel Calogero und Kelly Pedrotty propagiert wird (2007). Achtsamkeit und Sport sind dabei eins. Vier Komponenten gehören zu diesem Ansatz:

- Der Zusammenhang zwischen Geist und Körper wird intensiviert und die Koordination verbessert.
- Geistiger und körperlicher Stress wird verringert.
- Achtsamkeit führt zu Freude und Genuss an der Bewegung.
- Achtsamkeit bei der Bewegung kann den Körper verjüngen.

Wenn Sie eine körperliche Aktivität achtsam ausführen, erleben Sie Ihren Körper intensiver. Richten Sie Ihre Aufmerksamkeit darauf, wie sich der Körper vor, während und nach dem Sport anfühlt. Das Hauptziel ist, eine Verbindung zum Körper herzustellen, Signale von Müdigkeit und Schmerz wahrzunehmen und zu spüren, wann man mit der Bewegung aufhören sollte.

Wenn das Ziel der körperlichen Betätigung darin liegt, sich gut zu fühlen, und nicht darin, verbrannte Kalorien zu zählen oder sich für »falsches« Essen zu bestrafen, wird die Bewegung zur Freude.

15. Prinzip 10: Erhalten Sie Ihre Gesundheit mit sanfter Ernährung

Entscheiden Sie sich für Nahrungsmittel, die Ihre Gesundheit und Ihre Geschmacksknospen ehren und dazu führen, dass Sie sich wohlfühlen. Denken Sie daran, dass Sie sich nicht genau nach irgendwelchen Richtlinien ernähren müssen, um gesund zu sein. Von einem Snack, einer Mahlzeit oder einem Essenstag bekommen Sie nicht plötzlich ein Nährwertdefizit oder eine Krankheit. Es kommt darauf an, was Sie regelmäßig über längere Zeit essen – auf den Fortschritt kommt es an, nicht auf Perfektion.

»Ich denke noch immer, dass ich eines Tages hier hereinkomme und Sie mir sagen, dass die Essensparty vorbei ist.« Diese Furcht hören wir sehr häufig, und sie ist einer der Gründe, warum wir mit unseren Klienten lieber später im Verlauf des Prozesses zum intuitiven Essen über Ernährung sprechen als zu Beginn. Es ist auch der Grund, dass *Erhalten Sie Ihre Gesundheit mit sanfter Ernährung* in diesem Buch als letztes Prinzip behandelt wird. Man kann schwerlich über Gesundheit und das fürsorgliche Umgehen mit sich selbst sprechen, ohne auch die Art der Ernährung zu berücksichtigen. Aber unsere Erfahrung hat uns gezeigt, dass es sehr schwer ist, wirklich gesundes Essen anzustreben, solange man keine gesunde Beziehung zum Essen hat. Wer eine Diät nach der anderen gemacht hat, kann sogar die besten Ernährungsrichtlinien noch mit einer Diätmentalität im Kopf anwenden.

Aber wir wollen nicht den Eindruck erwecken, dass wir Ernährung nicht für wichtig halten, nur weil sie im letzten Prinzip des Prozesses zum intuitiven Essen behandelt wird. Selbstverständlich schätzen wir die Gesundheit als ein sehr hohes Gut. Doch keine Angst; wir werden Ihnen trotzdem nicht den Essensteppich unter den Füßen wegziehen.

Die Rolle der Ernährung zur Vorbeugung chronischer Krankheiten ist eindeutig wissenschaftlich belegt. Aber es gibt noch andere wichtige Faktoren, die die Gesundheit und Langlebigkeit beeinflussen und die sogar einen tiefer gehenden Einfluss haben, zum Beispiel:

- *Soziale Bindungen,* dazu gehören die Qualität Ihrer Beziehungen, Einsamkeit und das Gefühl, mit den Menschen in seinem Leben sozial verbunden zu sein. Soziale Bindungen werden mit einem geringeren Risiko für die Sterblichkeit sowie mit einer Reihe von Krankheiten in Zusammenhang gebracht. Diejenigen, die dem skeptisch gegenüberstehen, sollten folgende Fakten bedenken: Psychosoziale Risikofaktoren sind ein größeres Risiko für Herzkrankheiten als Entzündungsmarker im Blut. Darüber hinaus wurde in einer von Julianne Holt-Lunstad von der Brigham Young University veröffentlichten Untersuchung festgestellt, dass soziale Isolation sich stärker auf die Sterblichkeit auswirkt als das Rauchen von fünfzehn Zigaretten am Tag.

- *Schwierige Kindheitserfahrungen* (Adverse Childhood Experiences, ACE), also potenziell traumatische Ereignisse in der Kindheit wie häuslicher Missbrauch oder das Aufwachsen mit einem drogensüchtigen Elternteil. Laut den amerikanischen Centers for Disease Control stehen mindestens fünf bis zehn der häufigsten Todesursachen in den USA in Zusammenhang mit schwierigen Kindheitserfahrungen.
- *Soziale Gesundheitsdeterminanten* sind ökonomische und soziale Bedingungen, die die Gesundheit der Menschen beeinflussen, darunter Armut, Rassismus, der Wohnort, der Zugang zu Gesundheitsfürsorge und sauberem Wasser.

Die übermäßige Betonung der Wichtigkeit bestimmter Ernährungsfaktoren in den USA hat eine Nation von schuldbewussten Essern hervorgebracht, die meinen, sich entschuldigen zu müssen, wenn sie ein traditionelles Thanksgiving-Festmahl oder ein reichhaltiges Dessert genießen. Zur Einordnung: Die Centers for Disease Control schätzen, dass Gene, Biologie und Gesundheitsverhalten zusammen etwa 25 Prozent der Volksgesundheit ausmachen.

Essenssorgen

Fast täglich gibt es eine neue Schlagzeile oder eine Titelgeschichte über ein Essensthema; die Inhalte reichen von Berichten über die schädliche Wirkung von Produkten aus gentechnisch veränderten Pflanzen bis zur Wiedergabe von

Untersuchungen, die ergaben, dass Margarine doch nicht gesünder ist als Butter (und vielleicht sogar gesundheitsschädlicher). Im besten Fall verwirren solche widersprüchlichen Meldungen, im schlechtesten tragen sie zu einer wachsenden Essensphobie bei. Interessensgruppen, die ihren Einfluss auf die Medien ausüben, vergrößern diese Ängste noch. Fügt man noch die Lebensmittelunternehmen hinzu, die jedes Forschungsergebnis aufgreifen, um es für sich zu nutzen, dann kommen dabei verwirrte und besorgte Konsumenten heraus.

Die Ernährungsforschung, so wie sie in den Medien dargestellt wird, erzeugt schnell den Eindruck, dass Essen einen entweder tötet oder heilt. Das fördert die Vorstellung, dass Essen eine Zauberkraft ist, die alles kann. Da überrascht es auch nicht, wenn einige glauben, dass eine Mischung aus Apfelessig, Honig und Cayennepfeffer Körperfett beseitigt oder dass bestimmte Essenskombinationen die Stoffwechselrate erhöhen. Doch das ist nicht der Fall.

Berichte über irreführende Nahrungsmittelwerbung schaffen unabsichtlich noch mehr Angst vorm Essen. Die Botschaft für den Konsumenten heißt, dass man den Lebensmittelfirmen nicht trauen kann, oder zumindest nicht dem, was auf den Lebensmitteletiketten steht – man wird betrogen. Wenn Sie sich aber Sorgen machen, was in Ihrem Essen wirklich drin ist, wie können Sie es da genießen? Wenn Sie glauben, dass es bald ein Zauberessen oder eine Zauberpille geben wird, die Sie von Ihren Problemen befreit, warum sollen Sie sich dann selbst mit dem Problem beschäftigen?

Im Gegensatz zur landläufigen Meinung ist die Ernährungswissenschaft nichts in Stein Gemeißeltes. Die Forschung ist ein langsamer, sich entwickelnder Prozess des Sammelns und

Auswertens von Daten, in dessen Verlauf häufig Theorien umgekrempelt werden, die lange Zeit als anerkannt galten. Hier sind zwei eklatante Beispiele:

- 80 bis 90 Prozent aller Magengeschwüre werden von einem Bakterium namens Helicobacter pylori verursacht. Doch bis dies im Jahr 1982 entdeckt wurde, hielt man bestimmte Bestandteile von Nahrungsmitteln für eine der Hauptursachen und versuchte, Magengeschwüre durch das Verschreiben einer rigiden medizinischen Diät zu heilen.
- Jahrzehntelang hielt man mehrfach ungesättigte Fettsäuren (PUFA) für gesund für das Herz, doch eine kritische Analyse der Daten ergab, dass ein bestimmter Typ dieser Fettsäuren tatsächlich das Risiko einer Herzkrankheit erhöhen kann (Ramsden et al. 2010).

Oder vielleicht glauben Sie, dass reichhaltige, fette Speisen automatisch zu Herzkrankheiten führen und dass Sie eine »perfekte« spartanische Diät einhalten müssen, um fit zu sein. Beides ist nicht der Fall. Wenn Sie sich verdeutlichen, dass die Ernährungswissenschaft sich ständig weiterentwickelt, können Sie vielleicht eher den Glauben ablegen, dass Sie eine perfekte Essensauswahl treffen müssen, um gesund zu bleiben.

Frankreich und das Genussprinzip

Die Franzosen haben eine höhere Lebenserwartung, nehmen weniger Medikamente und haben eine bemerkenswert niedrigere Rate an Herzkrankheiten, und doch ernähren sie sich auf eine Art, die nicht gerade gesund erscheint. Dieses Phänomen wird auch als französisches Paradox bezeichnet. Bemerkenswert ist auch, dass Frankreich von allen Industrienationen den höchsten Pro-Kopf-Verbrauch an Milchfettprodukten (Sahne, Butter, Käse usw.) hat (Guyenet 2008).

Bei den Franzosen gibt es weniger Essstörungen, und sie machen auch weniger Diäten als die Amerikaner. Während man spekuliert, dass Rotweinkonsum und das Essen kleinerer Portionen die Erklärung für das französische Paradox sein könnte, glauben wir, dass es vielleicht die Beziehung der Franzosen zum Essen ist. Die Franzosen haben eine positivere Haltung dem Essen gegenüber – es wird als eine der Freuden des Lebens angesehen, nicht als ein Gift. Essen hat für sie nichts Abstoßendes, sondern ist im Gegenteil etwas Verehrungswürdiges. Vielleicht ist das der Grund, warum unsere Klienten, die in Frankreich waren, bevor sie den Prozess des intuitiven Essens begannen, beschreiben, wie sehr sie ihre Essenserfahrung dort und die Freude am Essen genossen.

Die Franzosen schenken den sinnlichen Qualitäten des Essens mehr Aufmerksamkeit und nehmen sich für eine Mahlzeit bedeutend mehr Zeit, während sie gleichzeitig weniger essen – und verschaffen sich so ein viel befriedigenderes Esserlebnis. Sogar wenn die Franzosen Fast Food essen, nehmen sie sich dafür mehr Zeit, verglichen mit der Essgeschwindigkeit der Amerikaner (Rozin et al. 2003). Und sie kultivieren die Freuden des Gaumens schon in einem sehr frühen Alter. Zum Beispiel werden in staatlichen Kindergärten in Paris den Kleinkindern Drei-Gänge-Menüs serviert.

Interessanterweise hat die Forschung ergeben, dass die medizinische Praxis von französischen und amerikanischen

Ärzten deren jeweilige Esskultur widerspiegelt. Amerikanische Ärzte verschreiben mehr Medikamente, während französische Ärzte eher dazu neigen, ihren Patienten Ruhe, Urlaub oder einen Aufenthalt im Spa zu empfehlen (Rozin 1999).

Was wir von Ernährungs-Abweichlern lernen können

Der Arzt Stewart Wolf machte eine bemerkenswerte Entdeckung: In einer kleinen italienischen Immigranten-Gemeinde in Roseto, Pennsylvania, war die Häufigkeit von Todesfällen aufgrund von Herzinfarkt und von Herzkrankheiten allgemein über drei Generationen hinweg erstaunlich niedrig (Stout et al. 1964, Wolf et al. 1974, Egolf et al. 1992). Noch verblüffender war die Entdeckung, dass es nicht die besondere Ernährung der Menschen in dieser Gemeinde war, die ihre Herzen schützte. Im Gegenteil, in Roseto wurde normales amerikanisches Essen gegessen, das noch dazu auf amerikanische Art zubereitet wurde. Die italienisch-mediterrane Ernährung war verloren gegangen.

Als Ursache ihrer gesunden Herzen und ihrer Langlebigkeit machte man schließlich ihren sozialen Zusammenhalt und die gegenseitige soziale Unterstützung aus. Dieses Phänomen wurde als Roseto-Effekt bekannt und inspirierte den Autor Malcolm Gladwell zu seinem Bestseller *Überflieger*. Der Roseto-Effekt zeigt, dass die Wirkung positiver emotionaler Erlebnisse einen größeren Einfluss auf die Gesundheit haben kann als das, was wir essen.

Olympia-Schwimmer – Poster-Boy für Junkfood

Der Schwimmer Michael Phelps machte weltweit Schlagzeilen – nicht nur, weil er so viele Rekorde brach und so viele Goldmedaillen gewann. Auch seine Nahrungsmittelauswahl zog die Aufmerksamkeit der Medien auf sich. Hier ist ein typisches Beispiel für Phelps' Mahlzeiten:

- **Frühstück:** Sandwiches mit gebratenem Ei, zusätzlich dick mit Käse belegt, gebratene Zwiebeln und Mayonnaise
- **Mittagessen:** ein Pfund angereicherte Pasta, Sandwiches mit Schinken und Käse, mit Mayonnaise auf Weißbrot
- **Abendessen:** eine ganze Pizza und ein Pfund Pasta

Die hohe Aufnahme an Kalorien (etwa zwölftausend) war für Sporternährungsfachleute nicht überraschend, aber die Qualität von Phelps' Ernährung wurde kritisiert.

In der Zeitschrift *People* erschien ein zweiseitiges Foto von Phelps in seinem olympischen Schwimmanzug, umgeben von den Nahrungsmitteln, die er üblicherweise isst – ein bemerkenswertes Bild! Diese visuelle Botschaft hat vielen unserer Klienten geholfen. Wenn sie bei uns das Foto sehen, fragen wir sie: »Wenn Nahrungsmittel, die einige als Junkfood bezeichnen, einen Menschen automatisch ungesund machen könnten – wie kann Phelps dann solche Spitzenleistungen erbringen?«

Nahrungsmittel sind nicht entweder gut oder schlecht. Es scheint häufig die Furcht zu herrschen, die man mit dem Satz zusammenfassen könnte: »Wenn ich davon einen Bissen esse, bekomme ich ...« (Füllen Sie die Lücke aus: einen Herzinfarkt, Krebs und so weiter.) Wenn Sie keine potenziell tödliche Essensallergie haben und keine Krankheit wie zum Beispiel Zöliakie, wird ein Bissen eines Nahrungsmittels, eine Mahlzeit oder ein Essenstag Ihre Gesundheit oder Ihre Fitness weder ruinieren noch retten. Dafür ist Phelps ein gutes Beispiel.

Der Ernährungspsychologe Paul Rozin vermutet, dass ein Hauptgrund für den »Gutes-Essen/Schlechtes-Essen«-Glauben die steigende Anzahl von Studien über Nahrungsmittel ist, die in den Medien diskutiert werden. Natürlich werden diese Artikel nicht von einer pädagogischen Einführung begleitet, die die Bedeutung in wissenschaftlichen Untersuchungen von Wahrscheinlichkeit, Risiken, Vorteilen und den Unterschied zwischen einem Grund und einem Zusammenhang erläutert. Für den durchschnittlichen Leser sind die Ergebnisse dieser Untersuchungen Fakten, vor allem wenn von den gesundheitsschädlichen Wirkungen eines bestimmten Nahrungsmittels berichtet wird. Und um sich nicht bei jedem Bissen unsicher zu sein, entwickeln viele den eingeengten Glauben, dass ein Nahrungsmittel entweder gut oder schlecht ist.

Ernährung nach Zahlen?

In den USA gibt es seit über zwei Jahrzehnten eine amtliche Vorschrift, beinahe jedes Lebensmittel mit Nährwertinformationen zu versehen, was jedoch zu einem Essen- und Körperwahn geführt hat. Es verwundert nicht, dass sich seitdem die Zahl von Essstörungen verdoppelt hat, mit einem gleichzeitigen Anstieg von Orthorexie und unkontrolliertem Essen. Je mehr eine Person sich beim Essen auf das ängstliche Berechnen von Inhaltsstoffen konzentriert, desto schwieriger wird es, die Signale des eigenen Körpers wahrzunehmen.

Gesund zu essen, sollte sich gut anfühlen, sowohl körperlich als auch psychisch, und ein zufriedenstellendes Erlebnis sein. Aber dieses Gefühl haben wir aus den Augen verloren, weil es von einer allgemein verbreiteten Essens- und Fettphobie überdeckt wird. Unser Credo: *Genießt* das Essen von Nahrung, nicht zu viel – *und nicht zu wenig*. Überwiegend das, *was euch zufriedenstellt.*

Frieden mit der Ernährung schließen: Gesundheit erreichen

Wir definieren gesundes Essen als ein gesundes Gleichgewicht zwischen Nahrungsmitteln *und* einer gesunden Beziehung zum Essen. Natürlich gibt es einen Nährwertunterschied zwischen einem Apfel und einem Stück Apfelkuchen. Eine gesunde Beziehung zum Essen zu haben bedeutet, dass man nicht aufgrund seiner Essensauswahl moralisch besser oder schlechter ist. Die Essensauswahl hat mit dem Charakter nichts zu tun.

Wir haben uns in diesem Buch auf die gesunde Beziehung zum Essen konzentriert, weil dieser wichtige Aspekt oft viel zu kurz kommt. Der größte Teil der Prinzipien intuitiven Essens (Prinzip 1 bis 8) beschäftigt sich mit der Einstimmung auf Ihre innere Welt, die Ihre Gedanken, Gefühle und Überzeugungen (wie Hunger- und Sättigungssignale) umfasst.

Das Erreichen »wahrhafter Gesundheit« beruht auf einem Prozess der dynamischen Integration Ihrer inneren Welt und der äußeren Welt der Gesundheitsrichtlinien, wie Bewegung und Ernährung. Sie selbst entscheiden, was aus der äußeren Welt Sie integrieren wollen, um Ihre »wahrhafte Gesundheit« zu erreichen. Zur äußeren Welt gehören auch die Gesundheitspolitik (Forschung und Meinungen von Gesundheitsexperten) und philosophische Einstellungen, zum Beispiel der Wunsch, regionale Produkte mit einer geringen CO2-Bilanz zu essen. Wenn Sie innerlich sehr stabil sind, können Sie diesen Wert integrieren, während Sie gleichzeitig Hunger, Sättigung oder Zufriedenheit respektieren. Wenn Sie jedoch solche Ziele zu früh mit einbeziehen, besteht das Risiko, dass sie Ihre innere Einstimmung behindern.

Grundsätze der Essensweisheit

Es ist allgemein bekannt, wie wichtig Vielfalt, Mäßigung und Ausgewogenheit für die Ernährung sind. Eine im *American Journal of Nutrition* veröffentlichte Studie ergab, dass bei Menschen, die in ihrer Ernährung mehrere Nahrungsgruppen wegließen, das Sterberisiko stieg! Bei Erwachsenen, die Nahrungsmittel aus nur zwei oder noch weniger Nahrungsmittelgruppen aßen, zeigte sich eine Zunahme des Sterberisikos von 50 Prozent bei Männern und 40 Prozent bei Frauen. Aber wie oft isst man Tag für Tag das Gleiche? Wann haben Sie zum letzten Mal ein neues Müsli ausprobiert oder eine neue Brotart?

Vielleicht ist es in der Welt der Diäten und des Zählens von Makros einfach leichter und sicherer, bestimmte Nahrungsmittel ganz auszuschließen, anstatt sie nur hin und wieder zu essen. Oder Sie befürchten, dass Sie bei einigen Nahrungsmitteln nicht in der Lage sind, nur eine moderate Menge zu essen? Hier können die Ernährungsgrundsätze der Mäßigung und der Ausgewogenheit helfen. Zunächst einmal heißt Mäßigung nicht weglassen. Wenn Sie ganze Nahrungsmittelgruppen weglassen, bekommt Ihr Körper vielleicht nicht mehr, was er braucht. Mäßigung heißt einfach nur, alle Lebensmittel in angemessener Häufigkeit und Menge zu essen, ohne in die Extreme von zu viel oder zu wenig zu fallen.

Und Ausgewogenheit kann man über eine gewisse Zeit hinweg erreichen – es muss nicht bei jeder Mahlzeit von jedem etwas sein. Ihr Körper läuft nicht nach Stechuhr. Die meisten Ernährungsempfehlungen sollen durchschnittlich über eine gewisse Zeit angestrebt werden, nicht bei einer Mahlzeit oder an einem einzigen Tag.

Geschmack zählt

Beim Essen auf die Ernährung zu achten, hat nichts mit Entbehrung zu tun. Das Problem ist, dass gesundes Essen bei vielen Menschen mit negativen Essenserfahrungen in Zusammenhang steht. Wie oft haben Sie zum Beispiel gehört »Daran gewöhnt man sich«, was in Wirklichkeit hieß, dass das Essen so schlecht schmeckte, dass man sich selbst konditionieren musste, um es zu mögen! Oder wie viele Male wurde Ihnen als Kind gesagt »Iss dein Gemüse, dann kannst du auch den Nachtisch haben«, was den Eindruck erweckte, dass Gemüse zu essen, so unangenehm ist, dass man eine Belohnung verdient, wenn man es hinunterwürgt. Oder vielleicht haben Sie die folgenden Erfahrungen gemacht:

- Minderwertige »neue gesunde Nahrungsmittel« – von Lebensmittelunternehmen, die aus dem letzten Ernährungstrend Kapital zu schlagen versuchen – von fettfrei bis glutenfrei. Die Einführung von gummiartigem fettfreien Mozzarella bis zu Frischkäse, der nach Fugenkitt schmeckt, fördert nicht gerade die Begeisterung für gesundes Essen.
- Selbsttäuschung – wenn Sie Ihre Augen schließen (und Ihre Geschmacksknospen) und so tun, als wenn Sie einen großartigen Ersatz für etwas essen, was Sie eigentlich gerne essen würden. Zum Beispiel ein paar Eiswürfel in einen Mixer geben und eine heiße Diätschokolade dazu und das dann einen Milchshake nennen – brrh!

Die Qualität der Ernährung

Bestimmt möchten einige unbedingt hören, was die Ernährungsgemeinde empfiehlt, wenn es darum geht, durch Essen die Gesundheit zu fördern. Wählen Sie aus den folgenden Abschnitten aus, was zu Ihnen passt, und werfen Sie alle Schuldgefühle über Bord. Wir betonen noch einmal, dass wir Ihnen nicht den Essensteppich wieder unter den Füßen wegziehen und Ihnen sagen werden, was Sie essen *sollen*. Wir stellen nur Informationen zur Verfügung.

Essen Sie genügend Obst und Gemüse. Wer mehr Obst und Gemüse isst, hat ein niedrigeres Risiko, an vielen chronischen Leiden zu erkranken, vor allem auch ein niedrigeres Krebsrisiko. In fast jeder Studie zum Zusammenhang zwischen pflanzlicher Nahrung und Gesundheit (bis heute mehr als zweihundert) ergibt sich ein Zusammenhang zwischen pflanzlicher Nahrung und einem niedrigeren Krebsrisiko. Obst und Gemüse sind voller Ballaststoffe und Antioxidantien und bieten dadurch noch viele andere Gesundheitsvorteile, außerdem enthalten sie Phytochemikalien, die zusätzliche Gesundheitsvorteile haben (siehe Tabelle).

Phyto-chemikalie	**Obst/Gemüse**	**möglicher Nutzen**
Limonen	Zitrusfrüchte	Hilft Enzyme zu vermehren, die krebserregende Substanzen eliminieren.
Sulforaphan	Kreuzblütler-Gemüse: Brokkoli, Blumenkohl, Rosenkohl, andere Kohlsorten	Stärkt die körpereigene Verteidigung gegen krebserregende Substanzen.
Allylsulfide	Porree, Knoblauch, Zwiebeln, Schnittlauch	Steigert die Produktion von Enzymen, die es dem Körper erleichtern, krebserregende Substanzen auszuscheiden.
Ellagsäure	Weintrauben	Dockt an Karzinogene an und kann verhindern, dass sie die Körper-DNA verändern.

Es gibt Hunderte, vielleicht Tausende Phytochemikalien. Die Forschung kratzt im Moment gerade mal an der Oberfläche ihrer Gesundheitsvorteile. Das ist einer der Gründe, warum wir uns niemals auf künstliche Ernährung aus der Flasche oder als

Tablette werden verlassen können. Wir können keine Bestandteile künstlich herstellen und in ein Nahrungsergänzungsmittel stecken, die noch gar nicht identifiziert sind!

Ein Problem chronisch Diäthaltender ist oft, dass sie kein Gemüse mehr sehen können, denn fast jedes Diätprogramm schreibt Sellerie- und Karottensticks als den Snack der Wahl vor. Wenn das bei Ihnen der Fall ist, überlegen Sie, wie Sie Gemüse und Obst auf genussreiche Art in Ihren Speiseplan integrieren können, ohne dass es nach einer Diät aussieht. Fügen Sie zum Beispiel Ihrer Lieblings-Pasta-Soße geriebene Mohrrüben bei und denken Sie sich andere Möglichkeiten aus, zum Beispiel:

- Gemüselasagne
- Ratatouille
- Rösti mit verschiedenen geraspelten Gemüsen
- frittiertes Gemüse auf Reis
- gefüllter Backofen-Kürbis, gefüllte Paprika, gefüllte Ofenkartoffel
- Pfannkuchen mit frischem Obstsalat
- Obstkompott
- Früchte-Smoothie

Wir haben es noch nie erlebt, dass jemand, der gerne und viel frisches Obst und Gemüse isst, irgendwelche Probleme dadurch bekommt (es sei denn, das ist alles, was er isst). John Potter, Arzt und Forscher der University of Minnesota, führte eine Studie mit einer Gruppe durch, deren Teilnehmer bis zu acht Portionen Obst und Gemüse am Tag aßen. Seine Daten belegen, dass die Menschen *sich damit besser fühlen.*

Essen Sie genug Getreide, vorzugsweise die Hälfte als Vollkorngetreide. Getreide (vor allem Vollkorngetreide) ist eine gute Quelle von Kohlenhydraten, Ballaststoffen und B-Vitaminen.

Essen Sie genug Fisch. Es gibt eine große Anzahl Untersuchungen, die nachweisen, dass der Verzehr von Meeresfrüchten viele gesundheitliche Vorteile bietet – von besserer Stimmung bis zu einem geringeren Risiko chronischer Krankheiten.

Trinken Sie genug – vorwiegend Wasser. Wasser punktet gleich doppelt als Getränk und als Nährstoff. Wasser ist lebensnotwendig – ohne können wir nur ein paar Tage überleben. Wir haben es mit aufgenommen, weil es oft übersehen wird. Die Notwendigkeit, viel zu trinken, ist allgemein bekannt, aber trotzdem berücksichtigen viele unserer Klienten diese Tatsache nicht ausreichend. Die traditionelle Empfehlung lautet achtmal täglich eine Tasse von einem Viertelliter, also etwa zwei Liter pro Tag. Auch Milch, Kaffee oder Tee helfen, die tägliche Flüssigkeitsmenge zu erreichen. Sogar feste Nahrung wie Obst oder Gurken liefert Flüssigkeit.

Industriell verarbeitete Nahrungsmittel. Allgemein kann man sagen, dass ein Nahrungsmittel umso mehr Nährstoffe und weniger Zusätze von Zucker und Natrium enthält, je weniger es industriell verarbeitet ist. Versuchen Sie möglichst folgende Nahrungsmittelarten öfter in Ihren Speiseplan aufzunehmen:

- nährstoffreiche Nahrungsmittel: Dazu gehören Vollkorngetreide, Bohnen, Fisch, Avocado, Nüsse und kalziumreiche Lebensmittel wie Milch, Käse, Joghurt und mit Kalzium angereicherte Sojamilch.

- proteinreiche Nahrungsmittel: Dazu gehören Bohnen, Meeresfrüchte, Huhn, Pute, Nüsse, mageres Fleisch, Eier und Milchprodukte. Protein spielt eine wichtige Rolle beim Aufbau und Erhalt von Muskeln und Hormonen und schafft außerdem ein Gefühl der Sättigung.
- »gute« Fette: Auch Fett ist ein vom Körper benötigter Nährstoff. Als die große Bedeutung von essentiellen Fettsäuren für den Körper entdeckt wurde, wurden diese zunächst als »Vitamin F« bezeichnet (Evans et al. 1928). Zu schade, dass dieser Begriff nicht beibehalten wurde – sonst würde der Beiname Vitamin die Menschen immer daran erinnern, wie wichtig bestimmte Fettbestandteile für unsere Ernährung sind. Wir brauchen Fett in unserer Ernährung aus mehreren Gründen, darunter für die Bildung von Neurotransmitter-Rezeptoren und für die Verwertung von fettlöslichen Nährstoffen wie Vitamin A und E. Das Gehirn besteht hauptsächlich aus Fett und funktioniert am besten mit Omega-3-Fettsäuren, die zum Beispiel in Meeresfrüchten, Fischöl und Algen vorkommen. Andere wertvolle Fette sind Olivenöl, Avocado, Nüsse, Samen, Leinöl und Rapsöl. Fett ist zudem Geschmacksträger und fördert die Sättigung.
- vollwertige Nahrungsmittel: nicht industriell verarbeitete, ballaststoffreiche Nahrungsmittel, wie Vollkornreis, Haferflocken, Hirse, Bohnen, Quinoa, frische Früchte und Gemüse.

Über Ernährungs- und Diättrends

Vegetarismus. Viele Menschen haben sich inzwischen dem Vegetarismus zugewandt. Solange Sie jeden Tag genug Protein zu sich nehmen, können Sie alle benötigten Nährstoffe in Ihre Ernährung integrieren. Wenn Sie Ovo-Lakto-Vegetarier sind, haben Sie mit Eiern und Milchprodukten vollständige Proteinquellen zur Verfügung. Aber auch Bohnen und Nüsse in Kombination mit Getreide und Gemüse können ebenfalls eine ausreichende Menge Protein am Tag liefern.

Die »Fettfrei«-Falle. Die Angst vor Fett hat bei vielen chronisch Diäthaltenden ein extremes Ausmaß angenommen und ist zu einer regelrechten »Fettfrei«-Falle geworden. Weil Fett zum Feind einer ganzen Nation geworden ist, ist eine profitable Industrie für fettfreie Produkte entstanden, die von fettfreiem Käse über fettfreie Kartoffelchips alles nur Erdenkliche anbietet.

Problematisch daran ist die weit verbreitete Auffassung: »Das zählt ja nicht, da kann ich essen, so viel ich will.« Ein solches Denken kann leicht dazu führen, dass man unkontrolliert isst, was zu Überessen führen kann. Statt auf seine Hungersignale zu achten, hat man oft von Beginn an die Absicht, alles aufzuessen. Wenn man aber über das innere Hungergefühl hinaus isst, setzt das die Disharmonie mit den eigentlichen Körperbedürfnissen weiter fort. Außerdem bedeutet *fettfrei nicht kalorienfrei.* Viele unserer Klienten stellten fest, dass sie viel weniger aßen, wenn sie die »echte« Version eines Nahrungsmittels wählten. Das liegt daran, dass dieses befriedigender ist und man bei Essen mit Genuss eher in Kontakt mit seinen Sättigungssignalen bleibt.

Viele der fettfreien Produkte enthalten kaum Vollkorngetreide und daher auch kaum Ballaststoffe. Zum Beispiel ist Müsli aus Reiscrispies vielleicht fettfrei, enthält aber eben auch kaum Ballaststoffe. Es ist nichts falsch daran, fettfreie Nahrungsmittel zusammen mit einer gesunden Ernährung zu essen. Aber wer sich nur fettfrei ernährt, ernährt sich noch lange nicht gesund.

Die »Kohlenhydratfrei«-Falle. Das Fettfrei-Pendel schwang von dem Ausschluss von Fett zur Verteufelung von Kohlenhydraten. Hier sind ein paar wichtige Punkte zu beachten:

- Das Gehirn verwendet Kohlenhydrate als ausschließlichen Brennstoff. Ihr Gehirn braucht Kohlenhydrate!
- Mehrere große Studien haben ergeben, dass eine kohlenhydratarme Ernährung mit einem durch alle Ursachen bedingten früheren Tod und mehr Gesundheitsproblemen in Zusammenhang steht! Zum Beispiel ergab eine Metaanalyse von Mazidi und Kollegen (2019), dass Menschen, die die geringste Menge Kohlenhydrate zu sich nahmen, das höchste Risiko für Herzkrankheiten, Krebs und Schlaganfälle hatten.

Und was ist mit Süßigkeiten? Wie schon gesagt, haben wir keine Tricks mit Ihnen vor. Es gibt keine verbotenen Nahrungsmittel, denn *Entbehrung funktioniert nicht*. Alle von uns empfohlenen Richtlinien sind so gedacht, dass sie sich über einen längeren Zeitraum ausgleichen – ein Schokoriegel bringt das Gleichgewicht nicht durcheinander. Wenn Sie die Diätmentalität abgelegt und Frieden mit dem Essen geschlossen haben, werden Sie merken, dass Sie manchmal ein Bedürfnis nach etwas haben, das unter Nährwertgesichtspunkten keine gute Zensur bekäme. Wir nennen solche Nahrungsmittel Spaßessen. Wir ziehen diesen Begriff demjenigen vor, der im Allgemeinen verwandt wird, wenn es um weniger gesundes Essen geht - Junkfood. Der Begriff »Junkfood« lässt die Assoziation aufkommen, dass dieses Nahrungsmittel keinen eigentlichen Wert hat - dass es eigentlich eher in die Mülltonne gehört. Solche Auffassung finden wir unberechtigt. Es gibt Zeiten, in denen ein Stück Schokoladentorte oder eine Rolle Lakritze genau das ist, was Ihre Geschmacksknospen zufriedenstellt. Und wenn Sie so etwas ab und zu essen, sind Sie deswegen noch längst kein ungesunder Esser.

Essensauswahl - gut informiert

Wir werden oft von unseren Klienten gefragt, ob es ihnen etwas bringt, wenn sie über die Nährwerte in einem Lebensmittel Bescheid wissen. Die Frage ist nicht einfach zu beantworten. Wenn Sie noch Reste der alten Diätmentalität im Kopf haben, dann kann der Blick auf ein Lebensmitteletikett alte Diätgedanken wiederaufleben lassen. Wenn Sie Ihre Essensauswahl aber aufgrund von Ihren Hungersignalen und der angestrebten Zufriedenheit durch das Essen treffen, dann kann eine allgemeine Kenntnis der Nährwertbestandteile im Essen wie zum Beispiel Ballaststoff, Fett und Natrium Ihnen eine zusätzliche Hilfe bei der Auswahl bieten.

Nehmen wir ein Beispiel: Sie wissen, dass es Ihrem Magen-Darm-Trakt beim Erfüllen seiner Aufgaben hilft, wenn Ihre Mahlzeiten einen hohen Ballaststoffanteil enthalten. Nun fällt

Ihnen auf, dass ein Vollkornweizenbrot mehr Ballaststoffe als ein anderes hat. Natürlich wählen Sie das Brot mit dem höheren Ballaststoffanteil. Informationen über Nahrungsmittel auf diese Art zu nutzen respektiert sowohl Ihren Gaumen als auch Ihre Gesundheit.

Oder stellen Sie sich vor, Sie entdecken, dass eine bestimmte Dosensuppe einen sehr hohen Salzgehalt hat, und sorgen sich um Ihren Blutdruck. Vielleicht können Sie die Suppe genauso gut stehen lassen, weil sie nicht zu Ihren Favoriten gehört, und stattdessen eine Suppe mit weniger Salz nehmen. Oder Sie entscheiden sich, dass Sie, wenn Sie schon etwas mit viel Salz essen, lieber eine Pizza nehmen!

Es kann sein, dass auf Ihrer Reise zum intuitiven Esser eine Zeit kommt, in der es für Sie wichtig wird, die Nährwerte zu berücksichtigen. Ob Sie dazu bereit sind, können Sie herausfinden, wenn Sie sich folgende Fragen stellen:

- Wenn Sie Ihre Essensauswahl treffen, berücksichtigen Sie dann die sinnlichen Qualitäten des Essens, während Sie auch mit in Betracht ziehen, wie Sie sich körperlich nach dem Essen fühlen werden?
- Haben Sie gesundheitliche Beschwerden, die sich bessern, wenn Sie bestimmte Nährstoffe zu sich zu nehmen? Medizinische Ernährungstherapie kann in intuitives Essen integriert werden, vielleicht finden Sie es hilfreich, sich von einem Ernährungsberater helfen zu lassen, der in beiden Gebieten ausgebildet ist.
- Wenn Sie an Ernährung und die Bestandteile von Nahrungsmitteln denken, fühlt sich das für Sie neutral an oder wühlt es alte Diätgedanken auf?

- Können Sie sich für ein Nahrungsmittel entscheiden, das vielleicht keinen hohen Nährwertgehalt hat, aber Ihnen Genuss bereitet, ohne dass Schuldgefühle in Ihnen aufsteigen?

Können Sie diese Fragen mit Ja beantworten, dann wird es Ihre Fähigkeit zum intuitiven Essen nicht beeinträchtigen, wenn Sie bei Ihrer Essensauswahl auch gesundheitliche und ernährungstechnische Kriterien berücksichtigen.

Gesundes Essen ohne Genussverzicht

Wenn gesundes Essen ein genussvolles Erlebnis ist *und* Sie sich dadurch besser fühlen, dann ist die Wahrscheinlichkeit größer, dass Sie durch Ihre Essensauswahl weiterhin Ihre Gesundheit respektieren werden. Es ist aber entscheidend, dass Sie aus dem Konzept des gesunden Essens *keine* Alles-oder-Nichts-Ideologie machen, die auf Entbehrung beruht. Fragen Sie sich:

- Mag ich den Geschmack dieses Essens wirklich oder bin ich ein Diät-/Gesundheitsmärtyrer?
- Wenn ich dieses Nahrungsmittel oder diese Mahlzeit esse, wie fühlt sich mein Körper danach? Gefällt mir dieses Gefühl?
- Wie fühle ich mich, wenn ich weiter auf diese Weise esse? Und gefällt mir dieses Gefühl – möchte ich mich weiter so fühlen?
- Wie wird das Essen meine Energie beeinflussen?

Es kann schwer sein, eine Mahlzeit zu genießen, wenn die Leute um Sie herum über Diäten sprechen oder schlecht über ihren Körper (oder den anderer) reden, weil sie ihn nicht mager genug finden. Um Ihr Essen trotzdem genießen zu können, denken Sie an Ihre festgeschriebenen Grundrechte eines intuitiven Essers:

1. Sie haben das Recht, Ihre Mahlzeit zu genießen, ohne dass Sie jemand drängt oder Sie verurteilt, und ohne Diskussion über die zu sich genommenen Kalorien oder den erforderlichen Sport, um diese Kalorien wieder zu verbrennen.
2. Sie haben das Recht, sich eine zweite Portion zu nehmen, ohne sich dafür entschuldigen zu müssen.
3. Sie haben das Recht, Ihre Sättigung zu respektieren und zum Dessert oder einer zweiten Portion ohne zusätzliche Erklärung »Nein, danke« zu sagen.
4. Sie haben das Recht, bei Ihrem ersten Nein zu bleiben, auch wenn Sie mehrere Male gefragt werden. Wiederholen Sie einfach ruhig und höflich: »Nein, danke, wirklich nicht.«
5. Es liegt nicht in Ihrer Verantwortung, jemanden dadurch glücklich zu machen, dass Sie sich überessen, auch wenn jemand Stunden damit zugebracht hat, ein besonderes Menü zuzubereiten.
6. Sie haben das Recht, zum Frühstück Kürbiskuchen zu essen (oder Müsli zum Mittag!), egal, ob jemand abwertende Kommentare von sich gibt oder mit den Augen rollt.

Bedenken Sie immer, dass niemand außer Ihnen selbst weiß, wie Sie sich gerade fühlen, sowohl körperlich als auch emotional. Das erfordert eine innere Einstimmung, keine wohlmeinenden Empfehlungen und Vorschläge von außen.

Lassen Sie sich nicht auf ein Essenspodest heben

Unsere Klienten denken anfangs, wir müssten perfekte Essgewohnheiten haben – schließlich sind wir Ernährungsberaterinnen. Aber wir möchten nicht auf ein Podest gehoben werden. Eine der besten Informationen, die wir unseren Patienten weitergegeben haben, war nicht die, wie sehr wir auf unsere Ernährung achten, sondern dass wir ein ganzes Stück Tiramisu gegessen und jeden Bissen genossen haben. Oder als wir uns in einer Situation befanden, in der wir einfach den nächsten Schokoriegel verschlingen mussten. Und trotz solcher Momente ernähren wir uns insgesamt ausgewogen.

Viele unserer Klienten wurden als intuitive Esser von Freunden, Kollegen und Familienmitgliedern in einen besonderen Rang erhoben, weil sie sich so perfekt zu ernähren schienen. »Sie ist die Gesundheitsbewusste.« Am Anfang macht die besondere Aufmerksamkeit vielleicht noch Spaß, weil man selbst froh über sein neues Essgefühl ist. Aber nach einer Weile wollen die meisten dieses Image nicht mehr. Es erzeugt Druck, dieser Rolle gerecht zu werden. Wenn man sich auf einem Podest befindet, kann dies wieder Gefühle der Entbehrung hervorrufen. Dann essen Sie Ihren Schokoriegel heimlich, was sich nicht gut anfühlt oder womöglich Ängste hervorruft, »erwischt zu werden«. Meine Güte, erwischt zu werden, wenn man gegen seine Diät verstößt! Horror!

Unsere Klienten sind normalerweise erleichtert, wenn sie sich als Essens- und Fitness-Zaren absichtlich selbst entthront haben. Für andere bedeutet das vielleicht einen Verlust ihrer besonderen Identität und das ist auch in Ordnung. Dann ist es wichtig, diesen Verlust zu betrauern und andere Identitäten zu entdecken, die mit Ihren Werten übereinstimmen. Sie brauchen nichts mehr heimlich zu essen, weil der Druck weg ist, eine perfekte Essensfassade aufrechtzuerhalten. Wenn Sie nach der Mahlzeit ein Dessert bestellen möchten, dann tun Sie es. Das ist Ihre Gelegenheit, um zu zeigen, dass man kein perfekter Esser sein muss, um den Wert optimaler Gesundheit und Fitness zu schätzen. Der Schlüssel heißt Ausgewogenheit!

16. Einen intuitiven Esser großziehen: Kinder und Teenager

Wir werden oft gefragt, ob es möglich ist, Kindern intuitives Essen beizubringen. Es ist nicht nur möglich, Kindern den Rückweg zum intuitiven Esser zu zeigen, der sie bei Geburt waren, es ist oft auch einfacher als bei Erwachsenen. Kinder haben weniger Bedenken und sind offener und bereitwilliger, Neues auszuprobieren.

Beginnen wir mit der Vorbeugung. Wenn ein Kind geboren wird, ist es mit der Fähigkeit ausgestattet zu wissen, was es an Nahrung braucht.

Für die meisten Babys ist ihr Hungersignal intensiv spürbar, und ihr natürlicher Instinkt veranlasst sie, ihren Hunger durch Schreien kenntlich zu machen. Wenn Babys gestillt werden, drehen sie nicht selten ihr Köpfchen weg und schlafen ein, sobald sie satt sind – wie ein intuitiver Esser eben.

Wenn die Eltern ein Gespür für die Hungersignale des Kindes haben, dann wird dieses Kind mit einem Gefühl des Vertrauens aufwachsen, dass seine Bedürfnisse akzeptiert und regelmäßig gestillt werden. Wird das Kind bei Hunger gleich gestillt, lernt es, dass Hunger ein natürliches, normales und akzeptiertes Gefühl ist. Der Hunger erzeugt dann ein Gefühl der Sicherheit und Angst und Entbehrung entstehen gar nicht erst. Wird jedoch sein Hunger stattdessen kritisiert und ignoriert, wird das Kind zu fürchten beginnen, dass es nicht genug Essen gibt. Als Reaktion besteht die Gefahr, dass das Kind seine Hungersignale unterdrückt und nicht mehr fähig ist, den vom Körper gesandten Botschaften zu vertrauen.

Stellen Sie sich ein Baby vor, das nach einem Essensplan gefüttert wird – in früheren Generationen eine weit verbreitete Empfehlung (und manchmal sogar heute noch). Vielen Eltern wurde die Empfehlung gegeben, dass es das Beste für das Kind sei, es alle zwei bis vier Stunden zu füttern. So konnten die Eltern ihren ganzen Tag im Voraus planen. Leider kann diese Methode eine Anzahl von Problemen schaffen. Wenn das Kind eine halbe Stunde vor der festgelegten Essenszeit Hunger bekam und anfing zu schreien, wurde empfohlen, bis zur festgelegten Zeit mit dem Füttern zu warten. Wenn das Kind dagegen zum vorgegebenen Zeitpunkt noch keinen Hunger hatte, versuchte man es dazu zu bringen, trotzdem zu trinken. Dadurch wurden die Hunger- und Sättigungssignale weder respektiert noch verstärkt. Sowohl die hungrigen als auch die noch nicht hungrigen Babys lernten so, den von ihrem Körper gesendeten mächtigen Botschaften zu misstrauen und sich von ihnen abzukoppeln. Bei einem hungrigen Kind setzt sich auf diese Art und Weise die Furcht vor zukünftiger Entbehrung fest. Bei einem Kind, das gedrängt wird zu essen, obwohl es keinen Hunger hat, können Verwirrung und Widerstand gegen das Essen entstehen.

Bei einem Baby, das nach einem Stundenplan gefüttert wird anstatt entsprechend seinen Hungersignalen, kann der Übergang in die Kleinkindjahre eine gestörte Beziehung zum Essen auslösen. Kinder, die als Babys Gefühle der Entbehrung erlebten, können eine Neigung entwickeln, über ihre Sättigung hinaus zu essen, wenn genug Essen zur Verfügung steht; sie bevorraten sich dann für eine nächste potenzielle Hungersnot. Umgekehrt können Kleinkinder, die als Baby regelmäßig gedrängt wurden, mehr zu essen, als sie brauchten, nun weiterhin mehr essen, als ihr Körper verlangt, oder in einen »Essenskampf« treten oder sich weigern, überhaupt zu essen.

Die grundlegenden Schritte, dafür zu sorgen, dass ein Kind seine angeborenen Fähigkeiten im Zusammenhang mit Hunger und Sättigung behält, sind Beständigkeit und Vertrauen im Säuglingsalter und danach. Es ist diese innere Weisheit, die die Basis des intuitiven Essens bildet.

Baby Led Weaning/feste Nahrung

Als mein Sohn (E.R.) zwei Monate alt war, wurde ich angewiesen, damit zu beginnen, ihn mit dem Löffel zu füttern. Ja – zwei Monate! Also kaufte ich braunen Reis, zerkleinerte ihn in einer Nussmühle, kochte ihn und pürierte alles im Mixer. Ich war so aufgeregt, ihm den mit diesem Mus gefüllten Babylöffel in seinen winzigen Mund zu schieben! Wie Sie wahrscheinlich erraten können, endete dies in einem Desaster. Er stieß den Löffel sofort mit seiner Zunge aus seinem Mund hinaus, sodass Löffel und Mus durch die Luft flogen. Er hat mir unmissverständlich die deutliche Botschaft gesandt, dass er nicht bereit für feste Nahrung war! Und doch fuhren ich und alle meine Zeitgenossinnen fort, unsere Babys auf die Art zu füttern, von der unsere Ärzte uns sagten, dass sie »richtig« sei.

Glücklicherweise hat in puncto Füttern von fester Nahrung ein Fortschritt stattgefunden – und zwar durch das so genannte »Baby Led Weaning« (BLW) (in etwa: vom Baby geführtes Abstillen), in Deutschland manchmal auch »Beikost nach Bedarf« genannt.

Wir nennen es intuitives Essen für Babys! Während sich BLW gerade einbürgert, war diese Form des Fütterns schon seit Ewigkeiten üblich – in primitiven Kulturen oder vor der Existenz moderner Küchenmaschinen gab es keine Gläschen mit pürierter Babynahrung. Manche fortgeschrittene Gesellschaften haben diesen natürlichen Prozess fortgeführt – die moderne Welt scheint jedoch zu glauben, dass das Füttern mit Löffeln voll mit Püriertem das Nonplusultra ist. Die meisten Kinderärzte glauben das auch und haben ganz konkrete Vorstellungen davon, wann der »richtige« Zeitpunkt ist, mit diesem Übergang zu beginnen.

Gill Rapley und Tracey Murkett beschreiben BLW in ihrem Buch *Baby-led Weaning – Das Grundlagenbuch: Der stressfreie Beikostweg* (Kösel-Verlag 2013).

Die Autorinnen erläutern, dass BLW die Zwischenstufe zwischen ausschließlichem Milchkonsum und der Einführung fester Nahrung und anderer Flüssigkeiten ist. Das Ziel dabei ist, dass die Essensreise des Babys von dessen Instinkt anstatt von den Eltern oder einer ärztlichen Autorität geführt wird. So entspricht BLW dem Verständnis, dass »Baby es am besten weiß«. Das nährt und schützt den intuitiven Esser im Kind, denn es lernt, seinen inneren Signalen zu vertrauen, anstatt äußeren Regeln und Vorschriften folgen zu müssen.

Nichts könnte mit dem intuitiven Essen besser übereinstimmen als BLW, wenn das Kind also für feste Kost bereit ist.

Hier eine kurze Einführung zu BLW:

1. Setzen Sie sich zum Ziel, Ihrem Kind die Möglichkeit zu verschaffen, sein ganzes Leben mit zufriedenstellendem Essverhalten, einem Gefühl der Autonomie, des Selbstvertrauens und der Freiheit in seiner Beziehung zum Essen zu verbringen.
2. Das Verdauungssystem des Babys ist im Alter von sechs Monaten bereit für BLW. Bis dahin braucht das Baby nur Muttermilch oder -ersatz, beides leicht verdauliche und gute Energiequellen für seine kleine Magenkapazität.
3. Der Hauptfokus wird sein, die Signale des Babys zu beachten, die anzeigen, dass es bereit ist, feste Nahrung zu konsumieren. Babys zeigen dies, wenn sie anfangen, nach Essen zu greifen und es in ihren Mund zu stecken.
4. Das Baby teilt die Mahlzeiten mit der Familie, anstatt »gefüttert« zu werden, um die sozialen Fähigkeiten zu fördern und ein stärkeres Gefühl von Vertrauen und Unabhängigkeit zu entwickeln. (Eine Familie kann auch eine Fürsorgeperson und ein Baby sein.)
5. Wir konzentrieren uns auf Fingerfood. Wenn das Baby sich selbst mit Nahrung versorgt, gelangt diese in den vorderen Teil seines Mundes. So kann das Kind das Essen leichter kauen und damit umgehen sowie den Geschmack besser entdecken und wieder ausspucken, was es nicht mag. Dagegen wird beim Füttern mit dem Löffel das Essen in den hinteren Teil des Mundes geschoben, wodurch es schwerer wieder ausgespuckt werden kann, was einen Würgereiz auslösen kann. Dies erhöht die Wahrscheinlichkeit von Essensverweigerung.

6. Das Kauen zu erlernen und zu üben, ist wichtig für die Entwicklung der Sprache, eine gute Verdauung und sicheres Essen. Auch manuelle Geschicklichkeit und die Koordination von Händen und Augen verbessern sich mit BLW. Indem sie das Essen in ihren Händen fühlen, lernen Babys, welche Essensgrößen leichter zu kauen und in ihrem Mund herumzubewegen sind.
7. Babys, die selbst essen, haben mehr Spaß dabei. Sie können das Essen anfassen und fühlen, verschiedene Texturen erforschen und sind eher bereit, eine größere Vielfalt an Nahrungsmitteln zu essen.
8. Indem die Familie ihr Spektrum an Nahrungsmitteln erweitert, lernt das Baby, eine Vielfalt nahrhaften Essens einzubeziehen und damit zu experimentieren. Schließlich lieben es Babys, ihre Eltern und Geschwister nachzuahmen. So kann es sein, dass die ganze Familie schließlich mehr auf ausgewogenes Essen achtet.

In ihrem wegweisenden Buch *Child of Mine: Feeding with Love and Good Sense* umreißt Ellyn Satter die »Aufteilung der Verantwortlichkeit« für das Essen zwischen Eltern und Kind. Sie ergänzt auf schöne Art den Rahmen von BLW, indem sie erklärt, dass es die Aufgabe der Eltern ist, für das Essen zu sorgen und es zuzubereiten, während es die Aufgabe des Kindes ist, so viel oder so wenig zu essen, wie es braucht.

Ihre Aufgabe als Elternteil ist:

- das Baby beim Essen bei der Familie sitzen zu lassen,
- ihm zu erlauben, sich Essen zu nehmen, egal, ob es das isst oder nicht,

- Essen zur Verfügung zu stellen, das in kleine Stücke geschnitten ist, damit das Baby sie ergreifen und damit umgehen kann,
- dem Baby zu erlauben, selbst zu essen – keine Löffelfütterung durch Fürsorgepersonen,
- dem Baby zu erlauben, so viel oder so wenig zu essen, wie es möchte, und sich mehr Essen zu nehmen, wenn es möchte.

Für weitere Erläuterungen zu BLW sind hier drei großartige Quellen:

- Rapley und Murkett (siehe oben) führen Sie durch den Prozess.
- *Born to Eat,* von zwei Ernährungsberaterinnen – Leslie Schilling und Wendy Jo Peterson
- @feedinglittles auf Instagram (vor allem Videos von Baby Led Weaning in den Geschichten)

Familienerfahrungen

Wir haben mit vielen Eltern und Kindern gearbeitet, deren Geschichten einige der Schwierigkeiten deutlich machen, wenn es um die Themen Essen und Kinder und das Verhalten ihrer Eltern geht. Wir haben auch viele schöne und Mut machende Geschichten gehört. Diese Prozesse der Vorbeugung und der Heilung werden wir durch die Erlebnisse einiger unserer Klienten veranschaulichen.

Andrea und Allie

Andrea wurde von ihrem Kinderarzt an uns weitergeleitet, als ihr Baby Allie sieben Monate alt war. Andrea hatte ihrem Arzt gesagt, dass sie keine Ahnung hatte, wie sie ihr Kind ernähren sollte, da sie selbst in ihren Teenagerjahren und auch in ihren Zwanzigern an Anorexie, Bulimie und zwanghaftem Überessen gelitten hatte. Die kleine Allie war so weit, dass sie feste Nahrung essen konnte, aber Andrea wusste nicht nur nicht, was sie ihr geben sollte, sondern sie hatte vor allem eine panische Angst davor, dass sie etwas falsch machen und ihr eigenes Kind eine Essstörung bekommen könnte. Als sie zu ihrem ersten Termin in die Praxis kam, war sie voller Hoffnung und auch schon im Voraus voller Dankbarkeit und bat uns vertrauensvoll: »Bitte zeigen Sie mir, wie ich meine Tochter ernähren kann.« In den ersten Monaten der Beratung lernte Andrea nicht nur, wie sie Allie an Gemüse, Obst, Getreide, Fleisch und so weiter heranführen konnte, sondern sie wurde auch in das Konzept intuitiven Essens eingeführt, um ihr zu helfen, ihr eigenes gestörtes Essverhalten zu verändern.

Während ihrer Kleinkindjahre wurde Allie jedes erdenkliche nahrhafte Essen angeboten, das ihre Mutter gerade zubereitete. Allie saß mit ihren Eltern am Tisch und sie aßen zusammen. Zu Hause wurde ihr kein Spaßessen angeboten, aber wenn sie bei anderen zu Besuch war, konnte sie dort alles, was es gab, erforschen, ohne dass ihre Eltern ihr irgendwelche Beschränkungen auferlegten. Mohrrüben und Eiscreme und Spinat und Süßigkeiten wurden alle gleich behandelt. Andrea kommentierte die Sachen nicht und warf Allie bei ihrer Essensauswahl keine wertenden Blicke zu. Als Folge dieser Freiheit hat Allie mit sieben Jahren nur ein mäßiges Interesse an Spaßessen und ein echtes Bedürfnis nach einer ganzen Bandbreite nahrhafter Sachen. Vor einigen Jahren wachte sie morgens auf und bat Andrea, ihr zum Frühstück Tofu mit Palmenherzen zuzubereiten! Als die Kinder in der Schule ein Bild ihres Lieblingsessens malen sollten, malte Allie Rosenkohl! Aber bekommen Sie keinen falschen Eindruck – Allie mag auch Süßigkeiten und Kekse. Sie hat nur einfach nicht das Bedürfnis, viel davon zu essen, weil sie für sie niemals eingeschränkt wurden und nie abwertend über ihren Verzehr gesprochen wurde.

Allie ist heute fünfzehn und hat ihre Liebe für viele verschiedene Nahrungsmittel beibehalten. Von sieben Monaten an bis in ihre Teenagerjahre ist Allie das Paradebeispiel für eine intuitive Esserin. Ihre Mutter leidet nicht mehr unter ihren Essstörungen – Mutter und Tochter haben eine positive Beziehung zum Essen und zu ihrem Körper.

Tanya und Naomi

Tanya hat zwei Kinder und hatte den größten Teil ihres Lebens mit Anorexie und Bulimie zu kämpfen, bis sie intuitives Essen entdeckte. Mit ihrer Heilung kam der Wunsch, ihren Kindern intuitives Essen und eine positive Einstellung zum Körper nahezubringen. Sie erzählte uns eine Geschichte von einem Erlebnis, das die sechseinhalb Jahre alte Naomi in der Schule hatte. Ein kleiner Junge kam auf sie zu und machte einige abschätzige Bemerkungen über ihren Körper. Nach einigen Kommentaren erwiderte Naomi: »Ich bin ich selbst, und ich bin ganz genau so, wie ich sein soll!« Tanya war so stolz, nicht nur darauf, dass Naomi für sich selbst eintrat, sondern auch darauf, dass sie ihr beigebracht hatte, dass der Körper eines jeden so ist, »wie er sein soll«.

Vorbildfunktion

Eltern und Erwachsene sind meist die wichtigsten Vorbilder ihrer Kinder, wenn es um Essen geht. Sie können ein Beispiel geben, indem sie essen, wenn sie Hunger haben, aufhören zu essen, wenn sie satt sind, und eine große Vielfalt verschiedener Nahrungsmittel zu sich nehmen. Hier sollte man darauf bedacht sein, einen Fall von »Tu, was ich tu« anstatt »Tu, was ich dir sage« zu schaffen, denn viele wohlmeinende Eltern, die ihren Kindern helfen möchten, intuitiv zu essen, praktizieren es tatsächlich nicht selbst. Je mehr über das Essen geredet wird, ob es nun Ermutigungen sind, bestimmte Sachen zu probieren, oder Ermahnungen, von anderen Dingen nicht zu viel zu essen, desto mehr Gelegenheit gibt es für das Kind zum Widerstand oder zur Rebellion gegen die »Autoritätsfigur«. Je weniger über das Essen geredet wird und je mehr Beispiele das Kind sieht, desto eher wird es neue Sachen probieren.

Wie können Sie die angeborene Beziehung Ihres Kindes zum Essen unterstützen?

Hier finden Sie einige grundsätzliche Dinge über die angeborene Beziehung eines Kindes zum Essen, zusammen mit praktischen Tipps:

Kinder regulieren ihre Essensaufnahme selbst. Manche

Kinder wachsen langsamer, manche schneller. Jedes Kind wird möglichst genau das essen, was es für die Bedürfnisse seines Körpers braucht.

- Kinder wachsen schubweise. Manchmal essen sie so viel wie ein Erwachsener und manchmal so wenig wie eine Ameise. Wenn sie in Ruhe gelassen und nicht gedrängt werden, nehmen sie sich alles, was sie brauchen.
- Wenn Kinder körperlich aktiv sind, haben sie mehr Hunger, als wenn sie Zeit in Ruhe verbringen.
- Die Essensvorlieben von Kindern verändern sich regelmäßig. Machen Sie sich keine Sorgen, wenn Ihr Kind viele Wochen lang nur Erdnussbutter und Marmelade möchte und das Gleiche danach monatelang nicht einmal anschaut. Wenn Sie daraus keine große Sache machen (»Du mochtest das doch immer – warum willst du es jetzt nicht mehr?«), wird Ihr Kind wahrscheinlich später wieder zu diesem Essen zurückkehren.
- Wenn Sie Ihrem Kind jeden Tag das Gleiche anbieten, wird es sein Interesse daran verlieren. Zu viel von einer guten Sache kann langweilig werden (»Habituation«). Variieren Sie Ihre Gerichte, damit das Interesse des Kindes an unterschiedlichen Nahrungsmitteln erhalten bleibt.
- Wenn Sie auf die ganze Woche schauen und nicht nur auf eine bestimmte Mahlzeit oder einen Tag, dann werden Sie sehen, dass Ihr Kind alles isst, was es braucht.

Kinder streben nach Selbstständigkeit. Eine wichtige Entwicklungsaufgabe für ein Kind ist, nach und nach Selbstständigkeit zu erproben. Das kann sich schon bei Zweijährigen zeigen oder sogar noch früher und zieht sich durch die ganze Kindheit, bis es bei Jugendlichen seinen Höhepunkt erreicht. Die Entwicklung der Autonomie des Kindes positiv anzunehmen, ist der Schlüssel zum Aufziehen eines intuitiven Essers.

- Lassen Sie Ihre Kinder sich selbst bedienen, sobald sie dazu in der Lage sind. So werden sie sich nehmen, was sie brauchen, ohne sich unter Druck zu fühlen, den Teller leer zu essen.
- Zum Essen Nein zu sagen ist für ein Kleinkind oft eine Art, seine Unabhängigkeit zu zeigen, vor allem wenn es keinen Hunger hat. Machen Sie sich keine Sorgen, wenn es Hunger hat, wird es auch essen!
- Wenn Sie Ihr Kind als intuitiven Esser großgezogen haben, können Sie es im Restaurant bedenkenlos für sich selbst bestellen lassen.
- Beziehen Sie Ihre Kinder beim Essenseinkauf und dem Zubereiten von Mahlzeiten mit ein. Sie werden ein größeres Interesse an den Nahrungsmitteln haben, die sie selbst aussuchen und mit zubereiten.

Neues Essen einzuführen ist eine Kunst. Eltern erwarten oft, dass Kinder ein neues Essen probieren, und wenn es nur ein Bissen ist. An diesem Punkt können die ersten Essenskonflikte entstehen, wenn es kein Verständnis für die Reaktion von Kindern gibt.

- Mit etwa zwei Jahren schrecken Kinder oft vor neuen Dingen zurück, einschließlich Essen. Machen Sie sich auch deswegen keine Sorgen – wenn Sie Ihr Kind nicht drängen, wird es schließlich auch neue Sachen probieren, wenn es so weit ist.

- Erlauben Sie kleinen Kindern, ein wenig mit Essen zu experimentieren, vor allem wenn es etwas Neues ist oder etwas bereits Bekanntes, das auf neue Art zubereitet ist. Ein kleines Kind möchte die Neuigkeit vielleicht in den Mund stecken, wieder herausnehmen, damit spielen und sie dann wieder probieren. Oder Ihr Kind ist dieses Mal vielleicht noch gar nicht bereit, etwas Neues zu essen. Lassen Sie kleine Kinder das Essen auch einmal anfassen, diese sinnliche Experimentierphase ist Teil einer normalen Entwicklung.
- Manchmal muss das neue Essen zwanzigmal auf dem Tisch stehen, bevor das Kind es akzeptiert. Wenn Sie etwas ein- oder zweimal anbieten und das Kind lehnt ab, geben Sie nicht auf. Servieren Sie es weiterhin ab und zu, aber ohne Druck. Irgendwann versucht das Kind es vielleicht doch.
- Wenn Sie ein neues Essen anbieten, bieten Sie es zusammen mit bekannten Sachen an. Stellen Sie nicht mehrere neue Sachen auf einmal auf den Tisch. Das kann für ein kleines Kind zu überwältigend wirken, sodass es dann keine Lust mehr hat, überhaupt etwas Neues zu probieren.
- Es wird einige Nahrungsmittel geben, die Ihr Kind einfach nicht mag, genau wie bei Erwachsenen.

Reden Sie über Essen in moralisch neutralen Begriffen und nicht von »gutem« oder »schlechtem« Essen. Wenn Sie einem Kind sagen, dass ein Nahrungsmittel schlecht ist, kann sich dadurch ein Gefühl von Schuld einschleichen. Sagen Sie dem Kind stattdessen, dass »Spaßessen« den Körper zwar nicht unbedingt nährt, aber einfach dazu da ist, um gut zu schmecken. Sprechen Sie nicht von »Junkfood«, denn das könnte Scham hervorrufen, weil das Kind dann meint, etwas zu essen, das als wertlos angesehen wird. Diese Art von Gesprächen kann zusammen mit einem uneingeschränkten Zugang zu Essen das Risiko reduzieren, dass Ihr Kind sich bei einem anderen Kind zu Hause dem Spaßessen zuwendet und sich nur daran hält.

Eltern spielen eine mächtige Rolle. Ein Kind aufzuziehen ist eine große und verantwortungsvolle Aufgabe. Was das Essverhalten Ihres Kindes angeht, wird es den Weg zu einem positiven Ergebnis ebnen, wenn Sie ein paar grundlegende Richtlinien befolgen.

- Wenn Sie Essen servieren, bleiben Sie neutral und drängen Sie Ihr Kind nicht. Wenn Sie Ihrem Kind sagen, was und wie viel es essen soll, reagiert es auf Sie und nicht auf seine Signale.
- Essen Sie selbst eine Vielfalt unterschiedlicher Nahrungsmittel, zeigen Sie Ihren Respekt für das Essen und genießen Sie es als Familie mit Ihrem Kind zusammen.
- Vor allem aber setzen Sie Essen nie ein, um Ihr Kind zu bestechen, zu belohnen oder zu trösten. Essen ist dazu da, unseren Hunger zu stillen, uns ein Gefühl der Zufriedenheit zu geben und uns zu ernähren. Helfen Sie Ihrem Kind zu lernen, wie es seine Gefühle aushalten kann. Lassen Sie es wissen und spüren, dass seine Gefühle etwas Reales sind, das akzeptiert und geschätzt wird. Zeigen

Sie ihm, dass es getröstet werden kann, ohne Essen dafür zu benutzen.

Die Macht der Einschränkung und Entbehrung

Klienten, die noch immer mit ihrem eigenen gestörten Essverhalten kämpfen, haben oft Probleme, ihren Kindern positive Botschaften zu vermitteln.

Es gibt zahlreiche Studien, die darauf hinweisen, dass Nahrungsmitteleinschränkungen bei Kindern unerwünschte Folgen haben können. Dazu gehören eine Trennung von ihren Hungersignalen, zwanghafte Beschäftigung mit Essen und schließlich eine niedrige Selbstachtung. Das Essen eines Kindes streng kontrollieren zu wollen, bringt sie dazu, ihrem Körper zu misstrauen, und führt sie weiter fort von dem intuitiven Esser, der sie bei ihrer Geburt waren. Ellyn Satter hält zu viel Kontrolle und zu wenig Unterstützung für die Ursache vieler Essprobleme bei Kindern.

Nancy

Wie wir gesehen haben, kann die Macht der Entbehrung zu gestörtem Essverhalten führen. Eine Klientin, die Lehrerin an einer Vorschule ist, erzählte eine erschreckende Geschichte über ein kleines Mädchen in ihrer Vorschulklasse. Die Mutter der kleinen Nancy glaubte, dass Zucker gefährlich sei, und verbot Nancy, irgendetwas zu essen, das Zucker enthielt. Eines Tages bemerkte meine Klientin, dass Nancy nicht auf den Spielplatz gegangen war, um mit den anderen Kindern zu spielen. Stattdessen war sie im Klassenraum geblieben, um Krümel vom Fußboden aufzulesen, die von den zuckerhaltigen Snacks der anderen Kinder zurückgeblieben waren. Sie sammelte auch kleine Stückchen schmutziger roher Reiskörner und getrockneter Bohnen auf, die die Kinder zum Spielen benutzten. Das Mädchen wollte so unbedingt das kosten, was es nie bekam, dass es zu diesem extremen Verhalten griff, um seine Gefühle von Entbehrung zu beschwichtigen. Nachdem meine Klientin sah, dass dieses Verhalten weiterhin stattfand, sprach sie mit Nancys Mutter und bat sie, damit aufzuhören, Nancy die Sachen zu verbieten, die die anderen Kinder aßen. Doch sogar nachdem die Mutter von Nancys Verhalten erfahren hatte, blieb sie hart und erlaubte nicht, dass ihrer Tochter jemals gestattet werden sollte, Zucker zu essen.

Das intuitive Esserlebnis Ihres Kindes bestärken

Wenn Ihr Kind Durst hat, bieten Sie ihm Wasser anstatt Saft an. Saft wurde überhaupt erst im frühen 19. Jahrhundert den Nahrungsmitteln hinzugefügt. Bevor der Saft erfunden wurde, aßen die Menschen Früchte und tranken Wasser. Saft kann den Magen des Kindes füllen und seine Verbindung zu seinen tatsächlichen Hungersignalen trennen. Wenn das Kind innerhalb von einer Stunde vor einer Mahlzeit Saft trinkt, wird es sich satt fühlen, wenn die Essenszeit gekommen ist.

Warten Sie mit der Einführung von Spaßessen, bis Ihr Kind etwas älter ist. Es gibt keinen Grund, sehr kleinen Kindern schon Spaßessen zu offerieren. Sie werden noch viele Möglichkeiten haben, diese Nahrungsmittel kennenzulernen. Wenn jedoch jemand anders einem Kleinkind Spaßessen anbietet und es ist in einem Alter, in dem es dies essen kann, dann verbieten Sie es ihm nicht und kommentieren Sie es nicht (weder negativ noch ermutigend). Wenn Ihr Kind eine Vielfalt verschiedener Nahrungsmittel kennengelernt hat, dann wird bei ihm Spaßessen keinen besonderen Stellenwert haben und trotzdem einen Platz in der gesunden und unbefangenen Beziehung des Kindes zum Essen einnehmen.

Teilen Sie schon früh das Wissen von der Macht der Ernährung. Bringen Sie Ihren Kindern bei, dass Essen die Macht haben kann, ihnen Energie zum Spielen zu liefern, ihnen helfen kann, nachts gut zu schlafen und in der Schule gut denken zu können.

Stellen Sie immer mehrere unterschiedliche Nahrungsmittel auf den Tisch. Bereiten Sie Ihren Kindern ausgewogene Mahlzeiten zu und versuchen Sie, wann immer möglich mit ihnen zusammen zu essen. Wenn die Kinder Spaßessen schon kennen, stellen Sie auch davon ab und zu etwas auf den Tisch. Kommentieren Sie nicht, welche Sachen und wie viel davon ein Kind essen sollte. An manchen Tagen möchte es vielleicht nur Spaßessen, aber die meisten Tage wird es von den meisten Sachen essen, die auf dem Tisch stehen.

Packen Sie Essensboxen mit verschiedenen Sachen, einschließlich einer kleinen Süßigkeit. Wenn Sie Ihrem Kind in den Kindergarten oder die Schule Essen mitgeben und ihm nie etwas Süßes mit einpacken, können Sie sicher sein, dass es mit einem anderen Kind tauschen wird, um zu bekommen, was es will.

Achten Sie darauf, dass gesunde Snacks bereitstehen. Stellen Sie etwas Gesundes bereit, falls Ihr Kind zwischen den Mahlzeiten Hunger bekommt, etwa klein geschnittenes Obst und Gemüse, Nüsse, Käse, Hummus oder Vollkorn-Kräcker.

Kochen Sie nicht auf Bestellung jedem etwas anderes. Bereiten Sie eine Mahlzeit für die ganze Familie zu, aber stellen Sie eine Auswahl an Beilagen daneben, sodass jedes Kind etwas zu essen bekommt, was es mag, falls der Hauptgang ihm nicht schmeckt. Versichern Sie Ihren Kindern, dass Sie ausgewogene Mahlzeiten zubereiten, die ihnen helfen, groß und stark zu werden und sie gesund zu erhalten. Sagen Sie ihnen, dass Sie nicht verschiedene Abendessen für die Familie zubereiten, aber dass es neben dem Hauptgericht immer auch Sachen geben wird, von denen Sie wissen, dass jeder sie mag. Versichern Sie ihnen, dass Sie nicht überwachen, welche der angebotenen Sachen oder wie viel davon sie essen. Erklären Sie, dass das ihre eigene Aufgabe ist.

Wenn die Beziehung zum Essen schon geschädigt ist

Eltern kommen oft wegen ihrer Kinder zur Ernährungsberatung und möchten gerne, dass diese entweder lernen, mehr unterschiedliche Sachen zu essen, oder dass sie sich nicht mehr überessen. Oft ist es gar nicht nötig, mit dem Kind selbst zu arbeiten. Stattdessen bringen wir den Eltern das Konzept intuitiven Essens nahe und geben ihnen praktische Richtlinien. Manchmal ist es allerdings unumgänglich, dem Kind direkt zu helfen, seine Essgewohnheiten und die Gefühle in Zusammenhang mit Essen zu verändern.

Tipps für Eltern, um zu Hause etwas zu verändern

1. Sagen Sie Ihrem Kind, dass Sie ein Buch gelesen oder mit einer Expertin gesprochen haben und dass Sie dadurch ganz neue Ideen über den Umgang mit Essen bekommen haben, die sich von dem unterscheiden, was bisher praktiziert wurde. Räumen Sie ein, dass auch Eltern Neues lernen können, und erklären Sie, dass Sie gerne einige der neuen Ideen umsetzen möchten.
2. Sagen Sie dem Kind, dass es von jetzt an selbst entscheiden kann, wie viel und was es bei einer Mahlzeit isst, und dass Sie jedes Mal mehrere Dinge bereitstellen werden, einschließlich bisher verbotener Nahrungsmittel.
3. Fragen Sie Ihr Kind, ob es gerne möchte, dass Sie einige Sachen im Haus haben, die normalerweise nicht vorrätig sind. An dieser Stelle werden Sie in seinem Gesicht eine Mischung aus Freude und Ungläubigkeit sehen.
4. Und am wichtigsten – halten Sie Ihr Versprechen. Ihr Kind wird Sie testen. Bestimmt erwartet es, dass Sie ihm bald wieder sagen werden, dass es jetzt nicht noch mehr essen soll oder dass es das Gemüse essen soll oder dass es erst eine bestimmte Menge nahrhafter Sachen zu

sich nehmen muss, bevor es seinen Nachtisch bekommt. Es wird einige Zeit dauern, bis Ihr Kind Ihnen wirklich glaubt, dass Sie sich nicht mehr in sein Essverhalten einmischen.

Die Umsetzung dieser Empfehlung kann bei einigen Eltern Angst hervorrufen. Sie können befürchten, dass andere sie für schlechte Eltern halten, weil sie keine strengen Essensregeln anwenden, oder sie haben vielleicht Angst, dass ihr Kind dann gar nicht mehr aufhört zu essen oder dass es nur noch Süßigkeiten isst oder dass es nicht genug isst.

Um diesen Übergang zu erleichtern, kann es helfen, sich Unterstützung bei einem Ernährungs- oder Psychotherapeuten zu holen, der hinter der Philosophie des intuitiven Essens steht. Es ist auch sehr wichtig, dass beide Eltern das Gleiche vertreten. So bieten sie dem Kind Sicherheit und verhindern, dass es sich verwirrt fühlt.

Gespräche mit einem Experten für intuitives Essen sind auch eine Unterstützung, damit Eltern ihre eigenen Einstellungen zum Essen, zum Essverhalten und zu ihrem Körper überprüfen. Wenn es in der Familie eine Form gestörten Essverhaltens gibt, kann die Heilung beim Kind schwierig werden. Bedenken Sie, dass Eltern eine wichtige Vorbildfunktion haben, die entscheidend ist, wenn das Kind zu den Wurzeln seines intuitiven Essens zurückkehrt.

Wenn Ihnen gesagt wird, dass Ihr Kind »übergewichtig« ist

Ständige kulturelle Panikmache, die die Botschaft über die so genannte »Adipositas-Epidemie« verbreitet, warnt davor, dass Kinder mit fülligeren Körpern ein höheres Risiko für viele Gesundheitsprobleme haben – ohne Nachweis für einen Kausalzusammenhang. In den Vereinigten Staaten ist es beispielsweise 242-mal wahrscheinlicher, dass ein Kind an einer Essstörung leidet als an Typ-2-Diabetes! Anstatt die Gesundheit zu fördern, verstärken öffentliche Gesundheitskampagnen gegen »Adipositas« die Gewichtsstigmatisierung – und erhöhen das Risiko von Essstörungen, deren Auswirkungen nicht harmlos sind.

Wie bereits erwähnt, begünstigt die Auferlegung von Essensregeln und -einschränkungen oft das Entstehen künftigen gestörten Essverhaltens und eines gestörten Körperbildes. Ausführlich untersucht wurde diese Problematik von Leann L. Birch, Professorin für Entwicklungspsychologie an der Pennsylvania State University (im Ruhestand), und ihrem Team. Ihre Untersuchungen zeigen, dass eine einschränkende Essenspraxis das Gegenteil hervorruft und Kinder dazu bringt, zu essen, wenn sie keinen Hunger haben, was oft übermäßiges Überessen zur Folge hat:

- In einer Untersuchung fünfjähriger Mädchen mit unterschiedlicher Körpergröße und unterschiedlichem Körperumfang zeigte sich, dass die Mädchen, deren Mütter das Essen einschränkten, im Alter von neun Jahren stärker als die Mädchen der Vergleichsgruppe zum Überessen neigten.

- Eine andere Studie fünfjähriger Mädchen ergab, dass elterlicher Druck, was und wie viel ihre Kinder essen sollten, dazu führte, dass die Mädchen begannen, das Essen bestimmter Nahrungsmittel ganz zu verweigern und aus emotionalen Gründen zu essen.

Es kann sehr schwer und sogar angsterregend für Eltern sein, das Essverhalten ihres Kindes nicht mehr zu überwachen, vor allem wenn ihnen gesagt wurde, dass ihr Kind übergewichtig ist.

Bei Kindern aller Größen kann die Einschränkung der Essensmenge oder -art nur dazu führen, dass das Kind Gefühle von Entbehrung entwickelt und in der Folge rebelliert - das gleiche Verhalten, das Diäten bei Erwachsenen hervorrufen. Das Kind wird sich heimlich Essen nehmen, bei Freunden so viel essen, wie es kann, oder schließlich eine ernsthafte Essstörung entwickeln. Darüber hinaus kann es sein, dass das Kind Scham empfindet, wenn es die Regeln einer kontrollierenden Essensumgebung bricht (was es trotzdem tun wird). Und schließlich kann auch noch die Beziehung zwischen Kind und Eltern darunter leiden.

Zehn Schritte, um Ihrem Kind zu helfen, wenn es nach seiner Sättigung noch viel mehr isst

Anmerkung: Wenn Ihnen nicht wohl dabei ist, diesen Prozess allein anzugehen, zögern Sie nicht, sich an einen Ernährungstherapeuten für intuitives Essen zu wenden.

1. Fragen Sie Ihr Kind, wie sich Hunger anfühlt und wo in seinem Körper es den Hunger spürt. (Siehe Kapitel 7, Prinzip 2 auf Seite 136: »Honorieren Sie Ihren Hunger«.)
2. Wenn Ihr Kind zu jung ist, um sich selbst Essen zu beschaffen, sagen Sie ihm, dass es auf jeden Fall einem Erwachsenen Bescheid sagen soll, wenn es Hunger hat.
3. Fragen Sie Ihr Kind, ob es weiß, wie sich Sattsein in seinem Körper anfühlt. (Siehe Kapitel 11, Prinzip 6 auf Seite 232: »Spüren Sie Ihre Sättigung«.) Sagen Sie ihm, dass sein Magen wie ein mit Luft gefüllter Ballon ist. Der Ballon kann ein bisschen voll sein, sodass noch viel Platz ist, um mehr Luft hineinzufüllen, genau wie sein Magen nur ein bisschen gefüllt sein kann mit Platz für mehr Essen. Der Ballon kann mit noch mehr Luft gefüllt werden, um ihn größer zu machen, so wie sein Magen mit mehr Essen gefüllt werden kann, um ihn voller zu machen. Und beide können mit so viel Luft oder Essen gefüllt werden, dass es sich nicht mehr gut anfühlt.
4. Erklären Sie Ihrem Kind, dass das Füllen seines Magens mit genug Essen ihm viel Energie zum Rennen und Spielen gibt, dass aber das Füllen des Magens mit zu viel Essen ihm Magenschmerzen bereiten kann. Zum Veranschaulichen können Sie ihm sagen, dass sein Körper Nahrung braucht, um aktiv zu sein, so wie ein Auto Benzin braucht, damit es fahren kann. Wenn das Auto mit zu viel Benzin gefüllt wird, ist kein Platz mehr für Extrabenzin.
5. Fragen Sie Ihr Kind, ob es glaubt, dass sein Körper noch mehr Nahrung braucht, wenn sich sein Magen schon gut gefüllt anfühlt. Wenn es mit Nein antwortet, fragen Sie, was es dann wirklich braucht, wenn der Körper

offenbar genug Essen hat. Falls Ihr Kind keine Antwort weiß, sagen Sie ihm, dass Menschen manchmal zu viel essen, weil sie sich langweilen oder weil sie irgendetwas möchten, um sich besser zu fühlen, wenn sie traurig oder ängstlich sind. Versichern Sie Ihrem Kind, dass Sie da sind, während es seine Gefühle ausdrückt. Helfen Sie Ihrem Kind, Alternativen zum Essen zu finden, um unangenehme Gefühle zu beruhigen, wenn es nicht bereit ist, über seine Gefühle zu sprechen.

6. Kritisieren Sie Ihr Kind niemals wegen seines Gewichts und stellen Sie es nicht auf die Waage – besser noch, entfernen Sie alle Waagen aus Ihrer Wohnung! Reden Sie über den sofortigen Nutzen, den es ihm bringt, wenn es sich in seinem Körper wohlfühlt, weil es aufgrund seiner Hunger- und Sättigungssignale isst.
7. Fragen Sie Ihr Kind, ob es möchte, dass Sie Essen im Haus haben, das vorher verboten war. Sagen Sie ihm, dass Sie es kaufen und immer dahaben werden.
8. Versichern Sie Ihrem Kind, dass Sie ihm nicht mehr sagen werden, was es essen soll, was es nicht essen soll und wie viel es essen soll. Sagen Sie ihm, dass Sie es bei einer Mahlzeit mit mehreren Nahrungsmitteln versorgen werden, darunter nahrhafte Sachen und Spaßessen. Es kann selbst entscheiden, was es möchte und wie viel es essen will.
9. Lassen Sie Ihr Kind wissen, dass Sie ihm vertrauen, dass es schließlich von seiner inneren Stimme geleitet werden wird, die ihm seinen Hunger, seine Sättigung und seine Essensvorlieben signalisieren kann. Je sicherer Ihr Kind ist, dass Sie seiner inneren Weisheit vertrauen, desto

mehr wird es seiner inneren Stimme folgen und desto weniger wird sein Essverhalten eine Reaktion auf Sie sein.

10. Fragen Sie Ihr Kind, ob es sich irgendeine Hilfe vorstellen kann, die Sie ihm geben könnten. Versichern Sie ihm, dass Sie es nicht verlassen. Sie möchten nur, dass es weiß, dass Sie sein Essen nicht länger kontrollieren werden. Vielleicht möchte Ihr Kind, dass Sie es daran erinnern, auf seine Hungersignale zu achten, oder dass Sie es daran erinnern, langsam zu essen, damit es seine Sättigung besser erkennen kann. Oder es möchte überhaupt nicht, dass Sie sich einmischen. Respektieren Sie seine Wünsche!

Wenn Ihr Kind untergewichtig ist oder nicht essen will

Kümmern Sie sich möglichst frühzeitig darum, wenn Ihr Kind Essen verweigert – so können Sie das Risiko verringern, dass es später eine ernsthafte Essstörung entwickelt. (Siehe Kapitel 17 für weitere Informationen zur Behandlung von Essstörungen.)

Wir bekommen häufig Anrufe von Eltern, die uns erzählen, dass ihre Kinder nicht genug essen oder dass sie sie nicht dazu bringen können, irgendetwas anderes als »weiße Kohlenhydrate« zu essen. Der Esstisch wird dann zur Kampfarena. Keine Sorgte – diesen Essenskämpfen kann man vorbeugen, aber auch wenn sie schon stattfinden, kann man etwas dagegen tun.

Schritte zum Frieden zwischen Ihnen und Ihrem Kind, das Essen verweigert

Das Bedürfnis Ihres Kindes, Selbstständigkeit zu zeigen, indem es dagegen rebelliert, genug oder nahrhafte Sachen zu essen, kann oft stärker sein als seine biologischen oder seine Nährwertbedürfnisse. Hier sind ein paar Strategien, um den Frieden mit Ihrem Kind wiederherzustellen:

1. Wenn Sie aufhören, Druck auf Ihr Kind auszuüben, mehr oder »besser« zu essen, dann wird die Rebellion schwächer werden und schließlich ganz verschwinden. Hunger ist eine mächtige Motivation, und Ihr Kind wird essen, wenn es für das psychologische Bedürfnis nach Rebellion keinen Grund mehr gibt. Vertrauen Sie darauf, dass sich die Beziehung Ihres Kindes zum Essen normalisiert. Es kann dauern, bis Ihr Kind Ihnen vertraut, dass Sie es ernst meinen und seine Essensentscheidungen ihm überlassen. Wenn nötig, suchen Sie professionelle Hilfe, um Unterstützung zu erhalten.
2. Sagen Sie Ihrem Kind, dass Sie es lieben und wirklich geglaubt haben, dass Sie mit dem Versuch, sein Essverhalten zu lenken, das Richtige getan haben. Sagen Sie ihm, dass Sie eingesehen haben, dass Ihre Einmischung nur zu Spannungen zwischen Ihnen geführt hat.
3. Erklären Sie ihm, dass Sie unter anderem gelernt haben, dass das Kind von Geburt an das Wissen in sich trägt, um sich ausgewogen und genussvoll zu ernähren. Seine Aufgabe besteht nun darin, die inneren Signale wahrzunehmen, die sein Körper ihm sendet.

4. Seien Sie darauf vorbereitet, dass Ihr Kind sich freut, weil Sie keinen Druck mehr auf es ausüben, doch dass es auch misstrauisch sein wird, ob Sie zu Ihrem Wort stehen. Je mehr Zeit ohne Ihre Kommentare vergeht, desto mehr wird Ihr Kind daran glauben, dass die Kämpfe vorbei sind. Und dann werden Sie sehen, wie vor Ihren Augen eine bemerkenswerte Veränderung stattfindet. Ihr Kind wird mehr essen, und nach und nach wird sich ein ausgewogenes Verhältnis von Spaßessen zu nahrhaftem Essen ergeben.

Zu akzeptieren, dass Ihre bisherige Praxis nicht funktioniert hat, und diese dann aufzugeben, sind die ersten Schritte, um Ihre Beziehung zu Ihrem Kind zu heilen und in der Folge auch dessen Beziehung zum Essen. Manche Eltern werden sich vielleicht Sorgen machen, dass andere denken, sie wären nachlässige Eltern, wenn sie das Essen ihres Kindes nicht länger bestimmen, vor allem wenn sie sehen, dass ihr Kind untergewichtig ist oder nicht ausgewogen isst. Aber der Nutzen dieses Heilungsprozesses muss die Angst vor dem Urteil anderer überwiegen.

Besondere Probleme bei Kleinkindern

Leider hören wir immer mehr von sehr kleinen Kindern, bei denen bereits eine Anorexia nervosa diagnostiziert wurde. Sollten Sie merken, dass die Essverweigerung Ihres Kindes tiefere Ursachen hat als Rebellion gegen den von Ihnen ausgeübten Druck, dann lassen Sie sich bitte von einem auf Kinderpsychologie und/oder Essstörungen spezialisierten Psychotherapeuten helfen. Auch wenn Sie Probleme mit der sensorischen Integration vermuten (neurologische Probleme mit dem Ordnen und Verarbeiten sinnlicher Eindrücke – zum Beispiel wenn ein Kind extreme Reaktionen auf die verschiedenen Texturen des Essens zeigt), dann brauchen Sie die Hilfe eines Therapeuten, der auf sensorische Integrationsstörungen spezialisiert ist. Außerdem gibt es Kinder, die schon früh Traumata oder medizinische Probleme erfahren haben, die sie von dem ihnen angeborenen intiutiven Essen trennen.

Jugendliche

Wir werden oft von Eltern um Rat gebeten, die sich Sorgen um das Essen ihrer Kinder im Teenageralter machen. Manche Eltern wollen vermeiden, dass ihre Kinder so unglücklich werden, wie sie es als Jugendliche wegen ihres Körpers waren, anderen hat ihr Arzt geraten, das Essen ihres Kindes zu überwachen, damit es zur Vorbeugung gesundheitlicher Probleme abnimmt. Wir arbeiten auch mit vielen Jugendlichen, die von selbst eine Diät begonnen haben.

Jugendliche sind voller Widersprüche. Sie können an einem Tag voller Freude und fast kindlich in ihrer Offenheit und ihrem Vertrauen sein und am nächsten sind sie mürrisch und reden kaum. Um Teenagern dabei zu helfen, wieder eine gesunde Beziehung zum Essen herzustellen, muss man verstehen, welche Entwicklungsaufgaben sie zu bewältigen haben.

Zunächst müssen sie ihre eigene Identität finden, und dazu brauchen sie das Gefühl, emotional unabhängig von den Erwachsenen in ihrem Leben zu sein. Sie werden diese Unabhängigkeit in vielen verschiedenen Bereichen anstreben. Ein Essverhalten, von dem sie wissen, dass es ihre Eltern ärgern und frustrieren wird, kann eine Weise sein, ihre Unabhängigkeit zu behaupten.

Wenn ein Teenager eine Diät macht - sei sie nun vom Arzt empfohlen, von den Eltern angeraten oder aus eigenem Antrieb begonnen -, wird dies unweigerlich die gleichen schädliche Folgen haben wie bei Erwachsenen, darunter ein höheres Risiko, eine Essstörung zu entwickeln. Ein solches Verhalten wird auch durch die Diätkultur und die Gewichtsstigmatisierung gefördert.

- Eine Untersuchung aus dem Jahr 2003 ergab, dass das Durchführen von Diäten bei Jugendlichen einen Zusammenhang zu Binge Eating aufwies.
- Eine Untersuchung aus dem Jahr 2007 ergab, dass sich bei Mädchen im Teenageralter, die eine Diät gemacht hatten, sowohl eine Zunahme von Binge Eating zeigte als auch ein Essverhalten, bei dem morgens eher das Frühstück weggelassen wurde. Auch bei Jungen im Teenageralter wurde eine Zunahme von Binge Eating und eine Abnahme der körperlichen Aktivität festgestellt.

Da Diäten unseren Teenagern also nur schaden, wie können wir ihnen helfen, ihr angeborenes intuitives Essen beizubehalten, oder sie auf den richtigen Weg führen, um ihre intuitiven Signale wiederzuentdecken?

Zehn Schritte, um intuitives Essen bei Jugendlichen zu fördern

Jugendliche kämpfen um ihre Selbstständigkeit (so wie kleine Kinder um die zwei Jahre auch) und müssen diese unter Beweis stellen. Sie werden wahrscheinlich gegen alles rebellieren, was ihnen aufgezwungen wird.

1. Stellen Sie Ihren jugendlichen Kindern jederzeit ausgewogenes Essen bereit. Haben Sie immer eine gute Auswahl nahrhafter Sachen im Haus, ebenso das Spaßessen, das Ihre Teenager besonders gerne mögen. Beteiligen Sie Teenager an Lebensmitteleinkäufen und der Zubereitung von Mahlzeiten. Viele kochen in diesem Alter gerne und sind froh, wenn sie dabei eingebunden werden.
2. Fragen Sie Ihre größeren Kinder, wie Sie ihnen helfen können, damit sie mit dem Essen zufrieden sind. Vielleicht hätten sie gerne, dass Sie ihnen ihr Frühstück oder Mittagessen zubereiten oder ihnen Snacks machen, die sie mitnehmen können.
3. Tappen Sie nicht in die Falle, Ihrem Kind zu sagen, dass es nach der Schule fernsehen oder vorm Handy oder Computer sitzen kann, solange es dabei seinen Nachmittags-Snack isst. Wenn Sie Entspannung und Essen verbinden, kann Ihr Kind lernen, mithilfe von Essen unangenehme Aufgaben aufzuschieben. Lassen Sie Ihr Teenager-Kind einen Snack essen, wenn es Hunger hat, und schlagen vor, dass es sich danach ohne Essen entspannt, bevor es mit seinen Hausaufgaben beginnt.

4. Sprechen Sie mit Ihren Teenagern über die Menschen, denen sie auf Social Media folgen. Helfen Sie Ihren Kindern, sich von Menschen abzuwenden, die Diäten gutheißen oder gewichtsstigmatisierende Botschaften verbreiten.
5. Essen Sie so oft wie möglich als Familie gemeinsam, auch wenn es nur ein paarmal in der Woche ist.
6. Während der Mahlzeiten sollten Sie weder Ermahnungen aussprechen noch zu viele Fragen stellen. Am besten ist es, die Mahlzeiten ruhig und friedlich zu gestalten, um die optimale Zufriedenheit daraus zu ziehen und die Sättigungssignale wahrnehmen zu können. Die beste Art, einen Teenager dazu zu bringen, sich zu überessen oder das Essen zu verweigern, ist der Beginn eines Streits am Esstisch!
7. Geben Sie keine Kommentare dazu ab, was und wie viel Ihr Kind isst. Achten Sie auch auf Ihre Körpersprache und mustern Sie nicht den Körper Ihres Kindes. Jugendliche sind sehr empfindlich gegenüber Kritik und Urteilen. Schon die leiseste Wahrnehmung, dass Sie etwas an seinem oder ihrem Gewicht auszusetzen haben, kann zu Scham führen oder zum Beginn einer Diät, zu Rebellion oder sogar zu Essstörungen.
8. Wenn Sie merken, dass Ihr Teenager sich überisst oder kaum isst, machen Sie sich klar, dass dies ein Zeichen von emotionalen Problemen oder unerfüllten Bedürfnissen ist. Verbringen Sie angenehm ausgefüllte Zeit mit ihm oder ihr. Seien Sie geduldig und lassen Sie ihn/sie wissen, dass alle Gefühle in Ordnung sind und so viel und so lange wie nötig ihren Ausdruck finden dürfen.

9. Wenn Ihr Kind viel zu viel oder zu wenig isst und klar wird, dass es mehr Hilfe benötigt, als Sie ihm geben können, wenden Sie sich an einen Berater, Psychotherapeuten und/oder Ernährungstherapeuten, der in intuitivem Essen geschult ist. Viele Jugendliche haben berichtet, dass sich bei ihnen eine Essstörung entwickelte, nachdem sie von einem professionellen Berater eine Diät oder einen Ernährungsplan verschrieben bekommen hatten.
10. Achten Sie sehr auf Ihre eigene Beziehung zum Essen und zu Ihrem Körper. Machen Sie niemals abfällige Bemerkungen über Ihren Körper und reden Sie auch nie negativ darüber, was Sie gegessen haben oder wie viel oder wie wenig Sie gegessen haben, und wiegen Sie sich nicht. Es wäre für Ihren Teenager sehr hilfreich, wenn Sie keine Waage im Haus hätten.

Bobbys Geschichte veranschaulicht, wie einem Teenager geholfen werden kann, sich von seinem Widerstand gegen Veränderungen in seinem Essverhalten zu lösen und ein intuitiver Esser zu werden.

Bobby

Bobby war fünfzehn Jahre alt, als er in die Ernährungsberatung kam. Sein Arzt hatte ihn überwiesen, weil sein Cholesterinspiegel und sein Gewicht zu hoch waren. Als wir ihn nach seinen Zielen bei der Beratung fragten, antwortete er, dass er nur da sei, weil sein Arzt ihn geschickt hatte, fügte aber noch hinzu, dass er »mal annähme, dass er gerne gesünder wäre«. Wie viele Teenager zeigte Bobby einen hohen Grad an einfühlsamer Intelligenz und schien in der Lage, das Konzept intuitiven Essens zu verstehen. Als er hörte, dass dabei kein einziges Nahrungsmittel verboten wäre, erschien ein Grinsen auf seinem Gesicht.

Nachdem wir ihm die psychologischen Grundlagen von Entbehrung und dem Bedürfnis nach Selbstständigkeit erläutert hatten, wurde er entspannter und erzählte seine Geschichte. Seine Kindheit und Jugend waren geprägt gewesen von extrem gesundheitsbewussten Eltern, die ihn zu gesundem Essen und Sport drängten und immer wieder zu erreichen versuchten, dass Bobby abnahm. Regelmäßig hatte Bobby Essanfälle, bei denen er völlig die Kontrolle verlor.

Am Anfang ging es bei Bobbys Behandlung hauptsächlich darum, ihm zu helfen, beim Essen ein Gefühl der Zufriedenheit zu empfinden. Das bedeutete in seinem Fall, dass er darauf achten musste, wann er mäßigen Hunger hatte, sodass er bei Beginn einer Mahlzeit nicht schon heißhungrig war. Außerdem war wichtig, dass er Nahrungsmittel fand, die er mochte, und dass er langsamer aß, damit er den Geschmack des Essens bewusst wahrnehmen und genießen konnte. Er setzte sich seine eigenen Ziele, womit sein Bedürfnis nach Selbstständigkeit respektiert wurde. Bobby erzählte, dass er sehr ungesunde Sachen aß, die er sich in der Schule kaufte, dass er es aber nicht wirklich genoss, sie zu essen. Eins der ersten Ziele, die er sich setzte, war das Ausfindigmachen von Nahrungsmitteln, die er wirklich mochte und mit denen er die Sachen ersetzen wollte, die ihm gar nicht schmeckten.

Es war eine Freude, mit anzusehen, wie ein junger Mann ein Interesse dafür entwickelte, gesünder zu essen, nachdem ihm gesagt worden war, dass er alles essen konnte, was er wollte.

Bobby kaufte regelmäßig Spaßessen in der Schule, da seine Eltern nicht wussten, was er dort kaufte – ein Paradebeispiel jugendlicher Rebellion! Bald beschloss er, dass sein nächstes Ziel war, Essen wegzulegen, wenn er bemerkte, dass er satt war. Er hatte erkannt, dass das Essen dann nicht mehr so gut schmeckte, und er wollte daran arbeiten, an diesem Punkt seine Mahlzeit zu beenden.

Nach mehreren Behandlungsmonaten ließ Bobbys Bedürfnis, große Mengen zu essen, nach, weil ihm keine Nahrungsmittel mehr verboten waren. Er hatte jetzt das Vertrauen, dass er sie jederzeit essen konnte, wenn er es wollte.

Nachdem der von Widerstand und Rebellion ausgelöste Teil von Bobbys Essproblemen herausgefiltert war, konnte Bobby sich genauer anschauen, bei welchen Gelegenheiten er aus emotionalen Gründen aß. Er erkannte selbst, dass das Streben nach Bestleistungen in der Schule in ihm eine Versagensangst auslöste, mit der er nur schwer umgehen konnte. Da er jetzt aber essen konnte, was er wollte und wann immer er es wollte, hatte das Essen seinen Reiz als Verdrängungsmechanismus verloren. Er fand Beschäftigungen, die ihm Freude machten, und merkte, dass diese ihm beim Umgang mit seinen Gefühlen besser halfen, als es Essen früher getan hatte. Für seine schulische Arbeit bekam er jetzt mehr Unterstützung, sodass auch seine Angst in diesem Bereich abnahm.

Mit Bobbys Rückkehr zu intuitivem Essen sank sein Cholesterinwert auf ein normales Niveau. Er lernte, auf die intuitive Essenswahl seines Körpers zu reagieren und seinen körperlichen von seinem emotionalen Hunger zu unterscheiden.

Bewegung

In Kapitel 14 reden wir über Sport, oder, wie wir lieber sagen, über Bewegung. Den Drang nach Bewegung können wir die gesamte Lebensspanne hindurch beobachten. Die meisten Neugeborenen rudern gerne mit Armen und Beinen. Mit der Zeit lernen sie sich zu drehen, aufzusetzen und schließlich zu krabbeln. Später laufen und rennen sie dann. Jeder, der ein kleines Kind erlebt hat, kann dieses natürliche Bedürfnis nach Bewegung bestätigen. Es gibt viele Erklärungen, warum Kinder heute oft irgendwann inaktiv werden, aber wir wollen sie hier nicht wiederholen. Eine aktive Familie hilft ihren Kindern dabei, ihr angeborenes Bedürfnis nach Bewegung aufrechtzuerhalten. So wie es Ihr Kind anregen kann, abwechslungsreicher zu essen, wenn die ganze Familie bei den Mahlzeiten zusammensitzt, können Sie es zur Bewegung ermuntern, wenn Sie mit ihm zusammen draußen Spiele machen oder im Haus tanzen.

Wenn Eltern nicht so sehr damit beschäftigt wären, das Essverhalten ihrer Kinder zu kontrollieren, und stattdessen mehr Wert darauf legten, mit ihren Kindern zusammen aktiv zu sein, dann gäbe es wahrscheinlich viel weniger Kinder und Teenager, die sich kaum noch bewegen. Ebenso wie das intuitive Essen müssen wir unser angeborenes intuitives Bewegungsbedürfnis pflegen!

Intuitives Essen und die Rolle von körperlicher Aktivität bei Kindern und Jugendlichen

Mit diesen fünf Richtlinien können Sie dafür sorgen, dass Ihre Kinder ein Leben lang Freude an Bewegung haben.

1. Babys und Kleinkinder haben ein intuitives Gespür für Bewegung. Bauen Sie auf diesen inneren Bewegungssignalen auf, um die Gesundheit Ihrer Kinder und schließlich Teenager zu fördern und aufrechtzuerhalten. Unternehmen Sie so oft wie möglich gemeinsame Familienaktivitäten, machen Sie zum Beispiel Spaziergänge oder Wanderungen, spielen Sie Basketball oder Tennis, gehen Sie campen, fahren Sie Rad, laufen Sie Ski, gehen Sie inlineskaten, schwimmen usw.
2. Ermutigen Sie Ihre Kinder so früh wie möglich, in der Gruppe Sport zu machen, zum Beispiel zu tanzen oder Kampfsportarten zu lernen. Helfen Sie Ihrem Kind, eine Sportart zu finden, die ihm liegt und ein Gefühl von Identität und Selbstachtung vermittelt, ohne dass konkurrierendes Verhalten im Vordergrund steht.
3. Genau wie beim Essen spielt bei der Bewegung Ihre Vorbildfunktion eine äußerst wichtige Rolle. Finden Sie eine Bewegungsart, die Ihnen Spaß macht, damit Ihre Kinder sehen, wie Sie Freude an der Bewegung haben. Treiben Sie aber nicht zwanghaft Sport. Eltern zu erleben, die zu viel Sport machen, ist ein sicherer Weg, ein Kind ganz vom Sport fernzuhalten.
4. Machen Sie sich die Folgen bewusst, wenn Ihr Kind zu viel Zeit vorm Bildschirm verbringt. Ob es fernsieht,

Computerspiele spielt, auf Social Media starrt oder auch zu viele Stunden am Computer arbeitet, diese Aktivitäten beeinträchtigen seine Möglichkeiten, sich regelmäßig zu bewegen. Die American Academy of Pediatrics (AAP), eine Organisation von beruflichen Vertretern der Kinder- und Jugendheilkunde, empfiehlt, dass »Eltern kreative Spielzeit ohne Bildschirm für Kleinkinder in den Vordergrund stellen. Manche Medien können für Kinder ab etwa achtzehn Monaten pädagogischen Wert haben, aber es ist äußerst wichtig, dass es sich dabei um Programme hoher Qualität handelt. Für Schulkinder und Jugendliche sollten die Nutzung von Medien und andere, gesunde Verhaltensweisen ausgewogen sein.«

5. Und schließlich bringen Sie Bewegung und Sport nicht in einen Zusammenhang mit dem Gewicht Ihres Kindes. Wenn ein Kind merkt, dass Eltern sich Sorgen wegen seines Gewichts machen, wird es Gewichtsreduktion auch als Ziel vermuten, wenn Sie von den gesundheitlichen Vorteilen von Bewegung sprechen (und es wird mit Sicherheit eine ablehnende Haltung gegenüber Bewegung und Sport einnehmen).

17. Der Weg zur Heilung von Essstörungen

Bei Essstörungen handelt es sich nicht nur um eine Marotte oder eine Phase. Sie sind ernsthafte, potenziell lebensbedrohliche Krankheiten, die sich auf die emotionale und körperliche Gesundheit eines Menschen auswirken.

– National Eating Disorders Association

Beim Lesen dieses Buches ist Ihnen vielleicht aufgefallen, dass häufig von Essstörungen die Rede war, vor allem im Zusammenhang mit Diäten. Sie können ein Auslöser für das Entstehen einer Essstörung sein.

Noch nie hatten wir einen Patienten, der erklärte: »Ich wollte Bulimie, Anorexie oder eine Binge-Eating-Störung haben.« Normalerweise hören wir von Patienten mit diesen Leiden: »Ich wollte nur ein paar Pfund abnehmen.« Daraus wird eine Diät, dann entwickelt sich ein gestörtes Essverhalten und schließlich eine klinische Essstörung. Fünfunddreißig Prozent der so genannten »normalen« Diäthaltenden werden zu pathologisch Diäthaltenden, und von diesen wiederum entwickeln 20 bis 25 Prozent eine teilweise oder voll ausgebildete Essstörung. Eine Auswertung von 94 Untersuchungen ergab, dass sich Essstörungen mehr als verdoppelt haben, von

3,5 Prozent im Zeitraum von 2000 bis 2006 auf 7,7 Prozent für den Zeitraum von 2013 bis 2018 (Galmiche et al. 2019). Laut den Forschern ist festzustellen, dass Essstörungen weltweit verbreitet sind.

Während die Ursachen für Essstörungen vielfältig sind, zählen zu den bekannten Risikofaktoren das Durchführen von Diäten und Körperunzufriedenheit. Unserer Meinung nach schafft die Normalisierung der Diätkultur, ihre Verschleierung als Wellness, Gesundheit oder Lifestyle, die Bedingungen dafür, dass Essstörungen sich manifestieren und zunehmend verbreiten.

Die Einbindung von intuitivem Essen in die Behandlung von Essstörungen

Die meisten Patienten, die an Essstörungen leiden, haben den Kontakt zu ihren angeborenen Hunger- und Sättigungssignalen und ihren Geschmacksvorlieben verloren. Für manche Patienten bietet die stationäre Behandlung in einer Klinik die beste Möglichkeit, den Heilungsprozess zu beginnen. Bei anderen kann als Lösung die ambulante Behandlung als Tagespatient in Frage kommen. Diejenigen, die noch relativ stabil sind, könnten während dieser Behandlung mit einem Team aus einem Arzt, einem Psychotherapeuten, einem Ernährungstherapeuten und manchmal auch einem Psychiater arbeiten. Denjenigen, die zur Heilung einer Essstörung mit einer Ernährungsberaterin/Ernährungstherapeutin in einer Privatpraxis arbeiten, muss jedoch in aller Klarheit gesagt werden, dass der Versuch, die Prinzipien intuitiven Essens so wie hier beschrieben zu befolgen, keinen Heilungserfolg bringen kann.

Das gilt ganz besonders für diejenigen, die an Anorexie leiden. Ihr Körper ist oft so extrem unterernährt, dass der Versuch, sich auf bestimmte intuitive Signale zu verlassen, zu Verwirrung und Beibehaltung des unterernährten Zustands führen kann. Diese Patienten sagen dann gerne zu uns: »Ich esse ja nur, wenn ich Hunger habe, und das steht doch auch in dem Buch (und ich habe fast nie Hunger!)« oder »Ich bin nach ein paar Bissen schon satt, also brauche ich ja nicht mehr zu essen.« Wir versichern ihnen dann, dass sie ihren Hunger- und Sättigungssignalen eines Tages vertrauen können, dass ihr halb verhungerter Körper im Moment aber nicht imstande ist, ihnen die richtigen Signale zu senden. Eine der erschwerenden Symptome eines hungernden Körpers ist ein verlangsamtes Leeren des Magens oder die Gastroparese. Infolgedessen kann schon die Aufnahme geringer Nahrungsmengen ein falsches Gefühl von Sättigung hervorrufen und die Hungergefühle zum Verschwinden bringen. An diesem Punkt des Heilungsprozesses von magersüchtigen Patienten betonen wir immer wieder die Sinnlosigkeit, Hungersignale abzuwarten, um zu essen.

In der frühen Behandlungsphase von Anorexie in einer privaten Praxis versuchen wir, die Patienten langsam und vorsichtig so zu ernähren, dass es für ihren Körper keine zu große Belastung darstellt. Die Patienten dürfen auch emotional nicht überfordert werden, es darf keine übermäßige Angst in ihnen aufkommen. Wir geben ihnen Informationen über die Physiologie des Körpers, die Rolle chemischer Substanzen im Gehirn, Grundsätze der Ernährung, den Mechanismus des Stoffwechsels und die potenziellen Gefahren von Unterernährung. Wir ermuntern sie dazu, Entscheidungen zu treffen, die sie ernähren und eine Rückkehr zur Gesundheit fördern.

Neben unserer Rolle als Lehrerinnen versuchen wir, den Patienten das Gefühl zu geben mitzubestimmen, indem sie Teil des »Ernährungsteams« werden. Sie werden ermutigt mitzuarbeiten, indem sie zum Beispiel Essen auflisten, das sie mögen, und solches, das sie nicht mögen, indem sie bestimmen, welches Essen für sie mit Angst besetzt ist und welches sie nur nicht mögen, und indem sie die Essrisiken planen, die sie bereit sind einzugehen. Sie können frei über ihre Essensängste und ihre Körperbildkämpfe sprechen und uns ihre Ess-»Geheimnisse« anvertrauen, in dem Wissen, dass wir sie niemals verurteilen werden. Sie können darüber reden, was das Ergebnis von zu wenig essen und genug essen ist, denn nicht genug zu essen, ist meist ständiges Thema.

So spielen die Mitglieder des »Teams« sich sozusagen gegenseitig die Bälle zu, während sie sich auf das gemeinsame Ziel hin vorwärtsbewegen. Wenn wir unseren Patienten dagegen einen vorgeschriebenen, von uns autoritär aufgestellten Essensplan geben würden, ohne dass sie mit einbezogen gewesen wären, würde es ihre Angst verstärken, dass ihnen alle Kontrolle genommen wird. Dieses Gefühl könnte zu Rebellion, Wut und fehlender Mitarbeit führen. Außerdem bestünde das Risiko, dass der von uns aufgestellte Essensplan sich in ihren Köpfen als die einzig »richtige« Art zu essen festsetzen würde. Während ihres Heilungsprozesses unterstützen wir sie, beraten sie und versuchen, sie dahin zu lenken, dass sie zu einer flexiblen, für sie angemessenen Art des Essens finden. Im Laufe der Zeit beruhen ihre Essensentscheidungen mehr und mehr auf ihren inneren Signalen mit wenig äußerer Führung.

(Wichtige Anmerkung: Nachdem das Essen wieder aufgenommen ist, entwickeln viele von Anorexie Genesende für unterschiedlich lange Zeit einen »Hypermetabolismus«, was heißt, dass ihr Stoffwechsel sich beschleunigt, wenn sie beginnen, sich eigenverantwortlich zu ernähren. Als Folge davon kann ihr Energiebedarf extrem ansteigen. Mit unserer Unterstützung lernen sie, ihre Essensaufnahme zu steigern, damit diesem erhöhten Bedarf entsprochen werden kann. Der Stoffwechsel normalisiert sich oft nach etwa sechs Monaten – obwohl es bei manchen länger dauern kann.)

Ein wichtiger Aspekt in dem langsamen Heilungsprozess ist, dass die Patienten jeden Rückschlag als eine Erfahrung ansehen, aus der sie lernen können, anstatt als ein Versagen. Immer wieder sagen wir ihnen, je gesünder sie werden, desto mehr werden sie ihren Hunger- und Sättigungssignalen trauen können, und schließlich werden sie wieder in der Lage sein, ohne Angst zu essen.

Allen, die an einer Essstörung leiden, kann intuitives Essen als das Essensmodell dargestellt werden, das sie schließlich für sich selbst werden übernehmen können. Die Vision einer Zukunft, die frei ist von zwanghaftem Denken und Verhalten, ist eine starke Motivation. Die Hoffnung, eines Tages so weit zu sein, kann den Patienten helfen, die Geduld aufzubringen, um die für den Gesundungsprozess erforderliche Zeitspanne durchzustehen. Der Körper und das Gehirn müssen physisch gesund werden und der Geist muss emotional gesund werden. Daher ist es meist unerlässlich, dass die Behandlung von einem Team durchgeführt wird, das heißt, die Patienten werden auch mit einem Psychotherapeuten und einem Mediziner zusammenarbeiten, die auf die Behandlung von Essstörungen und optimalerweise auch auf intuitives Essen spezialisiert sind. Der Mediziner überwacht den körperlichen Zustand des Patienten, und bei einigen braucht es vielleicht noch einen Psychiater, um den Medikationsbedarf zu ermitteln. So sind wir als Ernährungstherapeutinnen Teil eines gut funktionierenden, sich untereinander austauschenden Behandlungsteams.

Die Behandlung von Anorexie mit intuitivem Essen

Carries Geschichte – das Heilen einer anhaltenden Anorexie. Spätabends läutete das Telefon in der Praxis und der Anrufbeantworter zeichnete Carries flehende Bitte auf. Sie entschuldigte sich, noch so spät anzurufen, und wurde sehr emotional, als sie sagte, sie wüsste, es gäbe nur einen Weg, wie sie von ihrer Magersucht geheilt werden könnte: Sie wolle lernen, eine intuitive Esserin zu werden. Sie hatte auf einer Website darüber gelesen und war überzeugt, dass dies ihre letzte Chance war.

Carrie war zu dieser Zeit fast zweiundzwanzig Jahre alt und erzählte uns später, dass sie in den letzten vier Jahren elfmal im Krankenhaus zur stationären Behandlung gewesen war. Jedes Mal behielt man sie in der Klinik, bis sie ein normales Gewicht erreicht hatte, aber kaum war sie entlassen, verlor sie sofort alles Gewicht wieder, das sie zugenommen hatte, und kam bald darauf zum wiederholten Mal ins Krankenhaus.

Als sie uns anrief, wog sie wieder sehr wenig (aber noch nicht so wenig wie in ihren schlimmsten Zeiten) und verlor weiterhin jeden Tag Gewicht. Sie war fest entschlossen, nie wieder in eine Klinik zu gehen, und wollte nun endlich wieder gesund werden. Sie wusste, dass sie nicht immer weiter das Gleiche tun und ein anderes Ergebnis erwarten könnte. Carrie erklärte, dass sie jedes Mal wenn sie sich fest vorgenommen hatte, wieder zuzunehmen, schon vorher von der Angst geplagt wurde, dass sie bei ihrer Rückkehr zu normalem Gewicht das Gefühl der Freiheit verlöre; denn sie konnte nicht essen und darauf vertrauen, dass ihr Körper sie nicht betrügen würde. Als sie etwas über intuitives Essen las, war es, als würde es klick machen. Zum ersten Mal hatte sie die Hoffnung auf eine Lösung.

In ihrer ersten Sitzung beschrieb Carrie ihr eigenes Verständnis ihrer Essstörung – sie diente ihr als Methode der Kontrolle, als Ablenkung, als Spannungsabfuhr, als Wegrennen vorm Leben. Carrie glaubte, dass bei ihrer Essstörung auch die Angst davor, erwachsen zu werden, zu heiraten und von zu Hause auszuziehen, eine Rolle spielte. Sie sagte: »Im Gegensatz zu der allgemeinen Auffassung über die Ursachen von Essstörungen hatte ich eine sichere Kindheit und komme nicht aus gestörten Familienverhältnissen. Ich wuchs in einer liebevollen Familie auf, und meine Kindheit war sehr glücklich.« (Was hier jedoch nicht thematisiert wird, ist die Tatsache, dass Carries Familie und ihre Gemeinschaft durchdrungen waren von der Diätkultur!)

Bevor sich ihre Essstörung entwickelte, war Carrie selbstbewusst, unbekümmert und fröhlich. Sie mochte sich selbst und hatte keine besonderen Essens- oder Körperprobleme. Sie war etwas mäkelig mit dem Essen, aß aber genug von dem, was sie mochte, um normal zu wachsen und sich gesund zu entwickeln. Ab und zu versuchte sie eine Diät, »einfach weil es das war, was die Leute um mich herum taten, und es war auch eine Art spannende Aktivität«. Die meisten Mädchen redeten darüber, dass sie abnehmen mussten und welche Nahrungsmittel deswegen einschränkt werden sollten.

Als Carrie auf der Highschool war, wurde ihr wegen einer Krankheit ein Medikament verschrieben, das zusammen mit Essen eingenommen werden musste. Um Nebenwirkungen zu vermeiden, zwang Carrie sich, abends viel zu essen und viel Saft zu trinken. In dieser Zeit begann sie, manchmal auch aus emotionalen Gründen zu essen, um ihre Ängste zu lindern. Sie nahm zu und wog schließlich viel mehr als je zuvor. Also beschloss sie, eine Diät zu machen.

Nun, der Ausgang dieser Geschichte ist nicht schwer vorherzusagen. Je länger Carrie Diäten machte und Gewicht verlor, desto mehr gefiel es ihr, ihre Essensaufnahme und ihren Körper unter Kontrolle zu haben. Ihre Angst vor dem Erwachsenwerden wurde von dem falschen Gefühl der Kontrolle überdeckt, das ihr die Beherrschung ihres Körpers verlieh. Anfangs (so wie es leider in unserer Kultur oft passiert) wurde ihr Gewichtsverlust von ihrer Familie und ihren Freunden noch bewundert. Doch schon bald wurde offensichtlich, dass Carrie sich in einer ernsthaften Gesundheitskrise befand. Aus dem beliebten, freundlichen Mädchen, das gerne zur Schule ging, wurde eine reizbare, launische und missmutige Schülerin. Bei Carrie drehte sich alles nur noch darum, was sie aß und was sie nicht aß und was die Waage morgens anzeigte. Schließlich wurde eine Anorexie diagnostiziert und Carrie kam zum ersten Mal in eine Klinik.

Bei ihren ersten Klinikaufenthalten hatte Carrie gar nicht das Bedürfnis, etwas an ihrem Zustand zu verändern. Sie sagte sogar: »Kliniken sind nicht die Antwort. Das ist nur eine ›Schnellreparatur‹. Ich bin nie dazu gekommen, alles lange genug in meinem Kopf zu bearbeiten, und ich habe mein Essen und mein Gewicht nicht lange genug stabilisiert, damit es eine bleibende Wirkung hätte haben können.« Ein Problem von Carrie war auch, dass sie vor jedem bevorstehenden Klinikaufenthalt besonders wenig aß. Wie Diäthaltende vor der Diät zum Abschied noch einmal richtig viel essen, schränkte Carrie vor jeder bevorstehenden Gewichtszunahme in der Klinik ihre Essensaufnahme extrem ein.

Eine Psychotherapie führte dazu, dass sie sich schließlich bereit für eine Veränderung fühlte und diese wirklich anstrebte, als sie wieder einmal in eine Klinik ging. Aber ihre guten Absichten führten zu keinem Ergebnis. Sie wusste nur, wie sie zunehmen konnte, wenn sie dort war, und wie sie alles Zugenommene wieder abnehmen konnte, sobald sie draußen war. Nach jeder Entlassung schränkte sie ihre Essensaufnahme ein, trieb exzessiv Sport, wog sich zwanghaft und verlor Gewicht – alles, was sie in der Klinik nicht durfte. Carrie wusste, wenn sie nicht lernen würde, ihrem Körper zu vertrauen, würde sie immer Angst vorm Essen und vor einer Gewichtszunahme haben.

Und wo fängt man an, einer jungen Frau mit einer schweren Geschichte von Magersucht zu helfen, die lernen möchte, eine intuitive Esserin zu werden? Als ersten Schritt stellten wir in den Vordergrund, wovon sie motiviert wurde: die Freiheit, die sie zu erreichen hoffte, wenn sie es schaffte, ihrem Körper zu vertrauen. Die Prinzipien intuitiven Essens waren die Richtschnur, mussten für Carrie jedoch teilweise grundlegend abgeändert werden:

1. *Honorieren Sie Ihren Hunger:* Carrie konnte darauf vertrauen, dass ihr Körper ihr die Botschaft sandte zu essen, wenn sie Hunger fühlte. Wenn sie keinen Hunger fühlte, bedeutete das allerdings nicht, dass die Botschaft ihres Körpers, nichts essen zu müssen, richtig war. Carrie musste ihren Hunger honorieren, aber auch essen, wenn sie keinen Hunger fühlte und nicht das Signal erhielt zu essen. Wenn sie nicht daran glaubte, dann wäre der »Vertrag« gebrochen.
2. *Spüren Sie Ihre Sättigung:* Carrie musste akzeptieren, dass ihre Sättigungssignale zunächst nicht verlässlich waren, bis ihr Körper und Ihr Geist wieder ausreichend genährt waren. Sich dieses zukünftige Vertrauen in ihre Sättigungssignale vorzustellen, stärkte ihre Motivation zur Heilung.
3. *Schließen Sie Frieden mit dem Essen:* Eine Verpflichtung, Risiken einzugehen und die Sachen zu essen, die sie seit Jahren nicht mehr gegessen hatte, war etwas, das Carrie sogar bei ihrem extrem niedrigen Gewicht praktizieren konnte. (Am Anfang ihrer Behandlung aß Carrie jeden Tag nur eine sehr begrenzte Auswahl »sicherer« Nahrungsmittel.)
4. *Entdecken Sie den Genussfaktor:* Lebensmittel zu essen, die sie essen wollte und die ihren Gaumen zufriedenstellten, konnte Carrie Kraft geben und die Rebellion unnötig machen, die daher rührte, dass ihr ständig vorgeschrieben worden war, was sie essen sollte. Daher gab es für sie keinen rigiden Essensplan, sondern ihr wurde geholfen herauszufinden, was sie mochte, und dann wurde sie ermuntert, diese Speisen in ihr Essen mit aufzunehmen. Sie

wurde auch darin unterstützt, nach und nach die Mengen des sie zufriedenstellenden Essens zu erhöhen, damit ihr Gewicht sich langsam normalisierte.

5. *Bewältigen Sie Ihre Gefühle mit Freundlichkeit*: In Carries Fall veränderte sich diese Richtlinie so, dass sie lernen musste, ihre Gefühle zu bewältigen, ohne ihr Essen einzuschränken oder auf die Waage zu steigen. Ihr wurde klar, dass das Unterdrücken ihres Unbehagens, indem sie Kalorien zählte, Nahrungsmittel ausschloss oder auf die Waage stieg, ihr nur ein falsches Gefühl der Kontrolle gab und ihre Probleme nicht löste. Und sie lernte, stattdessen mit ihrem Psychotherapeuten, ihrem Arzt, Familienmitgliedern und natürlich ihrer Ernährungstherapeutin zu sprechen.
6. *Respektieren Sie Ihren Körper:* Carrie musste akzeptieren, dass es das Gegenteil von Respekt für ihren Körper bedeutete, wenn sie ihn halb verhungern ließ. Um ihren Körper zu respektieren, musste sie genügend essen, um ihren Geist und Körper wieder zu nähren. Und es bedeutete, ihre von ihrer DNA vorgegebenen Körpermaße und -form radikal zu akzeptieren und nicht zu versuchen, sie zu verändern. Sie musste ihre »Anorexie«-Kleidung wegwerfen und mit der Tatsache Frieden schließen, dass diese ihr nie wieder passen würde. Sie musste gemütliche Kleidung kaufen, die einem ausreichend genährten Körper passte.
7. *Legen Sie die Diätmentalität ab:* Carrie hatte die schädlichen Auswirkungen von Diäten bei ihren Familienmitgliedern gesehen und vor allem auch verstanden, dass Diäthalten einer der Faktoren war, der bei ihr zu einer

Essstörung geführt hatte. Alle, die sie kannte und die Diäten gemacht hatten, schwankten danach beständig zwischen zu wenig und zu viel Gewicht. Sie wusste daher, dass Diäten nicht wirken und dass sie nie wieder eine Diät machen wollte, um ihren Körper zu kontrollieren; nur hatte sie bisher keine Alternative gekannt.

8. *Sagen Sie der Essenspolizei den Kampf an:* Oh, und wie viele Polizisten gab es da in Carries Kopf! Die Stimmen ihrer Anorexie waren mächtig, und sie musste ihren verzerrten Gedanken den Kampf ansagen und sie durch Gedanken ersetzen, die sich langsam von der vernünftigen intuitiven Esserin in ihr den Weg an die Oberfläche bahnten. Sie lernte, ihren Perfektionismus herunterzuschrauben. Und sie lernte, jedes Mal wenn sie in einschränkendes Verhalten zurückgefallen war, zurück auf den richtigen Weg hin zu ihrem Ziel zu gehen – das Ganze war ein Prozess und kein perfekter, gerader Weg zur Heilung!
9. *Bewegung – fühlen Sie den Unterschied:* Carrie lernte, dass jeder Sport über ihre normale Bewegung hinaus ihrem Heilungsprozess im Weg stehen würde. Und sie begann, sich auf die Zeit zu freuen, wenn sie ihrem Körper wieder würde vertrauen können und er ihr sagte, welche Art von Bewegung für sie richtig sein könnte; dann würde sie sich auch wieder über die positiven Auswirkungen freuen können, die Bewegung ermöglicht.
10. *Erhalten Sie Ihre Gesundheit mit sanfter Ernährung:* Zunächst einmal hatte Carrie ironischerweise keine Probleme damit, Spaßessen zu sich zu nehmen. Das war das, worauf sie vor allem Heißhunger hatte. Doch irgendwann

kam der Zeitpunkt, an dem sie ihrer Essensauswahl mehr Eiweiß, Obst und Gemüse hinzufügte.

Während ihrer Behandlung wurde Carrie immer wieder daran erinnert, dass sie ihrer Sättigung nicht trauen konnte, solange ihr Körper kein normales Gewicht hatte. Ihr wurde aber auch gesagt, dass sie ihren Hunger immer honorieren könnte. In diesem Prozess nutzte sie jede Erfahrung als eine Gelegenheit zum Lernen, anstatt darin ein Versagen zu sehen. Auf diese Art hörte sie auf, sich selbst Vorwürfe zu machen, weil sie es »nicht perfekt machte«. Wenn sie spät am Abend großen Hunger bekam, verstand sie das als Botschaft, dass sie während des Tages nicht genug gegessen hatte. Wenn sie auf die Waage stieg, nachdem ihr gesagt worden war, sie solle es nicht mehr tun, dann lernte Carrie, dass sie danach tagelang vermehrt unter zwanghaften Gedanken rund um ihr Gewicht litt. Carrie lernte auch, dass ihre Mahlzeiten sie nicht gut versorgten, wenn sie nicht genug Protein oder zu anderen Zeiten nicht genug Fett oder Kohlenhydrate aß. Und was besonders wichtig war: Als sie ab und zu merkte, dass sie Gewicht verlor, war ihr die Botschaft klar – mehr essen! Carrie bestimmte ihren Heilungsprozess selbst. Sie wurde beraten, wie eine nährende und ausgewogene Mahlzeit aussah, aber ihr wurde nie gesagt, was oder wie viel sie essen sollte.

Carrie brauchte nicht zu rebellieren, denn sie wurde immer angeleitet, ihre eigenen Entscheidungen zu treffen und zu bestimmen, ob sie für sie die richtigen waren. Mit ihrer Freiheit vor Augen war sie motiviert, ihre Reise zur intuitiven Esserin fortzuführen.

Carrie hat inzwischen ihr Ziel erreicht und hatte nie mehr

einen Rückfall in die Anorexie. Schließlich heiratete sie, wurde schwanger und hat heute eine Tochter, die in die Grundschule geht. Sie ist überzeugt, dass das Geschenk, eine intuitive Esserin zu sein, und die Freiheit, die damit einhergeht, jeden Vorteil übersteigt, den sie je aus der Anorexie gezogen hat.

Die Behandlung von Bulimie und Binge Eating mit intuitivem Essen

Die Behandlung von Bulimie und Binge-Eating-Störungen beginnt auf etwas andere Art. Wenn Patienten mit diesen Essstörungen sich nicht in ausgehungertem Zustand befinden, werden sie schneller als Anorexie-Patienten in der Lage sein, ihre intuitiven Hunger- und Sättigungssignale wieder wahrzunehmen. Patienten mit Binge-Eating-Störungen sind daran gewöhnt, extrem viel größere Mengen von Nahrungsmitteln zu essen, als es ihrem Hungerbedürfnis entspricht. Daher ist ihre Wahrnehmung von Sättigung anfangs sehr verzerrt. Da sie selten Hunger haben, kann die Aufforderung, auf ihre Hungersignale zu hören, für sie befremdlich und frustrierend sein. Sie haben ständig ihren Hunger und ihre Sättigung ignoriert und essen aus vielen anderen Gründen, zum Beispiel aus Langeweile, Einsamkeit, Ärger und oft aus einem Schuldgefühl heraus, weil sie etwas »Verbotenes« gegessen haben. Wir helfen ihnen, sich nicht mehr schuldig zu fühlen, indem wir ihnen beibringen, Selbstmitgefühl und Verständnis dafür zu haben, dass sie diese Bewältigungsmechanismen entwickelt haben, weil es für sie der einzige Weg war, mit ihren schwierigen Emotionen zurechtzukommen. Während der Reise zum intuitiven Esser beim Essen vollkommen präsent zu sein und sich auf die Sättigung zu fokussieren, hilft dabei, dass diese Signale zurückkehren.

Genau wie bei denjenigen, die den Heilungsprozess von der Anorexie durchlaufen, helfen wir auch den Patienten, die an Bulimie und Binge-Eating-Störungen leiden, indem wir unser Fachwissen als Ernährungsberaterinnen anwenden. Wir geben ihnen wissenschaftliche Informationen, damit sie ihre kognitiven Verzerrungen und Mythen über Essen und ihren Körper kritisch hinterfragen können, und wir helfen ihnen, Bewältigungsmechanismen für ihre Ernährung zu entwickeln. Wir richten den Fokus auch auf Sättigung, Körperrespekt, wohltuende Bewegung und alle anderen Prinzipien intuitiven Essens.

Wir werden uns bei Lila anschauen, wie ihre Erfahrungen mit Einschränkungen sie auf den Abwärtsweg zu ihren Essstörungen geführt haben. Dann werden wir sehen, wie ihre Aneignung von intuitivem Essen sie völlig von ihrer Essensangst und dem Gefühl, außer Kontrolle zu sein, befreit hat. Und schließlich hat diese Philosophie ihr glücklichere und reichere Lebenserfahrungen ermöglicht.

Lilas Geschichte – Wie sich eine Bulimie entwickeln kann

Auch die Bulimia nervosa (auch Bulimie oder Ess-Brech-Sucht) ist eine schwerwiegende Folge, die durch Diäten verursacht werden kann. Dabei wird versucht, nach einer exzessiven Aufnahme von Kalorien diese gleich wieder auszuscheiden. Wie zu erwarten gibt es unvermeidlich eine Rückwirkung mit Überessen, die eintritt, wenn das Essen eingeschränkt wurde. Diese

Reaktion eines halb verhungerten Körpers kann durch physiologische oder neurochemische Vorgänge ausgelöst werden, als Folge der Absonderung bestimmter chemischer Substanzen im Gehirn wie zum Beispiel dem Neuropeptid Y. Oder es spielen psychische Auslöser eine Rolle, um das Gefühl der Entbehrung durch die Diäten oder gezügeltes Essverhalten zu kompensieren. Außerdem kann der emotionale Zustand Betroffener diese zum Binge Eating treiben, um Trost und Betäubung zu finden. Meist liegt eine Kombination aus all diesen Faktoren zugrunde. Wenn in der Folge von Diäten häufiger Überessen auftritt, fühlen sich die Patienten völlig außer Kontrolle und sind entsetzt, dass all das Gewicht, das sie verloren hatten, zurückkehrt. Oder sie werden sogar von der noch schlimmeren Vorstellung geplagt, dass sie schließlich mehr wiegen werden als vor dem Beginn ihrer Diäten. In ihrer Verzweiflung suchen sie nach einem Mittel, um die Kalorien wieder loszuwerden, die sie beim Überessen oder einem Binge-Eating-Anfall zu sich genommen haben. Diese Reinigungsversuche sind zum Beispiel exzessives Sporttreiben, Erbrechen, die Anwendung von Abführmitteln oder Diuretika, Diättabletten oder sogar von Medizinern verschriebene Mittel, zu deren Begleiterscheinungen Gewichtsverlust gehört, oder ein erneuter Zeitraum des Hungerns. Abführmittel und Diuretika entziehen dem Körper vor allem Wasser, keine Kalorien. Der Wasserverlust erweckt den falschen Eindruck, dass man abgenommen hätte. Auf die Dehydrierung des Körpers folgt aber unweigerlich ein Zurückhalten von Flüssigkeit, was den Zyklus der erneuten Dehydrierung, des Flüssigkeitszurückhaltens, der weiteren Einnahme von Medikamenten, um das aufgeblähte Gefühl wieder loszuwerden, und so weiter und so weiter fortführt. Der Missbrauch von Medikamenten zur Gewichtsreduktion ebenso wie das Erbrechen nach Essanfällen und sogar exzessives Sporttreiben haben alle ernsthafte medizinische Folgen.

Lila begann mit Diäten, als sie im letzten Highschool-Jahr war und sich mit ihren Freundinnen auf den Abschlussball vorbereitete. Lila war zwar etwas größer und kräftiger als die anderen Mädchen, aber das hatte ihr bis dahin keine großen Sorgen gemacht. Die Diät vor dem Ball beschreibt Lila als eine spannende, gemeinsame Aktivität zusammen mit Freundinnen, um bei dem großen Ereignis gut auszusehen. Der Essensplan der Mädchen bestand für einen Tag aus einem Apfel zum Frühstück, Salat mit Essig zum Mittagessen und Huhn und Gemüse zum Abendbrot. Sie beschlossen, sich eine Woche lang so zu ernähren, um »zu sehen, was passieren würde«. Lila, die ihren Körper unterernährt hatte, stellte danach erfreut fest, dass ihr Körper sichtbar verändert aussah.

Nach dem Schulabschluss unternahm Lila eine dreieinhalbwöchige Reise in die Karibik. Es war das erste Mal in ihrem Leben, dass sie sich völlig frei und unabhängig fühlte. Diese Ferien waren eine Zeit der Partys, es wurde viel gegessen, und Lila hatte zum ersten Mal Sex. Sie trank viele Piña Coladas und aß große Mengen Weißbrot und Desserts – Sachen, die sie vorher nur eingeschränkt zu sich genommen hatte. Als sie nach Hause kam, war ihr Körper fülliger geworden und sie passte kaum noch in ihre Kleidung.

Aus Frustration aß sie in dem Sommer, bevor sie aufs College ging, weiter zu viel. Gleichzeitig kämpfte sie mit belastenden Gefühlen; ihre neu gefundene Unabhängigkeit, die Auseinandersetzung mit ihrer Sexualität und der bevorstehende Auszug von zu Hause machten ihr Angst. Lila aß nun auch aus emotionalen Gründen, um mit diesen Gefühlen zurechtzukommen.

Im College begann sie schon bald eine Beziehung, die sie während ihrer ganzen College-Zeit weiterführte. In ihrem ersten Jahr wurde aus einer sorglosen, aktiven und sportlichen Highschool-Schülerin eine passive College-Studentin mit Essensproblemen. Lila überaß sich weiter, bekam Essattacken und aß zeitweise heimlich. Immer wieder dachte sie: »Ich kann nicht glauben, dass ich so viel gegessen habe!«, und fing an, das Essen wieder zu erbrechen, als eine Methode, ihr unkontrolliertes Verhalten wiedergutzumachen. Lila betrachtete ihre Bulimie nie als eine Methode zur Gewichtskontrolle – das Erbrechen war für sie nur ein Mittel, die Folgen ihrer Essattacken wieder auszulöschen. (Anmerkung: Auch wenn man sich nach einem Essanfall erbricht, wird trotzdem eine beträchtliche Kalorienmenge vom Körper aufgenommen – das ist der Versuch von Körper und Gehirn, das Erbrechen zu überleben.)

Eine riesige Menge Essen zu verzehren und sich dabei völlig außer Kontrolle zu fühlen, kann ein sehr schockierendes Erlebnis sein, und sich von allen Folgen dieses Verhaltens wieder befreien zu wollen, kann genauso zwanghaft werden wie das Esserlebnis selbst. Wenn die sich einer Essattacke anschließende »Reinigung« zu einem regelmäßigen Vorgang im Leben wird, schwindet das Verantwortungsgefühl für das eigene Verhalten. Das Bewältigen von Gefühlen mit Freundlichkeit und ohne den Einsatz von Essen kann für viele eine sehr große Herausforderung bedeuten. Bulimie beginnt manchmal als aufregend erscheinende Alternative zur Auseinandersetzung mit Überessen und entwickelt sich schließlich zu einem weiteren Mittel, um Gefühle zu unterdrücken. Einige Patienten berichten von einem Gefühl, als würden sie »mit einem Mord davonkommen«. Wenn das Leiden jedoch anhält, wird diese »Lösung« mit ihren psychischen und körperlichen Auswirkungen und der Beeinträchtigung normaler Essensmuster zum Erzfeind. Sehr schnell stellen sich Schamgefühle ein. Jeden Tag müssen Einwickelpapiere von Essen versteckt oder beseitigt werden, und für seine Essanfälle muss man sich isolieren; wenn man in der Öffentlichkeit isst, muss man sich aufs Klo davonstehlen.

Lilas Bulimie-Verhalten führte dazu, dass sie im Herbst ihres ersten College-Jahres so viel wog wie noch nie. Obwohl sie noch immer mit ihrem Freund zusammen war, fühlte sie sich unsicher wegen ihres Gewichts. Sie begann, ein- bis zweimal die Woche rigide Sport zu treiben, und Phasen des Hungerns wechselten sich mit bulimischen Phasen ab. Am Ende des College-Jahres wurde Lilas Sporttreiben zwanghaft. In den Ferien suchte Lila eine Ernährungsberaterin auf, die ihr half, ihre Bulimie einzudämmen. Im zweiten Jahr am College trat sie einer Studentinnenvereinigung bei und begann einen Kreuzzug bei deren Mitgliedern, um sie vor der Gefahr zu bewahren, eine Essstörung zu entwickeln.

Den Rest ihrer College-Zeit hatte Lila keine Probleme mit dem Essen und ihrem Sport und ein normales Gewicht. Doch nach ihrem College-Abschluss bezog sie eine Wohnung mit zwei anderen Frauen, von denen die eine Überesserin war und die andere eine gezügelte Esserin. Das folgende Jahr war emotional sehr belastend für Lila, weil sie die Beziehung zu ihrem langjährigen Freund abbrach und dem üblichen Stress des Lebens nach dem College-Abschluss ausgesetzt war. Der Einfluss ihrer Mitbewohnerinnen, die beide essgestört waren, führte zusammen mit ihren Problemen dazu, dass sie sich depressiv fühlte und wieder in alte Essverhaltensmuster fiel. Zunächst aß sie eingeschränkt, dann bekam sie Essanfälle und schließlich Bulimie.

Wir erleben häufig, dass während des Heilungsprozesses von einer ernsthaften Essstörung deren Symptome in Zeiten schwerer psychischer Belastungen wieder auftreten. Diese Belastungen sind dann größer als die Fähigkeit der Betroffenen, damit umzugehen, und das Wiederauftreten der Essstörungssymptome wirkt wie eine rote Fahne, die nicht ignoriert werden darf. Sie zeigt die Notwendigkeit an, sich Hilfe zu suchen, um wieder auf den Weg zur Heilung zurückzufinden. Lila tat genau das.

Auch wenn sich während Lilas letzter drei College-Jahre keine Essstörungssymptome zeigten, hatte sie nicht wirklich Frieden mit dem Essen geschlossen. Sie war eine vorsichtige Esserin und eine eifrige Sportlerin geworden. Doch als ihre psychischen Belastungen dramatisch anstiegen, griff sie auf das Verhalten zurück, ihr Essen zu kontrollieren, was ihr das Gefühl gab, ihr Leben unter Kontrolle zu haben. Sie begann auch wieder, sich zu überessen – ein körperlicher und psychischer Rückfall nach dem erneuten Diäthalten –, um sich zu trösten und ihre schmerzlichen Gefühle zu betäuben. Und schließlich war die Bulimie zurückgekehrt. Das war der Moment, in dem Lila sich an eine Psychologin in einer Klinik für Essstörungen wandte, die ihr half, mit dem Binge Eating aufzuhören. Direkt danach begann sie mit der erforderlichen Arbeit, die ihr half, ihren Weg zurück zum intuitiven Essen zu finden. Sie musste sich verpflichten, nie wieder eine Diät zu machen oder eingeschränkt zu essen. Lila entdeckte, dass es ihr ein Gefühl der Stärke gab, wenn sie ihr Essen nach ihrem

Hunger richtete und die Sättigungssignale ihres Körpers respektierte. Die Auswahl der Nahrungsmittel nach ihren Vorlieben führte dazu, dass sie sich nach den Mahlzeiten zufrieden fühlte. Sie fing an, sich mit ihren Gefühlen auseinanderzusetzen, anstatt sie zu unterdrücken. Indem sie ihren – wie sie es nannte – »emotionalen Muskel« entwickelte, war sie besser in der Lage, mit ihrem Leben klarzukommen, als sie es jemals gewesen war, während sie ihr bulimisches Verhalten praktizierte.

Heute ist Lila verheiratet und hat drei Kinder. Sie isst intuitiv, treibt mäßig Sport und hat sich geschworen, sich nicht mehr zu wiegen. Sie ist sich ihrer Genesung völlig sicher und hat ein starkes Gefühl inneren Vertrauens.

Die Wichtigkeit von Sicherheit und Vertrauen

Für unsere Patientinnen aus obigen Geschichten war die Grundlage zur Veränderung die Bereitschaft, eingefahrene Gewohnheiten zu verändern und alte Bewältigungsmechanismen abzulegen. Diese Bewältigungsmechanismen abzulegen erfordert Geduld, einen großen Vertrauensvorschuss und ein Erlernen neuer Einstellungen zum Essen, zum Körper und zum Leben. All das ist möglich – die vorgestellten Patientinnen sind nur einige von den vielen, die ihre Essstörungen auf diese Art geheilt haben. Und natürlich gilt das auch für männliche Patienten mit Essstörung.

Eine Essstörung kann von relativ kurzer Dauer sein und ohne dauerhafte körperliche und/oder psychische Schäden geheilt werden, wenn sie bald nach ihrer Entstehung sowohl psychotherapeutisch als auch ernährungstherapeutisch behandelt wird. Sie kann aber auch zu lebenslangem Leiden und sogar zum Tod führen, wenn sie nicht richtig behandelt wird – was auch passieren kann, wenn die Patienten die Behandlung abbrechen.

Schlüsselmomente

Egal, wodurch eine Essstörung ausgelöst wurde, am wichtigsten ist in allen Fällen, dass die Betroffenen sich Hilfe bei einem Psychotherapeuten oder einer Ernährungstherapeutin suchen. Diese müssen auf jeden Fall eine spezielle Ausbildung haben, um die Hintergründe von Essstörungen zu verstehen, und sie müssen den Patienten eine Umgebung bieten, in der sie sich sicher und aufgehoben fühlen. Dann können die Gedanken und Gefühle analysiert werden, die die Beziehung der Patienten zum Essen bestimmen und in eine falsche Richtung gelenkt haben. Manchmal ergeben sich im Verlauf der Behandlung Momente, die den Heilungsprozess tiefgehend beeinflussen und einen Wendepunkt bedeuten. Der folgende Fall illustriert einen solchen Schlüsselmoment:

Kelly war ihrer Essstörung überdrüssig und bereit, alles Notwendige zu tun, um vollständig zu heilen. Nach ihrer Erstbehandlung ging es darum, dass Kelly durch das Essen auch wieder ein Gefühl der Zufriedenheit erlangte. Als wir sie nachher fragten, ob ihr während dieser Phase etwas besonders geholfen hatte, leuchteten ihre Augen auf, und sie antwortete: »Ja, das war Ihre Schilderung, im Kino den Film *Chocolat* zu sehen und dabei einen Schokoladentrüffel zu essen.« Ihr Schlüsselmoment! Die Vorstellung, in dem Genuss einer köstlichen Schokoladenpraline zu schwelgen, während man einen Film über einen Schokoladenladen in einem kleinen französischen Städtchen sah, machte Kelly glücklich. Sie kannte den Film, und während sie ihn sah, hatte sie sich gewünscht, Schokolade essen zu können - etwas, das sie sich verboten hatte. Doch nun, da sie Frieden mit dem Essen schließen wollte und volles Vertrauen in ihre Ernährungstherapeutin hatte, begann Kelly eine Erforschung all der Nahrungsmittel, die sie seit Jahren nicht mehr gegessen hatte - vor allem Schokolade!

Kelly ist noch immer gesund und isst mit einem Gefühl von Freiheit, das sie seit dem Beginn ihrer Essstörung nicht mehr gespürt hat. Kellys bemerkenswerter Fortschritt beruht vor allem darauf, dass sie ihre zerstörerischen Gedanken hinterfragte, dass sie ihren Hunger honorierte und Frieden mit dem Essen schloss.

Bei Hunderten von Menschen haben wir miterlebt, was für einen großen Einfluss ihr neu erworbenes intuitives Essen auf ihr Leben hat. Bei vielen unserer Klienten kreisten ihre Gedanken hauptsächlich darum, was sie gegessen hatten und wie unzulänglich ihr Körper war. Für manche stellte diese obsessive Beschäftigung ein Mittel dar, sich von schwierigen Gefühlen abzulenken. Andere Klienten haben sich wortwörtlich mit Essen betäubt, um traumatische Erfahrungen zu überdecken. Viele fühlten Scham wegen ihres essgestörten Verhaltens oder eines Körpers, der nicht den Standards der Gesellschaft entspricht. Bei manchen ist die einzige Emotion, die Überessen auslöst, ein Schuldgefühl, das das Essen selbst in ihnen verursacht. Zu ihrem großen Erstaunen bleibt das Überessen aus, wenn sie erst einmal keine Schuld mehr empfinden, weil sie Frieden mit dem Essen geschlossen haben.

Doch egal, welche Gründe ursächlich sind, wenn Menschen sich überessen, zu wenig essen oder ein anderes gestörtes Essverhalten aufweisen, eine ungesunde oder ungute Beziehung zum Essen kann dazu führen, dass man im Leben auf der Stelle tritt. Wir haben oft gesehen, dass Menschen nach ihrer Reise zum intuitiven Essen ihre Arbeitssituation veränderten, sich aus für sie negativen Beziehungen lösten, Konflikte mit Freunden oder Familienmitgliedern aufarbeiteten oder schlicht zum ersten Mal in ihrem Leben Frieden, Freude und Zufriedenheit erlebten. Jede der in diesem Kapitel erwähnten Personen würde Ihnen ohne Zögern sagen, dass das, was sie gegen ihre Essensprobleme eingetauscht hat, mehr wert ist, als sie sich jemals hätte vorstellen können!

Bereitschaft zum intuitiven Essen

Die Dauer des Heilungsprozesses einer Essstörung kann von ein paar Monaten bis zu ein paar Jahren betragen und hängt von verschiedenen Faktoren ab, zum Beispiel davon, wie lange man die Essstörung schon hat und ob man selbst bereit ist, etwas zu verändern und Hilfe anzunehmen. Wichtig ist, geduldig und mitfühlend mit sich selbst zu sein. Kaum jemand mit einer Essstörung wird sofort mit dem Prozess zum intuitiven Essen beginnen können. Wenn man diesen Prozess zu früh und ohne professionelle Hilfe anfängt, wird man wahrscheinlich frustriert, überfordert und voller Ängste wieder aufgeben müssen.

Wir nennen Ihnen im Folgenden einige Indikatoren, die anzeigen, ob Sie so weit sind, den Prozess zum intuitiven Essen in Angriff zu nehmen. Auf jeden Fall sollten Sie sich nur zusammen mit Ihrem Team aus Gesundheitsexperten auf diese Reise machen.

- *Körperliche Wiederherstellung und Ausgeglichenheit.* Im Fall von Anorexie muss ein ihrer genetischen Veranlagung entsprechendes Ausgangsgewicht erreicht sein, das je nach Körper variiert. Sonst kann man realistischerweise nicht erwarten, in der Lage zu sein, regelmäßig seine Hungersignale wahrzunehmen, seinen Hunger zu honorieren und seine Sättigung zu respektieren. Bei Bulimie und einer Binge-Eating-Störung bedeutet das, dass man sein chaotisches Essverhalten durch regelmäßige Mahlzeiten abgelöst haben muss. Jede Essstörung erfordert zu Beginn normalerweise eine Ernährungsberatung bei einem in intuitivem Essen ausgebildeten Ernährungstherapeuten, um sein Essverhalten ins Gleichgewicht zu bringen.
- *Das Anerkennen, dass es bei der Essstörung nicht um das Körpergewicht oder das Essen geht, sondern um etwas Tieferliegendes.* Wenn man das akzeptiert hat, kann man das Essen als Mittel der Fürsorge für sich selbst sehen und aufhören, es dafür einzusetzen, andere Probleme zu lösen.
- *Fähigkeit zur Einsicht und Bereitschaft, sich mit seinen Gefühlen auseinanderzusetzen.* Wenn Sie in der Lage sind, Ihre Gefühle zu identifizieren und angemessen mit ihnen umzugehen, wird die Notwendigkeit zu essgestörtem Verhalten geringer werden.
- *Fähigkeit, seine Wünsche und Bedürfnisse zu erkennen.* Je mehr Sie in der Lage sind, Ihre Wünsche und Be-

dürfnisse zu identifizieren, desto weniger werden Sie Ihr gestörtes Essverhalten brauchen, um eine unbestimmte Leere zu füllen.

- *Fähigkeit, ein Risiko einzugehen.* Während der Heilungsprozess beginnt, sowohl körperlich als auch psychisch, werden Sie Risiken auf sich nehmen und aushalten müssen. Für jemanden mit Anorexie kann dies bedeuten, etwas zu essen, ohne zu wissen, wie viele Kalorien es enthält. Für jemanden mit Bulimie kann es zum Beispiel heißen, zum ersten Mal (wieder) Schokolade zu essen.
- *Den Willen, die Diätkultur für immer aufzugeben.* Schon der geringste Gedanke an eine Esseneinschränkung kann Gefühle der Entbehrung in Gang setzen, die das Sprungbrett für eine Essstörung sind.

Tabelle intuitiven Essens

Anwendung der Prinzipien intuitiven Essens bei Essstörungen

Prinzip	Anorexie	Bulimie/Binge-Eating-Störung
1. Legen Sie die Diätmentalität ab	Essensverzicht ist das Kernthema und kann tödlich sein.	Essensverzicht wirkt nicht und löst Heißhunger aus, der Binge Eating zur Folge hat.
2. Honorieren Sie Ihren Hunger	Gewichtszunahme ist wesentlich. Das Gehirn kann sonst nicht funktionieren und normal denken. Ihre Gedanken kreisen wahrscheinlich obsessiv um Essen und Sie können kaum Entscheidungen treffen	Essen Sie regelmäßig – drei Mahlzeiten und zwei bis drei Snacks am Tag. Regelmäßiges Essen lässt Sie leichten Hunger spüren, sodass kein Hungerextrem wie oft bei chaotischem Essverhalten auftritt.

Prinzip	Anorexie	Bulimie/Binge-Eating-Störung
	fen. Ihr Körper und Ihr Gehirn brauchen Kalorien, um zu funktionieren. Ihr Ernährungstherapeut erarbeitet mit Ihnen eine Art zu essen, mit der Sie sich sicher fühlen.	Irgendwann können Sie Ihren eigenen Hungersignalen vertrauen, auch wenn Sie von dieser Routine abweichen.
3. Schließen Sie Frieden mit dem Essen	Gehen Sie Risiken ein; fügen Sie nach und nach Ihrem Essensplan neue Nahrungsmittel hinzu, wenn Sie bereit dazu sind. Gehen Sie in Mini-Schritten voran.	Gehen Sie Risiken ein, probieren Sie »Angst«-Essen, wenn Sie dazu bereit sind und nicht verletzlich. (Verletzlichkeit wäre zum Beispiel: Heißhunger, großer Stress oder labiler Gefühlszustand.)
4. Sagen Sie der Essenspolizei den Kampf an	Hinterfragen Sie Ihre Gedanken und Ansichten über Essen. Keine moralischen, verurteilenden und strengen Kommentare zum Essen.	Hinterfragen Sie Ihre Gedanken und Ansichten über Essen. Keine moralischen und verurteilenden Kommentare zum Essen.
5. Entdecken Sie den Genussfaktor	Häufig gibt es Ängste oder Widerstände, den Genuss beim Essen zu erleben (sowie auch andere Freuden im Leben).	Wenn regelmäßig befriedigende Essenserlebnisse stattfinden, reduzieren sich die Essanfälle.
6. Spüren Sie Ihre Sättigung	Sie können sich in der Anfangsphase Ihrer Gesundung nicht auf Ihre Sättigungssignale verlassen, da Ihr Körper sich wahrscheinlich vorzeitig satt fühlt – eine Folge verlangsamter Verdauung und Magenleerung. Auch führt das Zurückhalten des Wassers im Körper zu einem aufgeblähten Gefühl.	Eine Abkehr von der extremen Sättigung beim Binge Eating. Wenn regelmäßiges Essen stattfindet, werden Sie bald auch eine leichte Sättigung spüren. Wenn Sie aufgehört haben, sich zu erbrechen und Abführmittel zu nehmen, kann das Sättigungsgefühl gestört sein, weil Sie sich durch das Zurückhalten von Wasser aufgebläht fühlen.

Prinzip	Anorexie	Bulimie/Binge-Eating-Störung
7. Bewältigen Sie Ihre Gefühle mit Freundlichkeit	Gefühle sind oft unterdrückt. Essenseinschränkung, Essensrituale und obsessive Gedanken über Essen sind die Bewältigungsmechanismen. Wenn Ihr Körper wieder genährt wird, sind Sie besser in der Lage, mit aufkommenden Gefühlen umzugehen.	Binge Eating, Erbrechen und exzessives Sporttreiben werden als Bewältigungsmechanismen eingesetzt. Wenn diese Verhaltensweisen weniger werden, kann man anfangen, seine Gefühle zu erleben und damit umzugehen.
8. Respektieren Sie Ihren Körper	Die verzerrte Körperwahrnehmung muss geheilt werden.	Respektieren Sie Ihren Körper, wie er gerade ist.
9. Bewegung – fühlen Sie den Unterschied	Wahrscheinlich muss Sport abgesetzt werden, vielleicht kann sanfte Bewegung betrieben werden.	Exzessiver Sport kann ein Reinigungsverhalten sein. Maßvoller Sport kann helfen, mit Stress und Ängsten umzugehen.
10. Erhalten Sie Ihre Gesundheit mit sanfter Ernährung	Keine Strenge in der Ernährung, falls strikt an »Ernährungsprinzipien« festgehalten wird, egal, woher sie stammen. Einsicht, dass der Körper Folgendes braucht: essentielle Fette, Kohlenhydrate, Eiweiß, eine Vielfalt an Nahrungsmitteln.	Keine strengen Ernährungsrichtlinien. Der starre Glaube, was gesundes Essen ist, kann bei einem Verstoß dagegen Reinigungsrituale auslösen (bei Bulimie). Einsicht, dass der Körper Folgendes braucht: essentielle Fette, Kohlenhydrate, Eiweiß, eine Vielfalt an Nahrungsmitteln.

Anlaufstellen für Essstörungen

Bundeszentrale für gesundheitliche Aufklärung
Internet: www.bzga-essstoerungen.de

BFE Bundes Fachverband Essstörungen
Pilotystraße 6/Rgb.
80538 München
Internet: www.bundesfachverbandessstoerungen.de

Dick & Dünn e.V.
Beratungszentrum bei Ess-Störungen
Innsbrucker Straße 37
10825 Berlin
Internet: www.dick-und-duenn-berlin.de

Schlusswort

Dies mag das Ende des Buches sein, aber wenn Sie sich entschlossen haben, ein intuitiver Esser zu werden, dann ist es für Sie erst der Anfang.

Auf Ihrer Reise zum intuitiven Esser werden Sie einen Prozess durchlaufen, der einige Ihrer fest verwurzelten Vorstellungen hinterfragen und vielleicht auch einige tief verborgene Gefühle und Ängste aufwühlen wird. Sie wissen, dass das Leben in der chaotischen Welt der Diäten mit ständigen Selbstvorwürfen und Versagensgefühlen nicht funktioniert. Es funktioniert nicht, was Ihren Stoffwechsel angeht, es funktioniert emotional nicht, und es funktioniert ganz bestimmt auch nicht geistig. Klienten erzählen uns immer wieder, wie niedergeschlagen und besiegt sie sich fühlen – als würden ihre Seelen schmerzen. Wenn sie auf das Konzept des intuitiven Essens stoßen, haben viele die Hoffnung schon aufgegeben, jemals normal essen zu können.

Intuitives Essen ist ein stärkender Prozess, der nicht nur die Gesundheit fördert, sondern auch das Tor zur Freiheit ist. Wenn Sie frei sind von der Tyrannei des Essens und von der dauernden Sorge um Ihren Körper, dann haben Sie den Kopf frei und neue Energie, um Ihre Träume zu verfolgen und Ihren Sinn im Leben zu entdecken. Aber ein intuitiver Esser zu werden, erfordert eine sehr bewusste Entscheidung und ein starkes Engagement. Es bedeutet, dass Sie Ihre alte Überlebensmethode aufgeben und sich einer neuen Sichtweise auf die Welt öffnen. Vielleicht müssen Sie den Blick tief in Ihre eigene Psyche richten, um zu entscheiden, ob die Diätkultur etwas war, das Sie von bedeutenderen Lebensinhalten ferngehalten hat. Dieser Perspektivenwechsel kann anfangs schwer sein, schließlich aber zu einer neuen Art Leben führen, die jeder Umkehr trotzt.

Um diesen Paradigmenwechsel zu beginnen, müssen Sie sich klarmachen, dass es in der Welt des Essens viel »Tauschware« gibt. Die »Willenskraft« zu haben, eine Diät durchzuführen, kann Ihnen ein zeitlich begrenztes Gefühl von Macht und Kontrolle verleihen, dagegen kann das intuitive Essen Ihnen das lebenslange Gefühl geben, selbst die Macht über sich zu haben und selbst über sich zu bestimmen. Eine Diät zu beginnen und sogar einem Essanfall nachzugeben, kann aufregend sein, genau wie das Essen verbotener Nahrungsmittel. Aber wenn die Aufregung durch das Essen oder die Diäten nicht mehr Ihr Leben beherrscht, dann sind Sie frei, andere Aspekte zu erforschen. Wenn Sie Essen oder die Obsession, die das ständige Diäthalten hervorruft, die meiste Zeit einsetzen, um sich zu betäuben oder von Ihren Gefühlen abzulenken, dann fühlen Sie sich dadurch vielleicht kurze Zeit ruhiger, und der Stress lässt nach, aber Ihr Leben kann Ihnen wie ein verschwommener, schlecht gedrehter Film vorkommen. Sie wissen, dass Sie am Leben sind und durchs Leben rasen, aber Sie erfahren selten seine Höhen und Tiefen und die Feinheiten der Gefühle. Wenn Sie jedoch erst einmal die Schichten der Diäten und der Trennung von Ihren Gefühlen entfernt haben, dann werden Sie wieder einen Reichtum entdecken, der für viele Monate oder Jahre nicht mehr sichtbar war.

Wenn Sie ein intuitiver Esser werden, der auf seine angeborenen biologischen Signale und auf seine Essensvorlieben eingeht, dann werden Sie in einen intensiven Kontakt mit Ihrem Körper, Ihren Gedanken und Ihren Gefühlen kommen. Und schließlich können dieses Bewusstsein und diese Empfänglichkeit sich auch auf den Rest Ihres Lebens übertragen.

Sie werden auf Ihrem Weg eher einen Standpunkt der Neugier als einen des Urteilens einnehmen. Beim Diäthalten wird jedes Abweichen vom Ernährungsplan zum Anlass, sich selbst zu kritisieren. Und Kritik kann tödlich und ansteckend sein. Oft nimmt man diesen kritischen Standpunkt dann auch anderem Verhalten gegenüber ein, manchmal sogar gegenüber Familienmitgliedern und Freunden. Als intuitiver Esser sehen Sie jede neue Essenserfahrung als eine Gelegenheit, mehr über Ihre Gedanken und Gefühle zu erfahren. Und vielleicht führt diese Neugier ja auch zur Erforschung anderer Teile Ihres Lebens. Sie könnten sich sogar entscheiden, wichtige Veränderungen vorzunehmen, in Bereichen, die Sie belastet oder unglücklich gemacht haben. Manche unserer Klienten haben ihre Arbeitssituation verändert oder sich aus für sie schädlichen Beziehungen gelöst, weil sie die Bedeutung des Lebens mit anderen Augen sehen gelernt haben. Einige haben sich auch entschieden, eine Therapie zu beginnen.

Eine unserer Klientinnen bemerkte treffend, dass es beim intuitiven Essen darum geht, zu *warten* und zu lernen, Geduld zu haben. Sie *wartet* mit dem Essen, bis sie Hunger hat. Dann *wartet* sie während einer kurzen Pause in der Mitte einer Mahlzeit, um zu spüren, wie satt sie schon ist. Wenn sie von einem schwer zu ertragenden Gefühl erfasst wird, dass sie früher mit Überessen überdeckte, setzt sie sich jetzt hin, hält das Gefühl aus und *wartet*, bis es ihr wieder besser geht. Und auf den ganzen Prozess bezogen, *wartet* sie darauf, dass Ihr Essverhalten sich völlig normalisiert, damit sie die Freiheit und den Frieden in ihrem Leben genießen kann, nach denen sie sich so sehr gesehnt hat. Sie sagt, dass sie auf ihrer Reise schon jetzt gelernt hat, geduldiger zu sein, als sie es jemals in ihrem Leben war. Für sie ist diese Geduld Gold wert, und das, was sie über sich selbst lernt, während sie »geduldig *wartet*«, ist für sie wertvoller als all die falsche Hoffnung, die ihr Diäthalten geboten hat, und all das Geld, das sie für ihre gescheiterten Diäten ausgegeben hat. Warten zu lernen, hat sie von der Last der Diäten befreit und von einem Leben, in dem sie sich gefangen und in der Falle fühlte, ohne einen Ausweg zu sehen.

Wir hoffen fest, dass auch Sie sich aus dem Gefängnis der Diäten befreien können, indem Sie die Fähigkeit des intuitiven Essens, mit der Sie einst geboren wurden, zurückgewinnen.

Während das intuitive Essen ein grundlegender Veränderungsprozess auf der individuellen Ebene sein kann, ist auf kultureller und politischer Ebene noch viel zu tun, damit die Systeme der Unterdrückung für alle Körper abgebaut werden.

Anhang A
Häufige Fragen und Antworten

Wir haben einige der Fragen zusammengestellt, die von unseren Klienten am häufigsten gestellt werden, während sie den Prozess des intuitiven Essens durchlaufen. Wir hoffen, dass diese Antworten auch einige Ihrer Fragen beantworten werden.

Frage Nr. 1: Wie lange wird dieser Prozess dauern?
Antwort: Leider kann man diese Frage nicht pauschal beantworten. Die Dauer des Prozesses hängt davon ab, wie lange Sie schon Diäten machen und wie tief verankert die Stimmen der Essenspolizei in Ihnen sind. Eine Rolle spielt auch, wie bereit Sie sind, sich auf die Hunger-, Sättigungs- und Zufriedenheitssignale Ihres Körpers zu konzentrieren und Ihren Körper mit Respekt und Selbstfürsorge zu ehren. Wir haben mit Klienten gearbeitet, die sehr schnell eine Verbindung zum Konzept intuitiven Essens herstellen konnten und nur einen Monat oder zwei brauchten, um ein neues Essverhalten zu etablieren. Bei anderen dauerte es drei oder sogar fünf Jahre, um die Prinzipien zu akzeptieren und tiefgreifende Veränderungen zu erreichen.

Frage Nr. 2: Wenn ich mich essen lasse, was immer ich möchte, werde ich dann nicht unkontrolliert essen und ganz viel zunehmen?
Antwort: Wenn Sie echten Frieden mit dem Essen geschlossen haben und wissen, dass alles, was Sie gerne essen, Ihnen immer zur Verfügung steht, dann werden Sie aufhören können zu essen. Falls Sie sich aber nur eine Pseudo-Erlaubnis gegeben haben, wird es nicht funktionieren, weil Sie nicht wirklich glauben, dass Sie dieses Nahrungsmittel immer werden essen können. Überprüfen Sie, wie echt Ihre selbst gegebene Erlaubnis ist. Schuldgefühle können leicht dazu führen, dass man sich überisst. Intuitives Essen bedeutet, keine Schuldgefühle wegen des Essens zu haben. Am Anfang Ihres Prozesses kann es sein, dass Sie mehr von den Sachen essen, die Sie sich vorher verboten haben oder nur sehr eingeschränkt essen durften. Diese Einschränkung führte zu einem Gefühl der Entbehrung, deswegen kann es passieren, dass Sie eine Zeit lang mehr von dem essen, was Sie so lange nicht genügend bekamen. Ist das Gefühl der Entbehrung verschwunden, werden diese Sachen in Ihrem genussvollen neuen Essensleben einen angemessenen Raum einnehmen.

Frage Nr. 3: Werden meine Freunde mein neues Essverhalten nicht kritisch und abfällig beäugen?
Antwort: Wahrscheinlich werden einige nicht verstehen, was Sie tun. Viele Menschen sind heutzutage durch die Diätkultur konditioniert. Manche Leute reden sogar ständig darüber, welche Diät sie gerade machen, oder davon, dass sie eigentlich eine Diät machen sollten. Also ja, wahrscheinlich werden einige voreingenommen reagieren. Vielleicht fällt es Ihnen

schwer, ihnen zu erklären, was Sie tun, aber wenn Sie sagen, dass Sie einfach zu Ihrer inneren Weisheit über das Essen zurückkehren wollen, die aufgrund der Diätkultur verloren gegangen ist, besteht die Chance, dass sie ihre Urteile fallen lassen. Bedenken Sie, das Ganze ist ein intuitiver Prozess, manchmal werden Sie Ihren Weg hindurch einfach »erspüren« und wissen, dass es sich für Sie richtig anfühlt.

Frage Nr. 4: Sollte ich versuchen zu erklären, was ich tue?
Antwort: Sie können es versuchen, aber es kann frustrierend für Sie sein. Sätze, die Sie verwenden können, sind:

- Diäten führen zu einem Gefühl der Entbehrung, Entbehrung führt zu starken Gelüsten und diese können zu unkontrolliertem Verhalten führen.
- Ich gebe mir selbst die Erlaubnis zu essen, was ich möchte, immer wenn ich Hunger habe, und ich kann leichter mit dem Essen aufhören, wenn ich satt bin.
- Wenn mich das, was ich esse, zufrieden macht, esse ich einfach, was mein Körper braucht.
- Ich lerne, mit meinen Emotionen mit Freundlichkeit zurechtzukommen, anstatt mich auf Essen zu verlassen.

Frage Nr. 5: Werde ich auf diese Art jemals abnehmen?
Antwort: Die allerwichtigste Aussage zu dieser Frage ist, dass sich eine Konzentration auf das Abnehmen störend auf den Prozess des intuitiven Essens auswirkt. Das intuitive Essen findet in Ihrem Innern statt, während das Abnehmen etwas Äußeres ist, das Sie davon abhält, Ihre inneren Signale in Bezug auf das Essen wahrzunehmen. Wir machen Ihnen keinen Vorwurf

wegen Ihres Wunschs abzunehmen (der ist verständlich, wenn man die allseits vorhandene Diätkultur bedenkt), wir hoffen nur, dass Sie in Ihrem jetzigen Körper ein ausgefülltes Leben genießen können, anstatt dies immer wieder aufzuschieben, während Sie dem Abnehmen hinterherjagen.

Frage Nr. 6: Und wenn ich mich nicht weiter aufs Abnehmen konzentriere? Wozu ist das Ganze dann gut?
Antwort: Sie werden durch den Prozess des intuitiven Essens mehr Frieden und Zufriedenheit finden, und die Gewichtsstigmatisierung wird Ihnen nichts mehr anhaben können. Sie werden aus der »Tretmühle« aus Entbehrung und Schuldgefühlen aussteigen. Sie werden auf eine Art essen, die Ihnen Freude bereitet und Sie zufrieden macht. Sie werden sich nicht mehr schuldig fühlen wegen Ihres Essens und Sie werden sich wegen Ihres Körpers nicht mehr schämen. Alles in allem wird der intuitive Essstil Ihren Kopf frei machen für neue, bereichernde Gedanken und Gefühle (anstatt Sorgen ums Essen und Schuldgefühle). Für viele bedeutet das letztlich, dass sie sich glücklicher fühlen.

Frage Nr. 7: Und wenn ich niemals Hunger habe?
Antwort: Manche berichten, dass sie niemals Hunger im Magen fühlen, aber irgendwann rasende Kopfschmerzen oder andere Symptome bekommen, die anzeigen, dass ihr Körper Nahrung braucht. Wenn man zu lange Diäten gemacht oder sich ständig übergessen hat, kann es sein, dass man gar keinen Hunger mehr spürt. Wenn das bei Ihnen der Fall ist, essen Sie eine Zeit lang alle drei oder vier Stunden etwas, dann werden sich Ihre Hungersignale mit der Zeit wieder einstellen. In etwa

diesen Abständen braucht Ihr Körper Essen, und wahrscheinlich wird er nach einer Weile Vertrauen fassen, dass Sie ihn ernähren, und Ihnen als Reaktion seinen Hunger signalisieren.

Frage Nr. 8: Woher weiß ich, wann ich satt bin?
Antwort: Wenn Sie gänzlich *Frieden mit dem Essen geschlossen haben* und gelernt haben, *Ihren Hunger zu honorieren*, dann werden Sie feststellen, dass Ihre Sättigungssignale für Sie sehr viel deutlicher wahrnehmbar werden. Solange Sie die ganze Zeit essen und keinen Hunger spüren, ist es auch schwer, Sättigung wahrzunehmen. Sie haben keine Grundlage, um den Unterschied festzustellen. Es hilft, wenn Sie in der Mitte einer Mahlzeit eine Pause machen und versuchen zu spüren, wie satt Sie schon sind.

Frage Nr. 9: Kann ich etwas essen, nur weil es gut aussieht, auch wenn ich keinen Hunger habe?
Antwort: Der Prozess zum intuitiven Essen ist keine weitere Diät mit einer Reihe absoluter Regeln. Auch wenn das Honorieren Ihres Hungers eines der ersten Prinzipien ist, wird es häufig Zeiten geben, in denen Sie entscheiden, etwas nur wegen des Geschmacks oder des sinnlichen Vergnügens zu essen, ohne dass Sie Hunger haben. Wir nennen das Probier-Hunger. Wenn Sie sich die Erlaubnis geben, ab und zu aus Probier-Hunger zu essen, dann werden Sie sich mit Ihrer gesamten Essenserfahrung zufriedener fühlen.

Frage Nr. 10: Was ist mit Süßigkeiten? Kann ich sie essen, wenn ich Hunger habe?
Antwort: Wenn Sie Süßigkeiten erst dann essen, wenn Sie

Hunger haben, werden Sie wahrscheinlich größere Mengen davon essen, als Sie für die Befriedigung Ihres Süßigkeitsbedürfnisses bräuchten, weil Sie damit versuchen, biologischen Hunger zu stillen. In den meisten Kulturen werden Süßigkeiten nach den Mahlzeiten angeboten, um dem Gaumen zu schmeicheln und die Mahlzeit abzurunden. Wenn man dann etwas Süßes isst, macht man es meist aus Probier-Hunger und isst nicht allzu viel davon.

Frage Nr. 11: Und wenn ich essen möchte, weil ich nicht mit meinen Gefühlen klarkomme?
Antwort: Normalerweise ist der schnellste Weg für die Lösung eines emotionalen, inneren Konflikts, wenn man sich seine Gefühle eine Weile lang ganz intensiv spüren lässt. Aber manchmal kann das zu überwältigend sein. Manche Menschen müssen mit einem Freund oder einem Therapeuten zusammen sein, um sich sicher genug für das Ausdrücken Ihrer Emotionen zu fühlen. Andere können Ihre Gefühle eine Zeit lang aushalten, brauchen dann aber eine Phase der Ablenkung, bevor sie sich wieder mit ihnen beschäftigen können. Wenn das bei Ihnen der Fall ist, suchen Sie nach freundlichen Wegen, sich zu trösten und von Ihren Gefühlen abzulenken, damit Sie sich nicht mit Essen als einzigem Bewältigungsmechanismus betäuben.

Frage Nr. 12: Was ist mit gesunder Ernährung? Wenn ich esse, was auch immer ich möchte, dann werde ich doch nicht gesund sein.
Antwort: Wir haben immer wieder feststellen können, dass die Erlaubnis zu essen, was man möchte, letztlich zu einer aus-

gewogenen Ernährung führt. Wenn Sie wirklich Frieden mit dem Essen geschlossen haben, werden Sie merken, dass der größte Teil Ihres Essens aus nährstoffreichen Lebensmitteln besteht und nur ein kleiner Anteil aus dem, was wir Spaßessen nennen. Die nährstoffreichen Lebensmittel sorgen für Ihren Körper, und das Spaßessen sorgt für Ihre Seele! Wenn Sie die Sachen, die Sie gerne mögen, niemals mehr entbehren müssen, dann werden Sie kein unstillbares Verlangen mehr danach haben. Sie werden sich gut fühlen wollen, und Sie fühlen sich gut, wenn Sie entsprechend Ihren Hunger- und Sättigungssignalen essen, ohne sich vollzuessen.

Frage Nr. 13: Muss ich Sport treiben, damit das Ganze funktioniert?
Antwort: Wir haben das Kapitel über Bewegung im Buch ziemlich weit hinten platziert, weil sich manche wie bei der nächsten Diät fühlen könnten, wenn am Anfang des Prozesses ein zu großes Gewicht auf Sport gelegt wird. Ihren Körper zu bewegen ist etwas, das Sie wahrscheinlich irgendwann tun möchten, weil Sie sich dadurch gut fühlen. Wenn man das Essen von der Bewegung trennt, dann landet man nicht in der alten Falle zu denken, dass man Sport macht, um abzunehmen. Bewegung ist für alle Menschen vorteilhaft, ob jung oder alt. Sie gehört zu einem gesunden Leben. Suchen Sie sich Gelegenheiten, sich zu bewegen, die Ihnen Spaß machen. Wenn Sie jedoch auf keinen Fall Sport machen wollen, werden Sie trotzdem von diesem Prozess profitieren, denn er befreit Sie aus der Welt der Diätkultur und ihren endlosen Forderungen. Aber warten Sie ab, es könnte sein, dass Sie sich irgendwann trotz Ihrer Abneigung mehr bewegen!

Frage Nr. 14: Sollte ich anderen sagen, dass sie diesen Prozess auch versuchen sollen?
Antwort: Die meisten Menschen mögen es nicht, wenn man ihnen sagt, was sie tun sollen. Das weckt nur allzu oft den Rebellen in ihnen. Wahrscheinlich ist es besser, Sie genießen es einfach, ein intuitiver Esser zu sein und diesen neuen Lebensstil zu führen. Wenn man Sie fragt, warum Sie so ruhig sind, sich gar keine Sorgen wegen Ihres Essens machen oder warum Sie so strahlend aussehen, können Sie von Ihrem neuen Lebensstil erzählen. Vielleicht möchte dann jemand das Gleiche tun und fragt Sie um Rat.

Frage Nr. 15: Was mache ich, wenn eine Gastgeberin oder ein Gastgeber versucht, mir Essen aufzudrängen, obwohl ich nichts mehr möchte?
Antwort: Diese Person respektiert Ihre Grenzen nicht und hat kein Recht, Sie zu etwas zu drängen. Sagen Sie bestimmt »Nein, danke«. Sagen Sie, dass Sie satt sind und sich nicht unwohl fühlen möchten. Worauf es ankommt, sind Ihre intuitiven Signale, und die sollten Sie respektieren.

Anhang B
Schritt-für-Schritt-Anleitung

Wenn Sie jemand sind, der gerne kocht, erinnern Sie sich vielleicht noch an Ihre Anfänge. Einfach eine Rezeptkarte herauszuziehen und loszukochen, war möglicherweise mit der Sorge verbunden, ob das Ergebnis dem Bild auf der Karte nur im Entferntesten ähneln würde. Um sich beim Kochen sicher zu fühlen, mussten Sie wahrscheinlich zunächst einige Grundlagen kennenlernen. Wenn im Rezept stand, eine Zutat sollte »simmernd« gekocht werden, wussten Sie den Unterschied zwischen kochen, simmern und sautieren nicht. Die folgenden Richtlinien sind etwas Ähnliches wie Ihre Rezeptkarte. Wenn Sie sie lesen, bevor Sie das ganze Buch gelesen haben, könnten sie Sie womöglich verwirren, oder Sie missverstehen sogar den Zweck eines einzelnen Prinzips. Kennen Sie sich jedoch erst einmal mit der Philosophie intuitiven Essens aus, dann können diese Richtlinien Ihnen als einfache und schnelle Nachschlaghilfe dienen.

Schritt 1 – Prinzip 1: Legen Sie die Diätmentalität ab

Werfen Sie alle Diätbücher und Zeitschriftenartikel weg, die immer wieder die falsche Hoffnung in Ihnen wecken, dass Sie auf schnelle und leichte Art dauerhaft abnehmen können. Werden Sie wütend auf eine Diätkultur, die das Abnehmen propagiert, und auf all die Lügen, die Sie dazu gebracht haben, sich als Versagerin zu fühlen, wenn abermals eine Diät nicht funktioniert hat und Sie alle Pfunde wieder zunahmen. Wenn Sie auch nur eine winzige Hoffnung zurückbehalten, dass eine neue und bessere Diät kommen und Sie retten wird, hindert Sie das daran, endlich frei zu sein und das intuitive Essen wiederzuentdecken.

1. Geben Sie sich das feste Versprechen, nie wieder eine Diät zu machen. Solange Sie auch nur daran denken, sich noch einmal einer Diät zu unterwerfen, blockieren Sie Ihre Fähigkeit, eine intuitive Esserin zu werden.
2. Entsorgen Sie alle Diät- und Tracking-Apps, Kalorienzähler sowie Diätbücher und -artikel. Entfolgen Sie denjenigen, die das Diäthalten propagieren, und folgen Sie denen, die intuitives Essen und Health at Every Size fördern.
3. Wenn Freunde über die neueste Modediät reden oder Sie im Fernsehen oder einer Zeitschrift eine Werbung für eine Diät sehen, vermeiden Sie, einem eventuell aufkommenden aufgeregten Interesse nachzugeben. Atmen Sie stattdessen tief durch und sagen Sie sich, dass Sie sich einem neuen Essstil verschrieben haben.
4. Schützen Sie Ihre Essensgrenzen, indem Sie anderen nicht gestatten, Ihnen zu sagen, was, wann und wie viel Sie

essen sollen. Schützen Sie Ihre Körpergrenzen, indem Sie anderen nicht gestatten, Kommentare zu Ihrem Gewicht oder Ihrem Körper abzugeben.

5. Wenn Sie merken, dass ein rebellisches Gefühl in Ihnen aufsteigt oder Sie essen, ohne dass Sie bewusst darauf achten, prüfen Sie sich, ob Sie noch altes Diätdenken oder alte Diätregeln im Kopf haben oder ob Ihre Grenzen von außen überschritten werden.

Schritt 2 – Prinzip 2: Honorieren Sie Ihren Hunger

Ernähren Sie Ihren Körper nach seinen biologischen Bedürfnissen durch eine angemessene Energie- und Kohlenhydratzufuhr. Sonst kann leicht das Bedürfnis entstehen, zu viel zu essen. Sind Sie erst einmal überhungert, treten alle guten Absichten, mäßig und bewusst zu essen, in den Hintergrund. Zu lernen, auf erste biologische Hungersignale zu hören, ist die Voraussetzung, um wieder Vertrauen zu sich selbst und seinem Körper aufzubauen.

1. Beginnen Sie, indem Sie auf leise Geräusche oder schwache Gefühle oder Stimmungen horchen, die darauf hinweisen, dass Sie Hunger bekommen, zum Beispiel ein Grummeln im Magen, leichte Kopfschmerzen, Nachlassen der Konzentration, Reizbarkeit, Energielosigkeit usw.
2. Sobald Sie erkennen, dass Sie biologischen Hunger haben, nehmen Sie sich Zeit zu essen.
3. Wenn Sie dieses ursprünglichste Signal vernachlässigen und überhungert sind, wird es schwer sein zu bestimmen,

was Sie wirklich essen wollen oder wann Sie genug gegessen haben. Experimentieren Sie mit der »Skala zum Überprüfen Ihres Hungers« auf Seite 154.

4. Wenn Sie über lange Zeiträume überhaupt keine Hungersignale erleben, dann essen Sie etwa alle drei bis vier Stunden etwas. Ihr Körper wird sich daran gewöhnen, regelmäßig ernährt zu werden, und Ihnen wieder verlässliche Hungersignale senden.
5. Wenn Sie krank oder sehr gestresst sind, können die Hungersignale unterdrückt sein. Ernähren Sie Ihren Körper auch an diesen Tagen, selbst wenn Sie den Hunger nicht spüren.
6. Seien Sie vorbereitet - planen Sie Zeit ein, um Essen einzukaufen, zu kochen oder fertig zubereitetes Essen zu holen, um Snacks zu besorgen oder sogar Mahlzeiten, die Sie in einer Essenstüte mitnehmen. So zeigen Sie Respekt für die Signale Ihres Körpers und können angemessen für Ihre Bedürfnisse sorgen.

Schritt 3 – Prinzip 3: Schließen Sie Frieden mit dem Essen

Rufen Sie einen Waffenstillstand aus, beenden Sie den Essenskampf! Geben Sie sich die bedingungslose Erlaubnis zu essen. Wenn Sie sich ein bestimmtes Essen verbieten, kann das intensive Gefühle von Entbehrung hervorrufen, die zu unkontrollierbaren Gelüsten führen und oft in Essattacken enden. Geben Sie Ihrem Bedürfnis nach dem ersehnten Essen schließlich doch nach, ist das Ergebnis oft ein Sich-Überessen und ein starkes Schuldgefühl.

1. Geben Sie sich die bedingungslose Erlaubnis zu essen, was Sie wirklich wollen. Lassen Sie eine Avocado den gleichen emotionalen Stellenwert einnehmen wie Blattsalat und ein Stück Pfirsichkuchen den gleichen wie einen Pfirsich.
2. Geben Sie sich keine »Pseudo-Erlaubnis«, indem Sie sich sagen, Sie können essen, was Sie wollen, aber sich weiterhin schuldig wegen Ihrer Essenswahl fühlen. Das funktioniert nicht!
3. Verbannen Sie keine Nahrungsmittel, die Sie reizen (Es sei denn, Sie haben ein medizinisches Leiden, zum Beispiel eine Zöliakie.)
4. Beobachten Sie, wie Ihr Körper sich fühlt, wenn Sie diese Nahrungsmittel essen, und wie zufriedenstellend sie für Ihre Zunge sind. Machen Sie sich im Kopf eine Notiz dieser Erfahrung.
5. Legen Sie einen Vorrat von all den Dingen an, von denen Sie glauben, dass Sie sie vielleicht irgendwann gerne essen würden. (Füllen Sie den Vorrat wieder auf, wenn er knapp wird.)

Schritt 4 – Prinzip 4:
Sagen Sie der Essenspolizei den Kampf an

Rufen Sie den Gedanken in Ihrem Kopf ein lautes Nein entgegen, die Ihnen weismachen wollen, dass Sie »gut« sind, wenn Sie ganz wenig Kalorien am Tag zu sich nehmen, oder dass Sie »schlecht« sind, weil Sie ein Stück Schokoladenkuchen gegessen haben. Die Essenspolizei überwacht die Einhaltung der unvernünftigen Regeln, die die Diätkultur hinterlassen hat. Die Polizeistation befindet sich tief in Ihrer Psyche und ihre

Lautsprecher schreien negative Kommentare, falsche Phrasen und Schuldgefühle auslösende Anklagen. Die Essenspolizei davonzujagen, ist ein wesentlicher Schritt, um zum intuitiven Essen zurückzukehren.

1. Machen Sie sich Ihre verzerrten Gedanken und Einstellungen zu Nahrungsmitteln, Diäten und dem Essen überhaupt klar. Werfen Sie sie raus und ersetzen Sie sie durch die Wahrheit.
2. Hören Sie sich die zerstörerischen Stimmen an, die schädliche Gedanken aussprechen:
   - Die Stimme der **Essenspolizei** ist streng und kritisch und von der Diätkultur in Gang gesetzt. Sie kann dadurch ausgelöst worden sein, dass Sie den Medien, Ihren Eltern und Ihren Freunden und Bekannten zuhörten. Sie erhält Ihren Kriegszustand zum Essen und Ihrem Körper aufrecht.
   - Die Stimme des **Nährwertinformanten** ist wertend und arbeitet mit der Essenspolizei zusammen. Sie versorgt Sie mit Nährwertinformationen, die Ihre Diäten rechtfertigen.
   - Die Stimme des **Diät-Rebellen** ist wütend und entstand als Reaktion auf Eindringlinge, die die Grenze zu Ihrem Privatraum samt intuitiver Essenssignale und Körpergefühle missachteten. Die Stimme schützt Ihre Unabhängigkeit, verursacht aber gleichzeitig selbstzerstörerisches Essverhalten.
3. Entwickeln Sie wohlwollende Stimmen, die Ihnen durch schwierige Zeiten helfen und Ihre Beziehung zum Essen angenehmer machen:

- Die Stimme des **Essens-Anthropologen** teilt Ihnen neutrale Beobachtungen mit. Sie regisitriert Ihre Gedanken und Handlungen in Bezug auf Essen, um Ihnen bei der Wahl zu helfen, was, wann und wie viel Sie essen wollen. Sie legt diese Gedanken auch in einem Gedächtnisordner ab, sodass Sie auf sie zurückgreifen können, falls Sie sie für zukünftige Essensentscheidungen brauchen.
- Die Stimme des **Ernährers** ist mitfühlend und freundlich und unterstützt Ihren Prozess zum intuitiven Essen mit beruhigenden und aufmunternden Worten.
- Die Stimme des **Rebellen-Verbündeten** entsteht aus der Stimme des Diät-Rebellen und hilft Ihnen dabei, Ihre Grenzen gegen jeden zu schützen, der in Ihren privaten Essensraum eindringen will.
- Die Stimme des **Nährwert-Verbündeten** ersetzt die Stimme des Nährwertinformanten, wenn Sie die Essenspolizei ins Exil geschickt haben. Sie hat ein Interesse an gesundem Essen, ohne dabei einen heimlichen Diätplan zu verfolgen.
- Die Stimme des **intuitiven Essers** ist die Stimme Ihrer inneren Weisheit. Mit dieser Stimme sind Sie geboren worden. Sie sendet Ihnen Botschaften und Antworten zu Ihrem Essverhalten, die nur Sie kennen können. Sie hilft Ihnen auch, Entscheidungen zu treffen, die nur Sie treffen können.

4. Achten Sie auf negative Selbstbotschaften, die auf folgenden irrationalen Einstellungen und verzerrten Denkweisen beruhen:
   - Schwarz-Weiß-Denken – Denken auf eine »Alles oder nichts«-Art.

- Absolutistisches Denken – magisches Denken, das davon ausgeht, dass ein Verhalten zwangsweise ein anderes zur Folge hat.
- Katastrophen-Denken – alles in übertriebener Art sehen.
- Pessimistisches Denken oder »Das Glas ist halb leer«-Denken – in jeder Situation den schlechtestmöglichen Ausgang erwarten.
- Lineares Denken – unflexibles Denken, das keine Abweichungen zulässt.

5. Ersetzen Sie negative Selbstbotschaften durch positive, die auf vernünftigem Denken beruhen. Hier sind einige Beispiele:
   - im grauen Bereich leben – gemäßigte Gedanken, keine Schwarz-Weiß-Malerei;
   - unterstützende und freundliche Gedanken;
   - neutral beobachtende, keine übertriebenen Gedanken;
   - »Das Glas ist halb voll«-Gedanken – den besten Ausgang einer Situation annehmen;
   - Prozessorientiertes Denken – stellen Sie kontinuierliche Veränderung und beständiges Lernen ins Zentrum, legen Sie das Gewicht auf den jeweiligen Erfolg, anstatt aufs Ende zu schauen.

Schritt 5 – Prinzip 5: Entdecken Sie den Genussfaktor

In unserem verbissenen Eifer, mit der Diätkultur in Einklang zu sein, übersehen wir oft eins der größten Geschenke des Lebens – Genuss und Zufriedenheit, die uns Essen geben kann. Wenn Sie in einer einladenden, angenehmen Umgebung essen, was Sie wirklich möchten, dann wird der Genuss dabei zu einer mächtigen Kraft, die sehr zu Ihrer allgemeinen Zufriedenheit beitragen kann.

1. Erwarten Sie sich von Ihrem Essen Genuss. Je genussreicher Ihr Essen ist, desto zufriedener wird Sie Ihr Esserlebnis machen. (Je zufriedener Sie sind, desto mehr werden Sie nach den Bedürfnissen Ihres Körpers essen – vor allem wenn Sie wissen, dass jegliches Essen für Sie immer erlaubt sein wird.)
2. Finden Sie heraus, was Sie *wirklich* essen wollen, indem Sie auf folgende Sinneseindrücke achten:
   - Geschmack – süß, herzhaft, salzig, sauer, bitter
   - Textur – hart, knusprig, glatt, cremig
   - Aroma – süß, scharf, mild
   - Aussehen – Farbe, Form, attraktiv für die Augen
   - Temperatur – heiß, kalt, eisig, mittel
   - Volumen oder Füllfähigkeit – luftig, leicht, dicht
3. Überlegen Sie, wie Ihr Körper sich fühlen wird, wenn Sie zu Ende gegessen haben:
   - Wird Ihre Wahl Sie körperlich zufriedenstellen?
   - Werden Sie sich nach einem »dichten« Essen später unangenehm voll fühlen oder nach einem »Luftessen« weiterhin leer?
   - Wird eine sehr reichhaltige Mahlzeit Ihnen später Magenbeschwerden machen?
   - Wird eine hauptsächlich süße Mahlzeit Ihren Blutzucker auf eine Berg-und-Tal-Fahrt schicken?
4. Gestalten Sie sich Ihre Essensumgebung angenehm:
   - Schaffen Sie sich eine ästhetische Umgebung – zum Bei-

spiel mit Tischsets, Kerzen, klassischer Musik. Halten Sie den Geräuschpegel niedrig.

- Setzen Sie sich hin, um zu essen.
- Nehmen Sie ein paar tiefe Atemzüge, bevor sie anfangen.
- Genießen Sie Ihr Essen, vermeiden Sie Anspannung oder Streit.
- Essen Sie so langsam, wie es geht.
- Schmecken Sie jeden einzelnen Bissen.
- Gestalten Sie Ihre Mahlzeit abwechslungsreich.

5. Geben Sie sich nicht zufrieden. Lassen Sie Essen, das Ihnen nicht gefällt, liegen oder entfernen Sie es – *wenn Sie es nicht mögen, essen Sie es nicht, und wenn Sie es mögen, genießen Sie es!*
6. Überprüfen Sie mit Ihren Geschmacksknospen in der Mitte der Mahlzeit, ob sie noch so gut schmeckt wie zu Beginn.
7. Es muss nicht immer perfekt sein – das gilt auch hier! Manchmal liegt die Gestaltung der Mahlzeit nicht in Ihrer Macht. Es gibt noch viele Gelegenheiten, um alles zu Ihrer Zufriedenheit anzurichten.

Schritt 6 – Prinzip 6: Spüren Sie Ihre Sättigung

Um Ihre Sättigung zu spüren, müssen Sie darauf vertrauen, dass Sie sich die Nahrungsmittel geben, die Sie mögen. Hören Sie auf Ihre Körpersignale, die Ihnen sagen, dass Sie keinen Hunger mehr haben. Beobachten Sie die Zeichen, die Ihnen zeigen, dass sie angenehm satt sind. Machen Sie in der Mitte der Mahlzeit eine Pause und fragen Sie sich, wie das Essen schmeckt und wie hoch Ihr Sättigungsgrad ist.

1. Achten Sie auf Ihre Sättigungssignale. Aber denken Sie daran, das können Sie nur, wenn Sie sich bedingungslose Erlaubnis zum Essen geben. Um mit dem Essen aufhören zu können, wenn Sie satt sind, müssen Sie fest daran glauben, dass Sie wieder essen können, wenn Sie Hunger haben.
2. Stellen Sie sicher, dass Sie Ihren Hunger honorieren. Wenn Sie überhungert sind, wird die Dringlichkeit zu essen, es Ihnen schwer machen, Ihre Sättigungssignale zu erkennen. Wenn Sie andererseits mit dem Essen beginnen, bevor Sie richtigen Hunger haben, werden Ihre Sättigungssignale erstickt werden – Sie sind dann wahrscheinlich eher von Ihrer Zunge als von Ihrem Magen geleitet.
3. Befreien Sie sich von der Vorstellung, dass Sie alles auf Ihrem Teller aufessen müssen, um kein Essen zu verschwenden.
4. Seien Sie mit ganzem Bewusstsein beim Essen, damit Sie Ihre Sättigung besser wahrnehmen können.
   - Versuchen Sie, ohne Ablenkung zu essen, und widmen Sie Ihre ganze Aufmerksamkeit Ihrer Mahlzeit.
   - Machen Sie in der Mitte einer Mahlzeit oder eines Snacks eine Pause, um den Grad Ihrer Sättigung zu überprüfen. Damit verpflichten Sie sich nicht, mit dem Essen aufzuhören, sondern nur, Ihr Gefühl im Körper und das Befinden Ihrer Geschmacksknospen zu überprüfen.
     - Machen Sie eine Geschmacksüberprüfung: Fragen Sie: Wie schmeckt das Essen? Entspricht es meinen Erwartungen? Stellt es meine Geschmacksknospen zufrieden? Oder will ich nur weiteressen, weil das Essen da ist?
     - Machen Sie eine Sättigungsüberprüfung. Achten Sie auf die Signale Ihres Magens, die darauf hinweisen,

dass Sie langsam angenehm satt werden. Fragen Sie: Wie hoch ist der Grad meines Hungers oder meiner Sättigung? Habe ich noch Hunger? Lässt der Hunger nach? Fühle ich mich unersättlich? Fühle ich mich langsam zufrieden?

 - Verwenden Sie die »Skala zum Überprüfen Ihrer Sättigung« auf der Seite 245.

- Spüren Sie die *Letzter-Bissen-Schwelle*. Dies ist der Endpunkt – Sie wissen, dass diese Bissen die letzten sind. Aber keine Sorge, wenn Sie das anfangs nicht schaffen – irgendwann geschieht es intuitiv. Wenn Sie enttäuscht sind, dass Sie an diesem Punkt aufhören sollen, denken Sie daran, dass Sie dieses oder jedes andere Essen wieder haben können, wenn Ihr Hunger wiederkehrt. Das Essen ist sehr viel zufriedenstellender, wenn Sie behaglich satt, anstatt richtig voll sind.
- Setzen Sie ein konkretes Zeichen für sich selbst, dass Sie die Letzter-Bissen-Schwelle erreicht haben, indem Sie Messer und Gabel auf den Teller legen oder den Teller wegschieben.
- Lassen Sie sich im Restaurant Ihre Reste zum Mitnehmen einpacken und stellen Sie sie zu Hause in den Kühlschrank.

5. Sagen Sie bestimmt »Nein, danke« zu Ihrer Gastgeberin oder Ihrem Gastgeber, wenn man Ihnen mehr Essen, als Sie möchten, aufdrängen will.
6. Stellen Sie sicher, dass Ihre Mahlzeiten immer ausreichend bemessen sind. Wenn Sie zu klein sind, werden Sie sich nie zufrieden oder satt fühlen. Sie brauchen nicht »zu viel« Essen, aber »zu wenig« stört den Prozess.

7. Wählen Sie Essen, das Gehalt hat. Wenn Sie nur »Luftessen« wählen wie zum Beispiel Reiswaffeln oder rohes Gemüse, dann entsteht ein falsches Gefühl von Sättigung, und Sie werden schnell wieder Hunger bekommen.

Schritt 7 – Prinzip 7: Bewältigen Sie Ihre Gefühle mit Freundlichkeit

Machen Sie sich zunächst einmal klar, dass die Einschränkung von Essen sowohl körperlich als auch geistig einen Kontrollverlust auslösen kann, der dann wiederum Essen aus emotionalen Gründen triggert. Finden Sie freundliche Wege, um sich zu trösten oder abzulenken und Ihre emotionalen Schwierigkeiten zu bewältigen. Angst, Einsamkeit, Langeweile und Ärger sind Gefühle, die wir alle im Leben immer wieder erfahren. Jedes hat seine eigenen Auslöser und jedes lässt sich auf andere Art vertreiben oder wenigstens mildern. Essen bewältigt keines dieser Gefühle. Es kann kurzfristig ein Trost sein, von Schmerz ablenken oder durch einen »Essens-Kater« betäuben. Aber Essen löst das Problem nicht. Letztlich muss man sich doch mit der Quelle der Emotion befassen.

1. Fragen Sie sich: Habe ich biologischen Hunger? Wenn die Antwort Ja lautet, honorieren Sie Ihren Hunger und essen Sie!
2. Wenn Sie gerne etwas essen möchten, aber merken, dass Sie keinen biologischen Hunger haben, halten Sie einen Moment inne und fragen Sie sich: Was fühle ich gerade?
   - Empfinden Sie Angst, Besorgnis, Ärger, Langeweile, Schmerz, Einsamkeit, Niedergeschlagenheit? Oder sind

Sie glücklich, aufgeregt, brauchen Sie eine Belohnung oder möchten Sie etwas feiern?

- Damit Sie Ihre Gefühle besser bestimmen können, nehmen Sie sich etwas Zeit, um in Ihr Tagebuch zu schreiben oder in Ihr Handy zu sprechen. Oder wenn es einfacher für Sie ist, im Gespräch mit einer anderen Person in Kontakt mit Ihren Gefühlen zu kommen, rufen Sie eine Freundin an. Vielleicht müssen Sie auch mit Ihrer Psychotherapeutin oder Ihrer Ernährungstherapeutin sprechen. Schreiben Sie eine E-Mail oder eine Message, wenn das für Sie einfacher ist.

3. Dann fragen Sie sich: Was brauche ich wirklich?
   - Brauchen Sie vielleicht eine Umarmung oder eine intellektuelle Anregung? Essen stillt diese Bedürfnisse nicht.
4. Damit Ihre Bedürfnisse gestillt werden, fragen Sie jemanden: Würdest du bitte ...? Manchmal ist es nötig, um Hilfe zu bitten, damit ein Bedürfnis gestillt werden kann.
5. Sie können Ihre Bedürfnisse ohne den Einsatz von Essen zum Beispiel auf folgende Arten stillen:
   - Verwöhnen Sie sich selbst, nehmen Sie ein Schaumbad, lauschen Sie beruhigender Musik, lassen Sie sich massieren, machen Sie Yoga, kaufen Sie sich Blumen usw.
   - Kümmern Sie sich um Ihre Gefühle. Erkennen Sie an, was Ihnen Sorgen bereitet. Lassen Sie Ihre Gefühle zu. Das wird Ihr Bedürfnis schmälern, sie mit Essen zu unterdrücken.
   - Wenn nötig, verschaffen Sie sich eine momentane Ablenkung. Es ist in Ordnung, sich ab und zu von seinen Gefühlen abzulenken, aber Sie müssen dafür kein Essen einsetzen. Sie können zum Beispiel einen Film ausleihen,

ein spannendes Buch lesen, Musik hören, im Garten arbeiten und so weiter.

6. Wenn es dazu kommt, dass Sie Essen als Bewältigungsmechanismus einsetzen, sehen Sie es als eine rote Flagge an, dass etwas in Ihrem Leben Ihre Aufmerksamkeit braucht. Was Sie auch immer tun, schelten Sie sich dafür nicht. Die meisten setzen ab und zu Essen als Bewältigungsmechanismus ein – sehen Sie es als Gelegenheit zum Lernen.

Schritt 8 – Prinzip 8: Respektieren Sie Ihren Körper

Akzeptieren Sie Ihre genetische Veranlagung. So wie eine Person mit Schuhgröße neununddreißig realistischerweise nicht erwarten würde, dass ihre Füße sich in Schuhe der Größe sechsunddreißig quetschen ließen, wäre es gleichermaßen vergeblich (und unbequem), eine solche Erwartung an die eigenen Körpermaße und die -form zu stellen. Respektieren Sie Ihren Körper, dann fühlen Sie sich auch besser mit sich selbst. Sie können kaum die Diätmentalität ablegen, wenn Sie Ihrem eigenen Körper kritisch gegenüberstehen und unrealistische Erwartungen an Ihre Körperform haben. Alle Körper verdienen Würde.

1. Schätzen Sie die Funktionen und das Wunder Ihres Körpers.
2. Nehmen Sie Schaumbäder und benutzen Sie Lotionen und Cremes, die sich gut anfühlen, wenn Sie sich damit einreiben.
3. Lassen Sie sich massieren, und wenn möglich lassen Sie sich öfter umarmen, damit Ihr Körper die Berührung genießen kann.

4. Kaufen Sie bequeme Unterwäsche. Kaufen Sie Kleidung, die Ihnen schmeichelt und passt, ohne zu eng zu sein.
5. Verstecken Sie Ihren Körper nicht in Kleidung, die zu groß ist.
6. Machen Sie nicht mit bei dem Body-Check-Spiel – vergleichen Sie sich nicht mit allen anderen im Raum. Es hindert Sie daran, sich selbst zu schätzen, und führt zu Körperunzufriedenheit. Es kann sogar eine Versuchung darstellen, zu Diäten zurückzukehren.
7. Keine Kompromisse für ein »großes Ereignis«! Geben Sie nicht dem Druck nach, schnell ein paar Pfunde abzunehmen, um sich in ein spezielles Outfit zu quetschen.
8. Hören Sie auf, Ihren Körper zu kritisieren. Jedes Mal wenn Sie über Ihre vermeintlich »nicht perfekten« Körperteile schimpfen, führt das zu mehr Gehemmtheit und Stress. Es ist auch eine Art, sich selbst zum Objekt zu machen. Wenn Sie merken, dass Sie abfällige Kommentare machen (laut oder im Kopf), ersetzen Sie sie sofort mit freundlichen Aussagen über Ihren Körper.
9. Hören Sie auf, sich zu wiegen. Dadurch werden Sie nur unzufrieden mit Ihrem Körper.
10. Respektieren Sie, dass es viele unterschiedliche Körperformen gibt, und respektieren Sie vor allem Ihre.
11. Seien Sie realistisch, wenn es um Ihre Erbanlagen geht. Akzeptieren Sie Ihre Art von Körper und seine Maße. Gegen Mutter Natur kommt man nicht an!
12. Seien Sie verständnisvoll mit sich selbst. Respektieren Sie die Tatsache, dass Sie Essen vielleicht eingesetzt haben, um mit Gefühlen klarzukommen, weil Sie keinen anderen Weg wussten. Und respektieren Sie, dass Sie ein Opfer der Diät-

mentalität waren. Seien Sie freundlich mit sich selbst und akzeptieren Sie Ihren Körper so, wie er gerade ist.

Schritt 9 – Prinzip 9: Bewegung – fühlen Sie den Unterschied

Vergessen Sie exzessiven Sport. Werden Sie einfach aktiv und konzentrieren Sie sich darauf, wie es sich anfühlt, Ihren Körper zu bewegen, anstatt darauf, wie viele Kalorien gerade verbrannt werden. Wenn Sie daran denken, wie Sie sich nach Bewegung fühlen, zum Beispiel voller Energie, kann es durchaus passieren, dass Sie sich morgens für einen Spaziergang aus dem Bett rollen, anstatt den Snooze-Knopf am Wecker zu drücken.

1. Durchbrechen Sie Sport-Barrieren:
   - Fahnden Sie nach den Gründen für einen Widerstand gegen Sport, den Sie vielleicht haben. Wurden Sie als Kind gehänselt, haben sie gegen eine Autorität rebelliert, fühlten Sie sich als Folge von Gewichtsstigmatisierung eingeschüchtert?
   - Konzentrieren Sie sich auf das Gefühl, wenn Sie sich bewegen. Sport macht man vor allem, um sich gut zu fühlen. Je besser Sie sich insgesamt fühlen, desto weniger benutzen Sie Essen, um mit dem Leben fertigzuwerden. Sport kann Ihnen auch mehr Energie geben, eine Wohlfühl-Aura, das Gefühl von Stärke und einen tieferen Schlaf.
   - Trennen Sie Sport vom Abnehmen. Löschen Sie das Tonband in Ihrem Kopf, das abspult, wie sich Sport angefühlt

hat, als Sie Diäten machten. Wahrscheinlich bekam Ihr Körper damals nicht genügend Kalorien oder Kohlenhydrate, um gleichzeitig Sport zu machen und sich wohlzufühlen.

- Denken Sie an Sport als eine Art, sich um sich selbst zu kümmern, sich im Moment gut zu fühlen und Gesundheitsproblemen vorzubeugen.
- Lassen Sie sich nicht in falsche Gedankenspiele locken wie zum Beispiel:
  - *Die »Lohnt sich nicht«-Falle:* die Meinung, dass sich Sport nicht lohnt, wenn er nicht eine bestimmte Zeit dauert.
  - *Geschäftigkeit:* Immer beschäftigt zu sein ist nicht dasselbe wie körperlich aktiv zu sein.
  - *Die »Keine Zeit«-Falle:* Lernen Sie, Prioritäten zu setzen.
  - *Die »Ohne Schwitzen zählt es nicht«-Falle:* Körperliche Fitness muss nicht rigoroses Sporttreiben bedeuten.

2. Werden Sie in Ihrem Alltag aktiv:
   - Parken Sie Ihr Auto ein paar Straßen von Ihrem Ziel entfernt, so können Sie Bewegung in Ihren Tag bringen.
   - Gehen Sie die Treppen hoch, anstatt den Fahrstuhl zu nehmen.
   - Fahren Sie mit dem Fahrrad zur Arbeit oder laufen Sie, wenn Sie nahe genug wohnen.
   - Wenn Sie verreisen, nehmen Sie Wanderschuhe oder ein Springseil mit. Wählen Sie möglichst Hotels mit einem Fitnessbereich.
3. Machen Sie Spaß aus Ihrer Bewegung.
   - Überlegen Sie, ob Sie einen Mannschaftssport machen

möchten, zum Beispiel Volleyball, Basketball oder Fußball.

- Wenn für Sie das Fitnessstudio in Frage kommt, gehen Sie möglichst mit anderen zusammen, die Sie motivieren. Es sei denn, das löst bei Ihnen aus, sich mit anderen zu vergleichen.
- Kaufen Sie ein Laufband oder ein anderes Heimsportgerät und stellen Sie einen Fernseher davor, damit Sie während Ihres Sports Filme oder interessante Programme sehen können. Auch Musik oder ein Hörbuch zu hören, kann Ihren Sport angenehm machen.
- Finden Sie eine Partnerin oder einen Partner, mit der/dem Sie spazieren gehen können. Sich beim Laufen zu unterhalten, macht aus dem Spaziergang etwas Besonderes.

4. Geben Sie Bewegung oder Sport eine nicht verhandelbare Priorität.
5. Ziehen Sie sich beim Sport bequem an.
6. Nehmen Sie Krafttraining mit auf, damit sich Muskeln wieder aufbauen können, die bei den Diäten verloren gingen.
7. Nehmen Sie Dehnübungen in Ihr Sportprogramm auf.
8. Denken Sie an Pausen. Legen Sie in Ihrer Sportwoche Pausentage ein. Das beugt Erschöpfung vor und gibt Ihren Muskeln die Chance, sich auszuruhen.

Schritt 10 – Prinzip 10: Erhalten Sie Ihre Gesundheit mit sanfter Ernährung

Entscheiden Sie sich für Nahrungsmittel, die Ihre Gesundheit und Ihre Geschmacksknospen ehren und dazu führen, dass Sie sich wohlfühlen. Denken Sie daran, dass Sie sich nicht genau nach irgendwelchen Richtlinien ernähren müssen, um gesund zu sein. Von einem Snack, einer Mahlzeit oder einem Essenstag bekommen Sie nicht plötzlich ein Nährwertdefizit oder schaden Ihrer Gesundheit. Es kommt darauf an, was Sie regelmäßig über längere Zeit essen – auf den Fortschritt kommt es an, nicht auf Perfektion.

1. Berücksichtigen Sie die drei Grundsätze der Essensweisheit: Vielfalt, Mäßigung und Ausgewogenheit. Betrachten Sie auch Ihre Ernährung genau wie Bewegung als Grundlage des Wohlfühlens.
2. Achten Sie darauf, das Stoffwechselfeuer zu schüren; liefern Sie ihm im Laufe des Tages genügend Brennstoff, indem Sie essen, wenn Sie Hunger haben.
3. Essen Sie viel Vollkorngetreide, Obst, Gemüse und Bohnen wegen Ihrer Ballaststoffe, damit Ihr Verdauungstrakt gut arbeitet. Bohnen sind auch eine reiche Quelle für Vitamine, Mineralien und Phytochemikalien.
4. Essen Sie genügend Eiweiß für die Reparatur der Zellen und die Produktion von Hormonen und Enzymen, den Aufbau von Haaren und Nägeln und so weiter.
5. Essen Sie viele Kohlenhydrate und nehmen Sie genügend Kalorien zu sich, damit das Eiweiß als Proteinquelle genutzt werden kann und nicht als Energiequelle verbrannt wird.
6. Trinken Sie viel Wasser, um Ihre Verdauung zu unterstützen, Verstopfung vorzubeugen, genügend Blutvolumen zu haben und Ihre Nieren durchzuspülen.
7. Essen Sie eine angemessene Menge Fett. Für folgende Funktionen brauchen wir Fett in unserer Ernährung:

- um das Sättigungsgefühl zu fördern,
- um Zellwände einschließlich derjenigen der Gehirnzellen und Neurotransmitterrezeptoren aufzubauen,
- für die Produktion von Hormonen.

8. Nehmen Sie auch *Spaßessen* mit auf, um Ihre gute Gesundheit mit Freude und Zufriedenheit zu genießen. Treffen Sie die meisten Essensentscheidungen, um Ihren Körper zu nähren, und einige einfach nur zum Genuss.
9. Steigen Sie von Ihrem Essens-Sockel. Sie müssen nicht perfekt sein.

Benutzen sie die einzelnen Richtlinien wie Rezeptkarten, wie wir am Anfang dieses Anhangs vorgeschlagen haben. So wie Sie improvisieren können, während Sie Ihre Mahlzeit nach der Rezeptkarte zubereiten, können Sie auch mit diesen Richtlinien kreativ umgehen. Wenden Sie an, was sich für Sie richtig anfühlt, fügen Sie etwas hinzu, wenn Sie mögen, lassen Sie weg, was für Sie nicht passt. Das Wichtigste ist, Ihrem Bauchgefühl zu vertrauen - nutzen Sie Ihre intuitiven Talente, um sich mit Nahrungsmitteln wohlzufühlen und sich aus dem Gefängnis der Diäten zu befreien.

Wenn Sie sich intensiver damit beschäftigen wollen, wie man ein intuitiver Esser wird, finden Sie vielleicht unser Arbeitsbuch *Intuitiv essen - das Workbook* nützlich.

Dank

Wir sind vielen Menschen dankbar, einschließlich, aber nicht begrenzt auf:

David Hale Smith, Inkwell Management, LLC, unserem Agenten, der sich von Anfang an für unsere Arbeit eingesetzt hat, und seiner Mitarbeiterin Naomi Eisenbeiss für ihre kluge Aufmerksamkeit für Einzelheiten.

Jennifer Weis, ehemalige Redakteurin von St. Martin's Press, für ihre begeisterte Vision, und dem Redaktionsteam für seine Beratung, insbesondere Sallie Lotz, Redaktionsassistentin, St. Martin's Publishing Group.

Tracy Tylka, PhD, für die Validierung von intuitivem Essen durch ihre grundlegende Forschung und für die Entwicklung der Intuitive Eating Assessment Scales. Deb Burgard, PhD, FAED, für ihr kritisches und mitfühlendes Feedback.

Folgenden Forscherinnen und Forschern für das Teilen ihrer Werkzeuge und ihrer Einsichten: Kristin Neff, PhD, Lindo Bacon, PhD, Carl Lavie, MD, Catherine Cook-Cottone, PhD, Janet Polivy, PhD, und C. Peter Herman, PhD, Ellen Satter, MS, RDN, MSSW, Susie Ohrbach, Jane Hirschmann, PhD, und Carol Munter, Laurel Mellin, PhD, Rachel Calgero, PhD, Diane Neumark-Sztainer, PhD, MPH, RD, Traci Mann, PhD, Leann L. Birch, PhD, Cynthia Price, PhD, MA, LMT.

Folgenden Communitys für ihr Eintreten für intuitives Essen: Health at Every Size, Certified Intuitive Eating Counselors & Facilitators, der Intuitive Eating Online Community, der Instagram #intuitiveeatingvillage, #intuitiveeatingofficial und der EDRD Pro Community.

Arlene Drake, PhD, LMFT, meiner Ehefrau, für ihre beständige und stärkende Unterstützung, ihren Rat und ihre Geduld. (E.R.)

Daniel P. Brown, PhD, meinem Meditationslehrer, für sein Verständnis und seine Führung. (E.T.)

Ellen Ledley, LCSW, meiner Therapeutin, für ihre Weisheit und ihr Verständnis. (E.R.)

Chrissy Roletter für ihre Marketing-Vision, um *Intuitive Eating* bekannt zu machen. (E.T.)

Karen Freeman, MS, RDN, CSSD, meinen liebsten Freunden, für lebenslange Unterstützung, vor allem während dieses Projekts. (E.R.)

Ryan Seay, PhD, und Lisa Du Breuil, LICSW, für ihren weisen Rat. (E.T.)

Shazi Shabatian, MS, RDN (Associate) und den Mitgliedern der von mir betreuten Expertengruppe für ihren Einsatz und ihre Ermutigung. (E.R.)

Samantha Mullen für ihre verlässliche Unterstützung bei allen *Intuitive Eating*-Projekten und Greta Jarvis, MS, für ihre Hilfe bei den sozialen Medien. (E.T.)

Unseren Familien und Freunden, deren selbstloses Verständnis uns erst die Freiheit gab, dieses Buch zu schreiben.

Und zuletzt den hervorragenden Experten für intuitives Essen, die die Fackel unserer Arbeit für kommende Generationen weitertragen.

Quellen

Intuitives Essen – Untersuchungen

Avalos, L., Tylka, T. und Wood-Barcalow, N. (2005). The body appreciation scale: Development and psychometric evaluation. *Journal of Body Image* 2:285–297.

Anderson, L. et al. (2016). Contributions of mindful eating, intuitive eating, and restraint to BMI, disordered eating, and meal consumption in college students. *Eating and Weight Disorders* 21(1):83–90.

Andrew, R., Tiggemann, M. und Clark, L. (2016). Predictors and health-related outcomes of positive body image in adolescent girls: A prospective study. *Developmental Psychology* 52(3):463–474.

Andrew, R., Tiggemann, M. und Clark, L. (2015). Predictors of intuitive eating in adolescents. *Journal of Adolescent Health* 56(2):209–214.

Augustus-Horvath, C. und Tylka, T. (2011). The acceptance model of intuitive eating: A comparison of women in emerging adulthood, early adulthood, and middle adulthood. *Journal of Counseling Psychology* 58:110–125.

Barak-Nahum, A., Haim, L.B. und Ginzburg, K. (2016). When life gives you lemons: The effectiveness of culinary group intervention among cancer patients. *Society of Science and Medicine* 166:1–8.

Barraclought, E.L. et al. (2019). Learning to eat intuitively: A qualitative exploration of the experience of mid-age women. *Health Psychology Open* 1:6(1): doi: 10.1177/2055102918824064.

Bas, M. et al. (2017). Turkish version of the intuitive eating scale-2: Validity and reliability among university students. *Appetite* 114:391–397.

Bégin C. et al. (2018). Eating-related and psychological outcomes of health at every size intervention in health and social services centers across the province of 10.1177/0890117118786326

Boucher, S. et al. (2016). Teaching intuitive eating and acceptance and commitment therapy skills via a web-based intervention: A pilot single-arm intervention study. *Jour- nal of Medical Internet Research Protocols* 5(4):e180 [http://www.researchprotocols .org/2016/4/e180].

Bruce, L. und Ricciardelli, L. (2016). A systematic review of the psychosocial correlates of intuitive eating among adult women. *Appetite* 96:454–472.

Bush, H. et al. (2014). Eat for life: A work site feasibility study of a novel mindfulness-based intuitive eating intervention. *American Journal of Health Promotion* 28(6):380– 388.

Camilleri, G. et al. (2016). Intuitive eating is inversely associated with body weight status in the general population-based NutriNet-Santé study. *Obesity*. doi: 10.1002/ oby.21440.

Camilleri, G. et al. (2017). Intuitive eating dimensions were differently associated with food intake in the general population-based NutriNet-Santé study. *Journal of Nutrition*, January 147(1):61–69. doi: 10.3945/ jn.116.234088.

Carbonneau, E. et al. (2016). Validation of a French-Canadian adaptation of the Intuitive Eating Scale-2 for the adult population. *Appetite* 105(1): 37–45.

Carbonneau, E. et al. (2017). A Health at Every Size Intervention Improves Intuitive Eating and Diet Quality in Canadian Women. *Clinical Nutrition* 36(3):747–754.

Carbonneau, N. et al. (2015). Examining women's perceptions of their mother's and romantic partner's interpersonal styles for a better understanding of their eating regulation and intuitive eating. *Appetite* 92:156–66.

Carraça, E.V., Leong, S.L. und Horwath, C.C. (2018). Weight-focused physical activity is associated with poorer eating motivation quality and lower intuitive eating in women. *Journal of the Academy of Nutition and Dietetics*. doi: 10.1016/j.jand.2018.09.011.

Christoph, M.J. et al. (2018). Nutrition facts use in relation to eating behaviors and healthy and unhealthy weight control behaviors. *Journal of Nutrition Education and Behavior* 50(3):267–274. e1. doi: 10.1016/j. jneb.2017.11.001.

Cole, R. et al. (2016). Normal weight status in military service members was associated with intuitive eating characteristic. *Military Medicine* 181(6):589–595.

Cole, R. und Horace, K. (2010). Effectiveness of the »My body knows when« intuitive-eating pilot program. *American Journal of Health Behavior* 34(3):286–297.

Cole, R. et al. (2019). The »My body knows when« program increased intuitive eating characteristics in a military population. *Military Medicine*. doi: 10.1093/milmed/usy403. Craven, M. und Fekete, E. (2019). Weightrelated shame and guilt, intuitive eating, and binge eating in female college students. *Appetite.* Oi.10.1016/j.eatbeh.2019.03.002.

Da Silva, W.R. et al. (2018). A psychometric investigation of Brazilian Portuguese versions of the caregiver eating messages scale and intuitive eating scale-2. *Eating and Weight Disorders: Studies on Anorexia, Bulimia and Obesity.* doi:10.1007/s40519-018- 0557-3.

Daundasekara, S.S. et al. (2017). Validation of the intuitive eating scale for pregnant women. *Appetite* 112:201–209.

Denny, K. et al. (2013). Intuitive eating in young adults: Who is doing it, and how is it related to disordered eating behaviors? *Appetite* 60:13–19.

Dockendorff, S. et al. (2012). Intuitive eating scale: An examination among early adolescents. *Journal of Counseling Psychology* 59(4):604–611.

Duarte, C. et al. (2017). What makes dietary restraint problematic? Development and validation of the inflexible eating questionnaire. *Appetite* 114:146–154.

Eneli, I., Tylka, T. und Lumeng, J. (2015). Maternal and child roles in the feeding relationship: What are mothers doing? *Clinical Pediatrics* 54(2):179–182.

Ellis, J. et al. (2016). Recollections of pressure to eat during childhood, but not picky eating, predict young adult eating behavior. *Appetite.* 97:58-63. doi: 10.1016/j.appet.2015.11.020.

Galloway A., Farrow, C. und Martz, D. (2010). Retrospective reports of child feeding practices, current eating behaviors, and BMI in college students. *Obesity, 18,* 1330– 1335.

Gan, W.Y. und Yeoh, W.C. (2017). Associations between body weight status, psychological well-being and disordered eating with Intuitive Eating among Malaysian undergraduate university students. *Int J Adolesc Med Health.* Sept 13.

Gast, J., Madanat, H. und Nielson, A. (2011). Are Men More Intuitive When It Comes to Eating and Physical Activity? *American Journal of Men's Health.* doi: 10.1177/1557988311428090.

Gast, J. et al. (2015). Intuitive eating: Associations with physical activity motivation and BMI. *American Journal of Public Health.* 29(3):e91-9. doi: 10.4278/ajhp.130305- QUAN-97.

Gravel, K. et al. (2014). Sensory-based nutrition pilot intervention for women. *Journal of the Academy of Nutrition and Dietetics* 114:99–06.

Gravel, K. et al. (2014). Effect of sensory-based intervention on the increased use of food-related descriptive terms among restrained eaters. *Food Quality and Preference.* 32:271–276.

Hahn, K. et al. (2012). Intuitive Eating and College Female Athletes. *Psychology of Women Quarterly.* doi: 10.1177/0361684311433282.

Hawks, S. et al. (2005). The relationship between intuitive eating and health indicators among college women. *American Journal of Health Education* 36, 331–336.

Hawks, S., Merrill, R. und Madanat, H. (2004). The intuitive eating validation scale: Preliminary validation. *American Journal of Health Education, 35,* 90–98.

Hawks, S. et al. (2004). Intuitive eating and the nutrition transition in Asia. *Asia Pacific Journal of Clinical Nutrition, 13, 194–203.*

Heileson, J. und Cole, R. (2011). Assessing motivation for eating and intuitive eating in military service members. *Journal of the American Dietetic Association,* 111 (9S): Page A26.

Herbert, B. et al. (2013). Intuitive eating is associated with interoceptive sensitivity. Effects on body mass index. *Appetite* 70:22–30.

Homan, K.J. und Tylka, T.L. (2018). Development and exploration of the gratitude model of body appreciation in women. *Body Image.* 2018 Feb 8;25:14-22. doi: 10.1016/j. bodyim.2018.01.008.

Horwath, C., Hagmann, D. und Hartmann, C. (2019). Intuitive eating and food intake in men and women: Results from the Swiss food panel study. *Appetite.* 1(135):61–71. doi:10.1016/ *Journal of Appetite.* 2018.12.036.

Humphrey, L., Clifford, D. und Neyman Morris, M. (2015). Health at Every Size colege course reduces dieting behaviors and improves intuitive eating, body esteem, and anti-fat attitudes. *Journal of Nutrition Education.* 47(4):354–360.

Iannantuono, A. und Tylka, T. (2012). Interpersonal and intrapersonal links to body appreciation in college women: An exploratory model. *Body Image* 9(2):227–235.

Jarvela-Reijonen, E. et al. (2016). High perceived stress is associated with unfavorable eating behavior in overweight and obese Finns of working age. *Appetite* 103:249–258.

Jarvela-Reijonen, E. et al. (2018). The effects of acceptance and commitment therapy on eating behavior and diet delivered through face-to-face contact and a mobile app: a randomized controlled trial. *International Journal of Nutrition and Physical Activity.* 2018 Feb 27;15(1):22. doi: 10.1186/s12966-018-0654-8.

Katzer, L. et al. (2008). Evaluation of a »nondieting« stress reduction program for over weight women: a randomized trial. *American Journal of Health Promotion* 22(4):267–274.

Kelly, A. und Stephen, E. (2016). A daily diary study of self-compassion, body image, and eating behavior in female college students. *Body Image.* 17:152-160. doi: 10.1016/j. bodyim.2016.03.006.

Kelly, A.C., Miller, K.E. und Stephen, E. (2016). The benefits of being self-compassionate on days when interactions with body-focused others are frequent. *Body Image.* Dec;19:195-203. doi: 10.1016/j.bodyim.2016.10.005.

Kerin, J.L., Webb, H.J. und Zimmer-Gembeck, M.J. (2019). Intuitive, mindful, emotional, external and regulatory eating behaviours and beliefs: An investigation of the core components. *Appetite.* Jan 1;132:139-146. doi: 10.1016/j.appet.2018.10.011.

Keirns, N.G. und Hawkins, M.A.W. (2019). The relationship between intuitive eating and body image is moderated by measured body mass index. *Eating Behaviors.* 23(33):91–96.

Khalsa, A.S. et al. (2019). Parental intuitive eating behaviors and their association with infant feeding styles among low-income families. *Eating Behaviors, 32, 78–84.* doi:10.1016/j.eatbeh.2019.01.001

Koller, et al.

Kroon Van Diest, A. und Tylka, T. (2010). The Caregiver Eating Messages Scale: Development and psychometric investigation. *Body Image* 7:317–326. Leahy, K., et al. (2017). The relationship between Intuitive Eating and postpartum weight loss. *Maternal Child Health.* 21(3):1591–1597.

Lee, M. et al. (2019). Striving for the thin ideal post-pregnancy: cross-sectional study of intuitive eating in postpartum women. *Journal of Reproductive Infant Psychology.* Apr 30:1–12.

Leong, S. et al. (2016). Weight-control methods, 3-year weight change, and eating behaviors: A prospective nationwide study of middle-aged New Zealand women. *The Journal of the Academy of Nutrition and Dietetics* doi: 10.1016/j.jand.2016.02.021.

Linardon, J. und Mitchell, S. (2017). Rigid dietary control, flexible dietary control, and intuitive eating: Evidence for their differential relationship to disordered eating and body image concerns. *Eating Behavior.* 26:16–22.

MacDougall, E. (2010). An examination of a culturally relevant model of intuitive eating with African American college women. University of Akron, 2010. Dissertation 218 pp.

Madanat, H. und Hawks, S. (2004). Validation of the Arabic version of the Intuitive Eating Scale. *Global Health Promotion* (Formerly *Promotion and Education*) 11:152–157.

Madden, C. et al. (2012). Eating in response to hunger and satiety signals is related to BMI in a nationwide sample of 1,601 mid-age New Zealand women. *Public Health Nutrition,* Mar:1–8.

Mensinger, J., Calogero, R. und Tylka, T. (2016). Internalized weight stigma moderates eating behavior outcomes in women with high BMI participating in a healthy living program. *Appetite.* 102:32–43.

Mensinger, J.L. et al. (2016). A weight-neutral versus weight-loss approach for health promotion in women with high BMI: A randomized-controlled trial. *Appetite* Oct 1;105:364-74. doi: 10.1016/j.appet.2016.06.006.

Miller, K., Kelly, A. und Stephen, E. (2019). Exposure to body focused and non-body focused others over a week: A preliminary investigation of their unique contributions to college women's eating and body image. *Body Image.* doi: 10.1016/j.bodyim.2018.12.003.

Moy, J. et al. (2013). Dieting, exercise, and intuitive eating among early adolescents. *Eating Behaviors.* 14: 529–532.

Nielsen, T. und Powell, R. (2015). Dreams of the *Rarebit Fiend*: food and diet as instigators of bizarre and disturbing dreams. *Frontiers in Psychology* 6:47.

Oswald, A., Chapman, J. und Wilson, C. (2017). Do interoceptive awareness and interoceptive responsiveness mediate the relationship between body appreciation and intuitive eating in young women? *Appetite* 109:66–72. PMID:27866989.

Outland, L., Madanat, H. und Rust, F. (2013). Intuitive eating for a healthy weight. *Primary Health Care* 23:9, 22–28.

Paterson, H. et al. (2018). Validation of the Intuitive Eating Scale in pregnancy. *Journal of Health Psychology* 23(5):701–709. doi: 10.1177/1359105316671186.

Peschel, S.K.V. et al. (2018). Is intuitive eating related to resting state vagal activity? *Autonomic Neuroscience.* Mar; 210:72–75. doi: 10.1016/j.autneu.2017.11.005.

Plante, A. et al. (2019). Trimester-specific intuitive eating in association with gestational weight gain and diet quality. *Journal of Nutrition Education and Behavior.* (10):20025-9. doi: 10.1016/j.jneb.2019.01.011

Plateau, C.R., Petrie, T.A. und Papathomas, A. (2017). Learning to eat again: Intuitive eating practices among retired female collegiate athletes. *Eating Disorders* 25(1):92–98.

Reel, J.J. et al. (2016). Development and validation of the intuitive exercise scale. *Eating Behaviors.* 22:129–132.

Reichenberger, J. (2019). »I will fast ... tomorrow«: Intentions to restrict eating and actual restriction in daily life and their person-level predictors. *Appetite* Sep 1;140: 10–18.

Ricciardelli, B.L. (2016). A systematic review of the psychosocial correlates of intuitive eating among adult women. *Appetite* 96:454–472.

Richards, P.S. et al. (2017). Can patients with eating disorders learn to eat intuitively? A 2-year pilot study. *Eating Disorders*. 2:1-15. doi: 10.1080/10640266.2017.1279907.

Romano, K.A. et al. (2018). Helpful or harmful? The comparative value of self-weighing and calorie counting versus intuitive eating on the eating disorder symptomatology of college students. *Eating and Weight Disorders–Studies on Anorexia, Bulimia and Obesity*. doi:10.1007/s40519-018-0562-6.

Ruzanska, U.A. und Warschburger, P. (2017). Psychometric evaluation of the German version of the Intuitive Eating Scale-2 in a community sample. *Appetite* 117: 126–134.

Ruzanska, U.A. und Warschburger, P. (2019). Intuitive eating mediates the relationship between self-regulation and BMI: Results from a cross-sectional study in a community sample. *Eating Behaviors*. 18;33:23–29. doi: 10.1016/j.eatbeh.2019.02.004.

Sairanen, E. et al. (2015). Psychological flexibility and mindfulness explain intuitive eating in overweight adults. *Behavior Modification*. 39(4):554–579.

Sairanen, E. et al. (2017). Psychological flexibility mediates change in Intuitive Eating regulation in acceptance and commitment therapy interventions. *Public Health Nutrition*. 20(9):1681–1691.

Saunders, J.F., Nichols-Lopez, K.A. und Frazier, L.D. (2018). Psychometric properties of the intuitive eating scale-2 (IES-2) in a culturally diverse Hispanic American sample. *Eating Behaviors*. Jan;28:1-7. doi: 10.1016/j.eatbeh.2017.11.003.

Schaefer, J. und Zullo, M. (2016). Validation of an instrument to measure registered dietitians'/nutritionists' knowledge, attitudes and practices of an intuitive eating approach. *Public Health Nutrition* 1:1–19.

Schaefer, J. und Magnuson, A. (2014). A review of interventions that promote eating by internal cues. *Journal of the Academy of Nutrition and Dietetics* 114,734e760.

Schaefer, J. und Zullo, M. (2017). U.S. registered dietitian nutritionist's knowledge and attitudes of Intuitive Eating and use of various weight management practices. *Journal of the Academy of Nutrition and Dietetics* 117(9):1419–1428.

Schoenefeld, S. und Webb, J. (2013). Self-compassion and intuitive eating in college women: Examining the contributions of distress tolerance and body image acceptance and action. *Eating Behaviors* 14(4):493–6.

Shouse, S. und Nilsson, J. (2011). Self-silencing, emotional awareness, and eating behaviors in college women. *Psychology of Women Quarterly* 35:451–457.

Smith, T. und Hawks, S. (2006). Intuitive eating, diet composition, and the meaning of food in healthy weight promotion. *American Journal of Health Education* 37:130–136.

Smitham, L. (2008). Evaluating an Intuitive Eating Program for Binge Eating Disorder: A Benchmarking Study. University of Notre Dame, Dissertation. 26 November 2008.

Spoor, K. und Madanat, H. (2016). Relationship Between Body Image Discrepancy and Intuitive Eating. *International Quarterly of Community Health Education* 36: 189–197.

Tylka, T. (2006). Development and psychometric evaluation of a measure of intuitive eating. *Journal of Counseling Psychology 53*:226–240.

Tylka, T. und Homan, K. (2015). Exercise motives and positive body image in physically active college women and men: Exploring an expanded acceptance model of intuitive eating. *Body Image*. 15:90–97.

Tylka, T. und Kroon Van Diest, A. (2013). The Intuitive Eating Scale-2: Item refinement and psychometric evaluation with college women and men. *Journal of Counseling Psychology* 60(1):137–153.

Tylka, T. und Wilcox, J. (2006). Are intuitive eating and eating disorder symptomatology opposite poles of the same construct? *Journal of Counseling Psychology, 53*, 474–485.

Tylka, T., Calogero, R. und Daníelsdóttira, S. (2015). Is intuitive eating the same as flexible dietary control? Their links to each other and well-being could provide an answer. *Appetite* 95: 166–175.

Tylka, T., Calogero, R. und Daníelsdóttira, S. (2019). Intuitive eating is connected to self-reported weight stability in community women and men. *Eating Disorders*. 1:1–9. doi: 10.1080/10640266.2019.1580126.

Tylka, T., Lumeng, J. und Eneli, I. (2015). Maternal intuitive eating as a moderator of the association between concern about child weight and restrictive child feeding. *Appetite*. Dec 1;95:158–65.

Tylka, T. et al. (2013). Which adaptive maternal eating behaviors predict child feeding practices? An examination with mothers of 2- to 5-year-old children. *Eating Behaviors* 14(1):57–63.

Van Dyke, N. und Drinkwater, E. (2014). Relationships between intuitive eating and health indicators: literature review. *Public Health Nutrition* 17(8):1757–66.

Van Dyck, A. et al. (2016). German version of the intuitive eating scale:

Psychometric evaluation and application to an eating disordered population. *Appetite* 105:798–807.

Warren, J.M., Smith, N. und Ashwell, M. (2017). A structured literature review on the role of mindfulness, mindful eating and intuitive eating in changing eating behaviours: effectiveness and associated potential mechanisms. *Nutrition Research Reviews*. Dec;30(2):272–283. doi: 10.1017/S0954422417000154.

Webb, J. und Hardin, A. (2016). An integrative affect regulation process model of internalized weight bias and Intuitive Eating in college women. *Appetite*. 102:60–69. doi: 10.1016/j.appet.2016.02.024.

Wheeler, B. et al. (2016). Intuitive eating is associated with glycaemic control in adolescents with type I diabetes mellitus. *Appetite* 96:160–165.

Willig, A.L. et al. (2014). Intuitive eating practices among African-American women living with type 2 diabetes: A qualitative study. *Journal of the Academy of Nutrition and Dietetics* 114(6):889–96.

Wirtz, A. und Madanat, H. (2012). Westernization, intuitive eating, and BMI: an exploration of Jordanian adolescents. *International Quarterly of Community Health Education* 33(3):275–28.

Vorwort und Einleitung

Bacon, L. und Aphramor, L. Weight Science: Evaluating the Evidence for a Paradigm Shift. *Nutrition Journal* 10, 9 (Januar 2011), http://bit.ly/f4CKOK.

The Center for Mindful Eating's website: [https://www.thecenterformindfuleating.org/Principles-Mindful-Eating aufgerufen Mai 20, 2019].

Heraldkeeper. (2019). Weight loss and weight management market 2018 global analysis, opportunities and forecast to 2023 (Press Release). *MarketWatch*. [https:// www.marketwatch.com/press-release/weight-loss-and-weight-management-market-2018-global-analysis-opportunities-and-forecast-to-2023-2018-09-27 aufgerufen 5-20-19].

Kristeller, J.L. und Hallett, B. (1999). Effects of a meditation-based intervention in the treatment of binge eating. *Journal of Health Psychology* 4(3): 357–363.

Levine, P.A. *Waking the Tiger—Healing Trauma*. North Atlantic Press, 1997.

Siegel, D. (2010). *Mindsight: The New Science of Personal Transformation*. New York, NY: Bantam.

1. Wissenschaftliche Untersuchungen zu intuitivem Essen

Craig, A.D. (2014). *How Do You Feel: An Interoceptive Moment with Your Neurobio- logical Self.* Princeton, NJ: Princeton University Press.

Mehling, W. et al. (2018). The multidimensional assessment of interoceptive aware- ness, version 2 (MAIA-2). PLOS One. [https://doi.org/10.1371/journal.pone.0208034].

Quadt, L. et al. (2018). The neurobiology of interoception in health and disease. *Annals of the New York Academy of Science* 1428:112–128.

Siehe auch »Intuitives Essen – Untersuchungen« auf Seite ((XXX)).

2. Nie wieder Diät!

Bellini et al. (2017). A journey through liposuction and lipoculture: Review. *Annals of Medicine and Surgery.* 24:53–60.

Department of Health and Aging. (2013). National and Medical Research Council. Clinical practice guidelines for the management of overweight and obesity in adults, adolescents and children in Australia, Melbourne, S. 161.

Field, A.E. et al. (2003). Relation between dieting and weight change among preadolescents and adolescents. *Pediatrics* 112:900–906.

Fothergill, E. et al. (2016). Persistent metabolic adaptation 6 years after »The Biggest Loser« competition. *Obesity.* doi.10.10020oby.21538.

Harrison, C. (August 10, 2018). What is diet culture? [https://christyharrison.com/blog /what-is-diet-culture aufgerufen Mai 20, 2019].

Keys, A. et al. (1950). *The Biology of Human Starvation*, vol II. p. 834. University of Minnesota: St. Paul.

Lissner et al.

Mann, T. (2007). Medicare's search for effective obesity treatments: Diets are not the answer. *American Psychologist* 62(3): 220–233.

Mundel, E.J. (October 19, 2018). Almost half of Americans are trying to lose weight: CDC. *Health Day.* [https://consumer.healthday.com/vitamins-and-nutrition-information-27/dieting-to-lose-weight-health-news-195/almost-half-of-americans-are-trying-to-lose-weight-cdc-738808.html aufgerufen 5-20-19].

Neumark-Sztainer, D. et al. (2006). Obesity, disordered eating, and eating disorders in a longitudinal study of adolescents: how do dieters fare five years later? *Journal of the Academy of Nutrition and Dietetics* 106(4): 559–568.

O'Hara, L. und Taylor, J. (2018). What's wrong with the »War on Obesity?« A narrative review of the weight-centered health paradigm and development of the 3C framework to build critical competency for a paradigm shift. *Sage OPEN*, page 8.

Pietilainen, K. et al. (2011). Does dieting make you fat? A twin study. *International Journal of Obesity* 1–9.

Pittman, D. (June 17, 2013). Obesity not a disease, AMA Council says. *Medpage Today*. [https://www.medpagetoday.com/MeetingCoverage/AMA/39918 aufgerufen 5-20-19].

Shisslak, C.M., Crago, M, Estes E. (1995). The spectrum of eating disorders. *International Journal of Eating Disorders* 19(3):214.

Taylor, S.R. (2018). *The Body Is Not an Apology: The Power of Radical Self-Love*. Berrett-Koehler Publishers: Oakland, CA.

»Bush declares war on fat America.« *The Guardian*, June 23, 2002. [https://www.theguardian.com/world/2002/jun/23/usa.georgebush1 aufgerufen Mai 20, 2019].

»... the representations of women's bodies across all media have shrunk dramatically in the last 30 years« in https://beautyredefined.org/newsroom/faqs/.

3. Welcher Esstyp sind Sie?

Berg, F. *The Health Risks of Weight Loss*. (1993). Hettinger, ND: Healthy Living Institute.

Bever. L. (April 5, 2019). Bad diets kill more people around the world than smoking, study says. *Washington Post*. [https://www.washingtonpost.com/health/2019/04/05/bad-diets-kill-more-people-around-world-than-smoking-study-says/?noredirect=on&utm_term=.ba3c434e8b41 aufgerufen Mai 20, 2019].

Birch, L.L. (1987). The role of experience in children's food acceptance patterns. *Journal of the American Dietetic Association* 87(9 supplement): S. 36.

Birch, L.L. (1993). Children's eating: Are manners enough? *Journal of Gastronomy* 7(1):19–25.

Birch, L.L. et al. (1991). The variability of young children's energy intake. *New England Journal of Medicine* 324:232.

Eating guilt. (1992). *Obesity and Health* 6(2):43.

Eneli, I. et al. (2008). The trust model: A different feeding paradigm for the management of childhood obesity. *Obesity* 16(10):2197–2204.

Forbes, G.B. (1991). Children and food–order amid chaos. *New England Journal of Medicine* 324:262.

Gallup Organization. (Januar 1990). Gallup Survey of Public Opinion Regarding Diet and Health. Prepared for American Dietetic Association/ International Food Information Council. Princeton, NJ: Gallup Organization, Inc.

Livermore, S. (June 5, 2015). 16 foods you didn't know could kill you. *Cosmopolitan.* [https://www.cosmopolitan.com/food-cocktails/news/a41525/foods-you-didnt-know-could-kill-you/ aufgerufen 5-20-19].

Press Association (Januar 19, 2013). Women own up to guilt over eating habits. *The Guardian.* [https://www.theguardian.com/lifeandstyle/2013/jan/20/binge-eating-food-women aufgerufen 5-20-19].

Satter, E. (1987). Comments from a practioner on Leann Birch's research. *Journal of the American Dietetic Association* 87(9 supplement):S.1.

Satter, E. (1987). *How to Get Your Child to Eat ... but Not Too Much.* Palo Alto, CA: Bull Pub, Seite 6.

Smit, H.L. (Mai 21, 2015). New poll reveals that 80 percent of women suffer from food guilt. [https://www.huffpost.com/entry/new-poll-reveals-that-80_n_7348024 aufgerufen 5-20-19].

Smith, B. (TK). 12 foods that can kill you. *Men's Journal.* [https://www.mensjournal .com/food-drink/12-foods-can-kill-you/ aufgerufen 5-20-19].

Tufts University Diet & Nutrition Letter. (1993). Warning: Keep dieting out of reach of children. 11(10):3.

Tylka, T. (2006). Development and psychometric evaluation of a measure of intuitive eating. *Journal of Counseling Psychology* 53(2):226–240.

6. Prinzip 1: Legen Sie die Diätmentalität ab

Associated Press (Washington). (1994). Vitamin retailer to pay fine. *AP Online,* April 29, 1994.

Berdanier, C.D. und McIntosh, M.K. (1991). Weight loss–weight regain: A vicious cycle. *Nutrition Today* 26(5):6.

Berg, F.M. (1993). *The Health Risks of Weight Loss.* Hettinger, ND: Healthy Living Institute.

Blackburn, G.L. et al. (1993). Why and how to stop weight cycling in overweight adults. *Eating Disorders Review* 4(1):1.

Blackburn, G.L. et al. (1989). Weight cycling: The experience of human dieters. *American Journal of Clinical Nutrition* 49:1105.

Ciliska, D. (1990). *Beyond Dieting.* New York: Brunner/Mazel.

Dehnart A. (Mai 13, 2019). The Biggest Loser is coming back–but should it? [https:// www.realityblurred.com/realitytv/2019/05/biggest-loser-returning/ aufgerufen 5-22-19].

Foreyt, J.P. und Goodrick, G.K. (1993). Weight management without dieting. *Nutrition Today.* März/April:4.

Foreyt, J. und Goodrick, G.K. (1992). *Living Without Dieting.* Houston, TX: Harrison Publ.

Gallup Organization. (Juni 1993). Women's knowledge and behavior regarding health and fitness. Conducted for American Dietetic Association and Weight Watchers.

Garrow, J.S. (1992). Treatment of obesity. *The Lancet* 340:409–413.

Goodrick, G.K. und Foreyt, J.P. (1991). Why treatments for obesity don't last. *Journal of the American Dietetic Association* 91(10):1243.

Grodner, M. (1992). Forever dieting: Chronic dieting syndrome. *Journal of Nutrition Education* 24(4):207–210.

Hartmann, E. (1991). *Boundaries in the Mind. A New Psychology of Personality.* New York: Basic Books.

Hill, A.J. und Robinson, A. (1991). Dieting concerns have a functional effect on the behaviour of nine-year-old girl. *British Journal of Clinical Psychology* 30:265–267.

Hunger J. Smith und Tomiyama, A. (2020). An Evidence-Based Rationale for Adopting Weight-Inclusive Health Policy. *Social Issues and Policy Review* 14(1): 73–107.

Katherine, A. (1991). *Boundaries: Where You End and I Begin.* Park Ridge, IL: Parkside Publishing Company.

Kern, P.A. et al. (1990). The effects of weight loss on the activity and expression of adipose-tissue lipoprotein lipase in very obese human. *New England Journal of Medicine* 322(15):1053–1059.

Lee, I. und Paffenbarger, J. (1992). Change in Body Weight and Longevity. *Journal of the American Medical Association* 268:2045–2049.

Lelwica, M. (2009). *The Religion of Thinness: Satisfying the Spiritual Hungers Behind Women's Obsession with Food and Weight.* Carlsbad, CA: Gurze Books.

Polivy, J. und Herman, C.P. (1992). Undieting: A program to help people stop dieting. *International Journal of Eating Disorders* 11(3):261–268.

Rodin, J. et al. (1990). Weight cycling and fat distribution. *International Journal of Obesity* 14:303–310.

Stice, E. et al. (2013). Caloric deprivation increases responsivity of attention and reward brain regions to intake, anticipated intake, and images of palatable foods. *Neuro-Image* 67:322–330.

Wilson, G.T. (1992). Short-term psychological benefits and adverse effects of weight loss. *NIH Technology Assessment Conference: Methods for Voluntary Weight Loss and Control*, März 30-April.

Wooley, S.C. und Garner, D.M. (1991). Obesity treatment: The high cost of false hope. *Journal of the American Dietetic Association* 91(10):1248.

Yanovski, S.Z. (1993). Are anorectic agents the magic bullet for obesity? (Editorial). *Archives of Family Medicine* 2(Oct):1025–1027.

7. Prinzip 2: Honorieren Sie Ihren Hunger

Becker C.B. et al (2017). Food insecurity and eating disorder pathology. *International Journal of Eating Disorders* 50:1031–1040.

Birch, L.L. et al. (1991). The variability of young children's energy intake. *New England Journal of Medicine* 324(Jan. 24):232.

Boyle, M.A. und Zyla, G. (1992). *Personal Nutrition*, 2nd edition. St. Paul, MN: West Publ, Seiten 77, 217.

Cameron, J. et al. (2014). Fasting for 24 hours heightens reward from food and food-related cues. *PLOS One* 9(1): e85970.

Ciampolini, M. und Bianchi, R. (2006). Training to estimate blood glucose and to form associations with initial hunger. *Nutrition and Metabolism*, vol. 3, article 42, 2006. [http://bit.ly/bXRdkD].

Ciampolini, M. et al. (2010). Sustained self-regulation of energy intake: Initial hunger improves insulin sensitivity. *Journal of Nutrition and Metabolism*, vol. 2010, article ID 286952, 7 pages. doi:10.1155/2010/286952 [http://bit.ly/9OYSsw].

Ciampolini, M., Lovell-Smith, D. und Sifone, M. (2010). Sustained self-regulation of energy intake: Loss of weight in overweight subjects: Maintenance of weight in normal-weight subjects. *Nutrition and Metabolism*, vol. 7, article 4.

De Koning, L. et al. (2011). Low-carbohydrate diet scores and risk of type 2 diabetes in men. *American Journal Clinical Nutrition* 93:844–850.

Drott, C. und Lundholm, K. (1992). Cardiac effects of caloric restriction-mechanisms and potential hazards. *International Journal Obesity* 16:481–486.

Favaro, A., Rodella, F. C. & Santonastaso, P. (2000). Binge eating and eating attitudes among Nazi concentration camp survivors. *Psychological Medicine*, 30(2), 463–466.

Franchina, J.J. und Slank, K.L. (1988). Effects of deprivation on salivary flow in the apparent absence of food stimuli. *Appetite* 10:143–147.

Garner, D.M. und Garfinkel, P.E. (eds). (1985). *Handbook of Psychotherapy for Anorexia and Bulimia.* New York: Guilford, Kapitel 21.

Judge, B. S. & Eisenga, B. H. (2005). Disorders of Fuel Metabolism: Medical Complications Associated with Starvation, Eating Disorders, Dietary Fads, and Supplements. *Emergency Medicine Clinics of North America,* 23(3), 789–813. doi:10.1016/j. emc.2005.03.011

Kosinski, C. und Jornayvaz, F. (2017). Effects of ketogenic diets on cardiovascular risk factors: Evidence from animal and human studies. *Nutrients* 9:517.

Leibowitz, S. (1991). Brain neuropeptide Y: An integrator of endocrine, metabolic and behavioral processes. *Brain Research Bulletin* Sept–Oct:27 (3-4)33–7.

Lydecker, J.A. & C.M. Grilo, (2019). Food insecurity and bulimia nervosa in the United States. *International Journal of Eating Disorders.* 52(6):735–739

Marano, H. (1993). Chemistry and craving. *Psychology Today* Jan–Feb:31.

Nicolaidis, S. und Even, P. (1992). The metabolic signal of hunger and satiety, and its pharmacological manipulation. *International Journal of Obesity* Dec (16 suppl 3): S31-41.

Polivy, J. und Herman, C.P. (1985). Dieting and binging: A causal analysis. *American Psychologist* Feb:193–201.

Polivy, J. und Herman, C.P. (1987). Diagnosis and treatment of normal eating. *Journal of Consulting and Clinical Psychology* 55(5):635–644.

Scrimshaw, N.S. (1987). The phenomenon of famine. *Annual Review of Nutrition* 7:1–21.

Seaton, C. et al. (2018). A case study of breastfeeding ketoacidosis: A rare but important diagnosis for emergency physicians to recognize. *American Journal of Emergency Medicine.* doi.10.1016/j.aje,.2018.10.014.

Wolf, N. (1991). *The Beauty Myth.* New York: Anchor Books, Seiten 179–217.

Wroble, K. et al. (2019). Low-carbohydrate, ketogenic diet impairs anaerobic exercise performance in exercise-trained women and men: A randomized crossover trial. *The Journal of Sports Medicine and Physical Fitness* 59(4):600–7.

8. Prinzip 3: Schließen Sie Frieden mit dem Essen

Baldwin, A.L. (1980). *Theories of Child Development,* 2nd edition. New York: John Wiley and Sons.

Berk, L.E. (1994). *Child Development,* 3rd edition. Boston: Allyn and Bacon. Benton, D. (2010). The plausibility of sugar addiction and its role in obesity and eating disorders. *Clinical Nutrition* 29:288–303. Berridge, K.C., and Kringelbach, M.L. (2008). Affective neuroscience of pleasure: Reward in humans and animals. *Psychopharmacology* (Berl) 199(3): 457–480.

Carr, K. (2011). Food scarcity, neuroadaptations, and the pathogenic potential of dieting in an unnatural ecology: Binge eating and drug abuse. *Physiology & Behavior* 104:162–167

Epstein, L.H. (2009). Habituation as a determinant of human food intake. *Psychological Review.* 116(2): 384–407.

Epstein, L.H. (2011). Long-term habituation to food in obese and nonobese women. *American Journal of Clinical Nutrition.* doi: 10.3945/ajcn.110.009035.

Erikson, E.H. (1982). *The Life Cycle Completed. A Review.* New York: W.W. Norton and Company.

Ernst, M.M. (2002). Habituation of responding for food in humans. *Appetite* 38:224- 234. doi:10.1006/appe.2001.0484.

Gearhardt, A. et al. (2009). Preliminary validation of the Yale Food Addiction Scale. *Appetite* (52):430–436.

Gilbert, D. (2006). *Stumbling on Happiness.* New York: Knopf, page 130.

Herman, C.P. und Polivy, J. (1980). Restrained eating. In A. Stunkard, *Obesity.* Philadelphia: WB Saunders, pages 208–225.

Jansen, E. et al. (2007). Do not eat the red food! Prohibition of snacks leads to their relatively higher consumption in children. *Appetite* 49:572–577.

Keeler, C. et al. (2015). Anticipatory and reactive responses to chocolate restriction in frequent chocolate consumers. *Obesity* 23:1130–1135.

Kristeller, J.L. und Wolever, R.Q. (2011). Mindfulness-based eating awareness training for treating binge eating disorder: The conceptual foundation. *Eating Disorders* 19(1):49-61 PMID: 21181579.

Larson, E., MS, RD. Personal Communication. Research dietitian for NIH, Phoenix, AZ.

Long, C. et al. (2015). A systematic review of the application and correlates of YFAS- diagnosed »food addiction« in humans: Are eating-related »addictions« a cause for concern or empty concepts? *Obesity Facts* 8:386–401.

Loro, A.D. und Orleans, C.S. (1981). Binge eating in obesity: Preliminary findings and guidelines for behavioral analysis and treatment. *Addictive Behaviours* 6(2): 155–166.

Markus, C. et al. (2017). Eating dependence and weight gain: No human evidence for a »sugar addiction.« *Appetite* 114:64–72.

Miller, P.H. (1993). *Theories of Developmental Psychology*. New York: W.H. Freeman and Company.

Mydans, S. (1993). 8 bid farewell to the future: Musty air, roaches and ants. *New York Times*, Sept 27, Seite A1.

Ogden, J. und Wardle, J. (1991). Cognitive and emotional responses to food. *International Journal of Eating Disorders* 10(3):297–311.

Penzenstadler, L. et al. (2018). Systematic review of food addiction as measured with the Yale Food Addiction Scale: Implications for the food addiction construct. *Current Neuropharmacology* 16:1–13.

Ruddock, H. und Hardman, C. (2017). Food addiction beliefs amongst the lay public: What are the consequences for eating behaviour? *Current Addiction Reports* 4:110 –115.

Salimpoor, V.N. (2011). Anatomically distinct dopamine release during anticipation and experience of peak emotion to music. *Nature NEUROSCIENCE* 14(2): 257–262.

Satter, E. (1987). *How to Get Your Kid to Eat ... but Not Too Much*. Palo Alto, CA: Bull Publishing Company.

Seamon, J.G. und Kenrick, D.T. (1994). *Psychology*, 2nd edition. Englewood Cliffs, NJ: Prentice Hall.

Smitham, L. (2008). Evaluating an intuitive eating program for binge eating disorder: A benchmarking study. University of Notre Dame, November 26.

Snoek, H.M. et al. (2004). Obese and normal-weight women. *American Journal of Clinical Nutrition* 80(4):823–831.

Westwater, M.L., Fletcher, P.C. und Ziauddeen, H. (2016). Sugar addiction: The state of the science. *European Journal of Nutrition* 55(Suppl 2):S55–S69.

9. Prinzip 4: Sagen Sie der Essenspolizei den Kampf an

As the Chicken Turns. (1994). *Tufts University Diet and Nutrition Letter* 11(11):1.

Berne, E. (1964). *Games People Play*. New York: Grove Press.

Ellis, A. und Harper, R.A. (1975). *A New Guide to Rational Living*. North Hollywood, CA: Melvin Powers, Wilshire Book Company.

Food guilt. (1993). *Utne Reader* Nov–Dec:53. Hiser, E. (1993). Butter paroled, margarine charged. *Eating Well* Nov–Dez:104.

King, G.A., Herman, C.P. und Polivy, J. (1987). Food perception in dieters and nondieters. *Appetite* 8:147–158.

Seid, R.P. (1989). *Never Too Thin.* New York: Prentice Hall Press.

10. Prinzip 5: Entdecken Sie den Genussfaktor

Anderson, S.L. (1990). A look at the Japanese dietary guidelines. *Journal of the American Dietetic Association* 90(11):1527–1528.

Epstein, L.H. (2009). Habituation as a determinant of human food intake. *Psychological Review.* 116(2):384–407.

Oldham-Cooper, R.E. et al. (2011). Playing a computer game during lunch affects fullness, memory for lunch, and later snack intake. *American Journal of Clinical Nutrition.* 93(Feb):308–313.

Visser, M. (1993). On having cake and eating it. *Journal of Gastronomy* 7(1):5–17.

Wisniewski, L., Epstein, L.H. und Caggiula, A.R. (1992). Effect of food change on consumption, hedonics, and salivation. *Physiology and Behavior* 92(52):21–26.

11. Prinzip 6: Spüren Sie Ihre Sättigung

Bray, G.A. (1993). The nutrient balance approach to obesity. *Nutrition Today* 28(3): 13–18.

De Castro, J.M. (1988). Physiological, environmental, and subjective determinants of food intake in humans: A meal pattern analysis. *Physiology & Behavior* 44:651–659.

De Castro, J.M. (1991). Weekly rhythms of spontaneous nutrient intake and meal patterns of humans. *Physiology & Behavior* 50:729–738.

12. Prinzip 7: Bewältigen Sie Ihre Gefühle mit Freundlichkeit

Arnow, B., Kenardy, J. und Agras, W.S. (1992). Binge eating among the obese: A descriptive study. *Journal of Behavioral Medicine* 15(2):155–170.

Barnett, R. (1993). Appetite and the meal. *Journal of Gastronomy* 7(1):59–72. De Castro, J.M. (1990). Social facilitation of duration and size but not rate of the spontaneous meal intake of humans. *Physiology and Behavior* 47:1129–1135.

De Castro, J.M. (1991). Weekly rhythms of spontaneous nutrient intake and meal pattern of humans. *Physiology and Behavior* 50:729–738.

De Castro, J.M. und Brewer, E.M. (1991). The amount eaten in meals by humans is a power function of the number of people present. *Physiology and Behavior* 51:121–125.

Goldman, S.J., Herman, C.P. und Polivy, J. (1991). Is the effect of a social model on eating attenuated by hunger? *Appetite* 17:129–140.

Heatherton, T.F., Herman, C.P. und Polivy, J. (1992). Effects of distress on eating: The importance of ego-involvement. *Journal of Personality and Social Psychology* 62(5):801–803.

Herman, C.P. und Polivy, J. (1991). Fat is a psychological issue. *New Scientist* Nov:41–45.

Herman, C.P. und Polivy, J. (1988). Psychological factors in the control of appetite. *Current Concepts in Nutrition* 16:41–51.

Herman, C.P. et al. (1987). Anxiety, hunger, and eating behavior. *Journal of Abnormal Psychology* 96(3):264–269.

Hill, A.J., Weaver, C.F.L. und Blundell, J.E. (1991). Food craving, dietary restraint and mood. *Appetite* 17:187–197.

Morton, C.J. (1988). Weight loss maintenance and relapse prevention. In R.T. Frankle and M.-U. Yang, *Obesity and Weight Control*. Rockville, MD: Aspen Publishers.

Ogden, J. und Wardle, J. (1991). Cognitive and emotional responses to food. *International Journal of Eating Disorders* 10(3):297–311.

Polivy, J. et al. (1986). The effects of self-attention and public attention on eating in restrained and unrestrained subjects. *Journal of Personality and Social Psychology* 50(6):1253–1260.

Weissenburger, J. et al. (1986). Weight change in depression. *Psychiatry Research* 17:275–283.

13. Prinzip 8: Respektieren Sie Ihren Körper

2011 Succeed Foundation Body Image Survey [http://www.responsesource.com /releases/rel_display.php?relid=63713&hilite=BOdy%20image aufgerufen Juni 6, 2011].

Bacon, L. und Aphramor, L. (2011). Weight science: Evaluating the evidence for a paradigm shift. *Nutrition Journal* Januar 10:9. [http://bit.ly/f4CKOK].

Brownell, K. (2006). The debate to nowhere. Posted August 23. [http://bit.ly/je8eFU aufgerufen Juni 12, 2011].

Daníelsdóttira, S. et al. (2010). Anti-fat prejudice reduction: A review of published studies. *Obes Facts* 3:47–58.

Diet winners and sinners of the year. *People Weekly,* Januar 10, 1994.

Dietary Guideline Advisory Committee. (1990). *Report of the Dietary Guidelines Advisory Committee on the Dietary Guidelines for Americans 1990.* USDA.

Dietary Guidelines For Americans 2015-2020 Eighth Edition Hhs Publication #: HHS- ODPHP-2015-2020-01-DGA-A USDA Publication #: Home and Garden Bulletin No. 232

Lavie, C. (2014). *The Obesity Paradox: When Thinner Means Sicker and Heavier Means Healthier.* New York: Hudson Street Press.

Mensigner, J., Tylka, T. und Calamari, M. (2018). Mechanisms underlying weight status and healthcare avoidance in women: A study of weight stigma, body-related shame and guilt, and healthcare stress. *Body Image.* Jun;25:139-147.139–147.

O'Hara, L. und Taylor, J. (2018). What's wrong with the war on obesity? SAGE Open, April-Juni. https://doi.org/10.1177/2158244018772888.

Puhl, R.M. (2009). The stigma of obesity: A review and update. *Obesity.* doi:10.1038/ oby.2008.636.

Puhl, R. und Suh, Y. (2015). Health consequences of weight stigma: Implications for obesity prevention and treatement. *Current Obesity Reports.* doi 10.1007/s13679-015-0153-z.

Rodin, J. (1992). *Body Traps.* New York: William Morrow.

Rudd Report. (2009). Weight Bias: A Social Justice Issue Policy Brief. Yale University.

Stice E. et al. (2009). An effectiveness trial of a dissonance-based eating disorder prevention program for high-risk adolescent girls. *Journal of Consulting and Clinical Psychology* 77(5):825–834. [http://bit.ly/bw6gLV].

Tomiyama, A.J. et al. (2016). Misclassification of cardiometabolic health when using body mass index categories in NHANES 2005–2012. *International Journal of Obesity* doi:10.1038/ijo.2016.17.

Tomiyama, A.J. et al. (2018). How and why weight stigma drives the obesity »epidemic« and harms health. BioMed Central *(BMC) Medicine* 16:123.

Tylka, TL und Piran, Niva (editors), Handbook of Positive Body Image and Embodiment, *Constructs, Protective Factors, and Interventions,* Kapitel 7: Intuitive Eating by Elyse Resch and Tracy Tylka, S. 68–79.

Wildman, R.P. et al. (2008). The obese without cardiometabolic risk factor clustering and the normal weight with cardiometabolic risk factor clustering prevalence and correlates of 2 phenotypes among the US population. *Archives of Internal Medicine* 168(15):1617–24. doi: 10.1001/archinte.168.15.1617.

Wiseman, C. et al. (1992). Cultural expectations of thinness in women: An update. *International Journal of Eating Disorders* 11(1):85–89.

Wu, Y. und Berry, D. (2017). Impact of weight stigma on physiological and psychological health outcomes for overweight and obese adults: A systematic review. *Journal of Advanced Nursing.* doi: 10.1111/Jan.13511.

14. Prinzip 9: Bewegung – fühlen Sie den Unterschied

American College of Sports Medicine, Academy of Nutrition and Dietetics, Dietitians of Canada (2016). Nutrition and Athletic Performance. *Medicine & Science in Sports & Exercise*, 48(3): 543–568.

American College of Sports Medicine. (1990). Position stand: The recommended quantity and quality of exercise for developing and maintaining cardiorespiratory and mus- cular fitness in healthy adults. *Medicine & Science in Sports & Exercise* 22:265–274.

American College of Sports Medicine. (1998). Position stand: The recommended quantity and quality of exercise for developing and maintaining cardiorespiratory and muscular fitness, and flexibility in healthy adults. *Medicine & Science in Sports & Exercise* 30(6):975–991.

American College of Sports Medicine. (1993). (Press Release). Experts release new recommendations to fight America's epidemic of physical inactivity, July 29.

American College of Sports Medicine. (2011). Two minutes of exercise a day can keep the pain away, June 3. [http://bit.ly/mdFUog aufgerufen Juni 10, 2011].

Calogero, R. und Pedrotty, K. (2007). Daily practices for mindful exercise. In L. L'Abate, D. Embry und M. Baggett (eds.), *Handbook of Low-Cost Preventive Interven- tions for Physical and Mental Health: Theory, Research, and Practice,* Seiten 141–160). New York: Springer-Verlag.

Chaput, J.C. (2011). Physical activity plays an important role in body weight regulation. *Journal of Obesity*, article ID 360257, 11 Seiten. doi:10.1155/2011/360257.

Costill, D.L. (1988). Carbohydrates for exercise: Dietary demands for optimal performance. *International Journal of Sports Medicine* 9:5.

Evans, B. und Rosenberg, I. (1991). *Biomarkers: The 10 Determinants of Aging You Can Control.* New York: Simon and Schuster.

Foreyt, J. et al. (1993). Response of free-living adults to beavioral treament of obesity: Attrition and compliance to exercise. *Behavior Therapy* 24:659–669.

Gandey, A. (2011). Exercise reduces silent brain infarcts. *Medscape News*, Juni 10.

Garber et. al. (2011). Position Stand. Quantity and Quality of Exercise for Developing and Maintaining Cardiorespiratory, Musculoskeletal, and Neuromotor Fitness in Apparently Healthy Adults: Guidance for Prescribing Exercise. *Medicine & Science in Sports & Exercise*: 43(7): 1334–1359.

Gavin, J. (1992). *The Exercise Habit.* Champaign, IL: Human Kinetics.

Lemon, P.W.R. und Mullin, J.P. (1980). Effect of initial muscle glycogen levels on protein catabolism during exercise. *Journal of Applied Physiology: Respiratory, Environmental and Exercise Physiology.* 48(4):624–629.

McGuire, K. und Ross, R. (2011). Incidental physical activity is positively associated with cardiorespiratory fitness. *Medicine & Science in Sports & Exercise.* doi: 10.1249/ MSS.0b013e31821e4ff2.

Miller, W.C. (1994). Exercise: Americans don't think it's worth it. *Obesity & Health* Mar–Apr:29.

Pollock, M.L. et al. (1987). Effect of age and training on aerobic capacity and body composition of master athletes. *Journal of Applied Physiology* 62:725–731.

Tryon, W.W., Goldberg, J.L. und Morrison, D.F. (1992). Activity decreases as percent-age overweight increases. *International Journal of Obesity* 16:591–595.

15. Prinzip 10: Erhalten Sie Ihre Gesundheit mit sanfter Ernährung

2010 Dietary Guidelines. [http://www.cnpp.usda.gov/dietaryguidelines.htm aufgerufen Mai 30, 2011.

Basdevant, A. (1995). Prevalence of binge eating disorder in different populations of French women. *International Journal of Eating Disorders* 18(4):309–315.

Beardsley, E. (2009). In Paris, culinary education starts in day care. NPR, February 16.

Calder, P. (2010). The American Heart Association advisory on n-6 fatty acids: Evidence based or biased evidence? *British Journal of Nutrition* 104(11):1575–1576.

Callaway, W. (1992). The marriage of taste and health: A union whose time has come. *Nutrition Today* 27(3):37–42.

CDC. Social Determinants of Health: Frequently Asked Questions [https:// www.cdc.gov/nchhstp/socialdeterminants/faq.html aufgerufen 11/27/19]

CDC. Adverse Childhood Experiences (ACEs). #Vitalsigns November 2019. [https:// www.cdc.gov/vitalsigns/aces/index.html aufgerufen 11/27/19]

Egolf, B. et al. (1992). The Roseto Effect: A 50-year comparison of mortality rates. *American Journal of Public Health* 82:1089–1092.

Evans, H.M. et al. (1928). A new dietary deficiency with highly purified diets: The beneficial effect of fat in the diet. *Proceedings of the Society for Experimental Biology and Medicine* 25:390–397.

Felitti V.J. et. al. (1998). Relationship of childhood abuse and household dysfunction to many of the leading causes of death in adults: the adverse childhood experiences (ACE) study external icon. *American Journal of Preventive Medicine.* 1998;14:245–258.

Getz, L. (2009). Orthorexia: When eating healthy becomes an unhealthy obsession. *Today's Dietitian,* June, Seite 40.

Glore, S.R. et al. (1994). Soluble fiber and serum lipids: A literature review. *Journal of the American Dietetic Association* 94:425–436.

Guyenet, S. (2008). Butter, margarine and heart disease. *Whole Health Source,* Dezember 27.

Holt-Lundstad J, Robles, T., Sbarra D. (2017). Advancing Social Connection as a Public Health Priority in the United States. *American Psychologist* 72(6):517–530.

Ledoux, S. (1991). Eating disorders among adolescents in an unselected French population. *International Journal of Eating Disorder* 10(1):81–89.

Mazidi, M. et al. (2019). Lower carbohydrate diets and all-cause and cause-specific mortality: A population-based cohort study and pooling of prospective studies. *European Heart Journal* 40(34):2870–2879.

McCargar, L.J. et al. (1993). Physiological effects of weight cycling in female light-weight rowers. *Canadian Journal of Applied Physiology* 18(3):291–303.

McEwen, B. (2008). Central effects of stress hormones in health and disease: Understanding the protective and damaging effects of stress and stress mediators. *European Journal of Pharmacology* 583(2–3):174–185.

National Research Council. (1989). *Recommended Dietary Allowances.* National Academy of Sciences: Washington, D.C., S. 46–49.

The Nobel Prize in Physiology or Medicine 2005 was awarded jointly to Barry J. Marshall and J. Robin Warren »for their discovery of the bacterium *Helicobacter pylori* and its role in gastritis and peptic ulcer disease.« The Nobel Prize in Physiology or Medicine 2005. NobelPrize.org. Nobel

Media AB 2019. [aufgerufen 26 Nov 2019 .https://www.nobelprize.org/prizes/medicine/2005/summary/]

OECD. (2010). *OECD Factbook 2010: Economic, Environmental and Social Statistics*. OECD Publishing.

Ramsden, C.E. et al. (2010). Omega 6 fatty acid-specific and mixed polyunsaturate dietary interventions have different effects on CHD risk: A meta-analysis of randomized controlled trials. *British Journal of Nutrition* 104:1586-1600.

Rozin, P. (1993). Food and cuisine: Education, risk and pleasure. *Journal of Gastronomy* 7(1):111–120.

Rozin, P. (1999). Food is fundamental, fun, frightening, and far-reaching. *Social Research* 66:9–30.

Rozin, P. et al. (1999). Attitudes to food and the role of food in the life in the USA, Japan, Flemish Belgium and France: Possible implications for the diet-health debate. *Appetite* (33):163–180.

Rozin, P. et al. (2003). The ecology of eating: Smaller portion sizes in France than in the United States help explain the French paradox. *Psychological Science* 14(5):450–454.

Schardt, D. (1994). Phytochemicals: Plants against cancer. *Nutrition Action Health Letter* 21(3):1.

Schneeman, B. et al. (2006). The regulatory process to revise nutrient labeling relative to the dietary reference intakes. *American Journal Clinical Nutrition* 83(5):1228S–1230S.

Scrinis, G. (2008). On the ideology of nutritionism. *Gastronomica: The Journal of Food and Culture* 8(1):39–48.

Stacey, M. (1994). *Consumed: Why Americans Love, Hate, and Fear Food.* New York: Simon and Schuster.

Stout, C. et al. (1964). Unusually low incidence of death from myocardial infarction: Study of an Italian American community in Pennsylvania. *Journal of the American Medical Association* 188(10):845–849.

Thompson, J.L. et al. (1996). Effects of diet and diet-plus-exercise programs on resting metabolic rate: A meta-analysis. *International Journal of Sport Nutrition* (6):41–61.

Urban, N. et al. (1992). Correlates of maintenance of a low-fat diet among women in the women's health trial. *Preventive Medicine* 21:279–291.

USDA. (1992). Human Nutrition Service. *USDA's Food Guide Pyramid.* Home and Garden bulletin, no. 249, April.

USDHH. (1990). Healthy People 2000. *Nutrition Today.* 25(6):29–39.

WebMD. (2008). The Olympic diet of Michael Phelps. [http://www.webmd.

com/diet/news/20080813/the-olympic-diet-of-michael-phelps aufgerufen Mai 23, 2011].

Wolf, S. et al. (1974). Roseto revisited: Further data on the incidence of myocardial infarction in Roseto and neighboring Pennsylvania communities. *Transactions of the American Clinical Climatological Association* 85:100–108.

16. Einen intuitiven Esser großziehen: Kinder und Teenager

American Academy of Pediatrics. (2016). [https://www.aap.org/en-us/aap-voices/Pages /Minding-Childrens-Media-Use.aspx].

Bacon, L. *Body Respect: What Conventional Health Books Get Wrong, Leave out, and Just Plain Fail to Understand About Weight.* Dallas: BenBella Books, Seite 30.

Birch, L.L., Fisher, J.O. und Davison, K.K. (2003). Learning to overeat: Maternal use of restrictive feeding practices promotes girls' eating in the absence of hunger. *American Journal of Clinical Nutrition* 78: 215–220.

Carper, J.L., Fisher, J.O. und Birch, L.L. Young girls' emerging dietary restraint and disinhibition are related to parental control in child feeding. *Appetite* 35:121–129.

Eneli, I.U., Crum, L.P.A. und Tylka, T.R. (2008). The trust model: A different feeding paradigm. *Obesity* 16:2197–2204.

Field, A.E. et al. (2003). Relation between dieting and weight change among preadolescents and adolescents. *Pediatrics* 112:900–906.

Neumark-Sztainer, D. et al. (2007). Why does dieting predict weight gain in adolescents? Findings from Project EAT-II: A 5-year longitudinal study. *Journal of the American Dietetic Association* 107:448–455.

Rapley, G. und Murkett, T. (2010). *Baby-Led Weaning: The Essential Guide to Introducing Solid Foods and Helping Your Baby to Grow up a Happy and Confident Eater.* New York: The Experiment Publishing Company.

Resch, E. (2019). *The Intuitive Eating Workbook for Teens.* Oakland, CA: New Harbinger.

Satter, E.M. (2000). *Child of Mine, Feeding with Love and Common Sense.* Boulder, CO: Bull Publishing Company.

Satter, E.M. (2005). *Your Child's Weight: Helping Without Harming.* Madison, WI: Kelcy Press.

Schilling, L. und Peterson, W.J. (2017). *Born to Eat: Whole, Healthy Foods from Baby's First Bite.* New York: Skyhorse Publishing.

17. Der Weg zur Heilung von Essstörungen

American Psychiatric Association (APA). (2006). *Practice Guideline for the Treatment of Patients with Eating Disorders,* 3rd edition. Washington, D.C.: American Psychiatric Association (APA).

Galmiche M. et al (2019). Prevalence of eating disorders over the 2000-2018 period: a systematic literature review. *American Journal of Clinical Nutrition* 19:1402-1413.

Tribole, E. (2006). Intuitive Eating in the treatment of disordered eating. *SCAN's Pulse,* Summer.

Tribole, E. (2009). Intuitive Eating: Can you be healthy and eat anything? *Eating Disorders Recovery Today,* Winter.

Tribole, E. (2010). Intuitive Eating in the treatment of eating disorders: The journey of attunement. *Perspectives* Winter: 11-14.

Weiterführende Informationen

Intuitiv Essen – offizielle Website

www.intuitiveeating.org
Die jüngsten Neuigkeiten aus unserem Blog und ein Kalender der Veranstaltungen. Hier finden Sie auch Artikel, Forschungen, Interviews und allgemeine Informationen über intuitives Essen.
Intuitive Eating-Audio CD, Sounds True,

Intuitive Eating-Audio CD, Sounds True, 2009

Diese vier CDs sind ein großartiger Begleiter zu Ihrem Buch. Sie konzentrieren sich auf die praktischen Aspekte der Umsetzung intuitiven Essens. Der Inhalt ist ein Gesprächsformat mit geführten Übungen und keine wörtliche Lesung des Buchs.

Intuitiv essen – das Workbook

Als Ergänzung zu *Intuitiv essen* bietet dieses Arbeitsbuch eine Vielzahl Übungen, die Ihnen helfen werden, Ihre Fähigkeiten als intuitiver Esser zu verfeinern. Dieses Arbeitsbuch ist durch Studien abgesichert, die eine Steigerung der Wertschätzung des eigenen Körpers, des intuitiven Essens im Ganzen und der Zufriedenheit mit dem Leben zeigen!

The Intuitive Eating Workbook for Teens, New Harbinger, 2019

Ein Ansatz, der nicht auf Diäten, sondern auf Body Positivity beruht, geschrieben für Teenager und die Teenager in uns allen. Das Buch stützt sich auf dieselben durch Studien überprüften Übungen, die in *Intuitiv essen* eingeführt wurden; sie werden Ihnen helfen, auf die Weisheit Ihres Körpers zu hören, die Diätmentalität abzulegen und wieder mit großem Genuss zu essen.

Social Media

Facebook: www.facebook.com/IntuitiveEating/
Instagram: @evelyntribole @elyseresch #intuitiveeatingofficial

Beratung und Unterstützung

Certified Intuitive Eating Counselor Directory https://www.intuitiveeating.org/certified-counselors/ www.intuitiveeating-counselordirectory.org
Eine Liste von Gesundheitsexperten, die im Prozess des intuitiven Essens ausgebildet und registriert sind. Wir erhalten zahlreiche Anfragen nach entsprechenden Gesundheitsexperten vor Ort. Um diese Lücke zu füllen, bieten wir Zertifizierungen für uns verbundene Gesundheitsexperten an. Dazu zählen Diätassistenten, Psychotherapeuten, Ärzte, Körpertherapeuten, Krankenschwestern, Chiropraktiker, Zahnärzte, berufsbezogene Therapeuten, lizensierte Massagetherapeuten, lizensierte Physiotherapeuten, lizensierte Gesundheitserziehungsexperten, lizensierte Gesundheits- und Lebens-Coaches und andere in Gesundheitsberufen Tätige, die in ihrer Arbeit die Prinzipien intuitiven Essens unterstützen.

Intuitive Eating Online Community
www.intuitiveeating.org/community/
Lassen Sie sich inspirieren, teilen Sie Ihre Geschichte und profitieren Sie von den vielen Werkzeugen, die Ihre Reise zum intuitiven Essen unterstützen. Dies ist Ihre Gemeinschaft – die Teilnahme ist gratis, aber Sie müssen sich registrieren.

Berater für intuitives Essen werden

Es liegt uns sehr am Herzen, die Botschaft intuitiven Essens durch uns verbundene Gesundheitsexperten zu verbreiten, die sich qualifizieren, um zertifiziert und dann in unser Intuitive Eating Counselor Directory aufgenommen zu werden.

Weitere Einzelheiten und Informationen unter:
www.intuitiveeating.org
www.evelyntribole.com
www.elyseresch.com
www.IntuitiveEatingProTraining.com

Über die Autorinnen

EVELYN TRIBOLE, MS, RDN, CEDRD-S (Certified Eating Disorders Registered Dietitian-Supervisor) ist Autorin von neun Büchern und hat eine eigene Praxis in Newport Beach, Kalifornien.

Sie unterrichtet gerne Gesundheitsexperten aus aller Welt darin, wie ihre Klienten durch intuitives Essen eine gesunde Beziehung zu ihrem Essen, Geist und Körper bekommen können. Als international Vortragende und Workshop-Leiterin ist Evelyn voller Leidenschaft und wurde »wunderbar weise und witzig« genannt. Vorher war sie Ernährungsexpertin für *Good Morning America*, nationale Sprecherin der Academy of Nutrition and Dietetics und schrieb für die Zeitschrift *Shape*, in der sie elf Jahre lang eine monatliche Kolumne veröffentlichte.

Evelyn wird von den Medien oft wegen ihrer Expertise angefragt und hat Hunderte Interviews gegeben, darunter CNN, NBCs *Today Show*, MSNBC, *Fox News, USA Today, The Wall Street Journal, The Atlantic, Ten Percent Happier* und der Zeitschrift *People*. Sie qualifizierte sich für die Olympic Trials im allerersten Frauenmarathon 1984. Sie nimmt nicht länger an Wettbewerben teil, ist aber eine sehr gute Tischtennisspielerin und wandert leidenschaftlich gerne. Ihr Lieblingsessen ist Schokolade – wenn sie sie langsam genießen kann.

ELYSE RESCH, MS, RDN, CEDRD-S, Fiaedp, FADA, FAND, ist Ernährungstherapeutin mit eigener Praxis in Beverly Hills, Kalifornien. Sie hat achtunddreißig Jahre Erfahrung und ist spezialisiert auf Essstörungen, intuitives Essen und Health at Every Size. Sie ist Autorin von *The Intuitive Eating Workbook for Teens,* Co-Autorin von *Intuitiv essen* und *Intuitiv essen – das Workbook,* schrieb einen Beitrag für *The Handbook of Positive Body Image and Embodiment* und hat Zeitungs- und Zeitschriftenartikel sowie Blogposts veröffentlicht.

Sie hält regelmäßig Vorträge, arbeitet für Podcasts und tritt in ausführlichen Medien-Interviews auf. Über ihre Arbeit wurde unter anderem bei NPR, CNN, KABC, NBC, KTTV, in der *Los Angeles Times,* bei AP Press, KFI Radio, *USA Today* und in der *Huffington Post* berichtet. Resch ist bekannt dafür, ihren Patienten mithilfe des intuitiven Essens dabei zu helfen, sich von der Diätkultur zu befreien. Ihre Philosophie lautet, Body Positivity zu entwickeln, weil sie glaubt, dass alle Körper Würde verdienen, und sich in Bezug auf Essen mit seiner inneren Weisheit verbinden sollten. Resch führt Supervisionen durch und bildet Gesundheitsexperten aus. Sie ist zertifizierte Ernährungsberaterin für Essstörungen, Fellow der International Association of Eating Disorder Professionals und Fellow der Academy of Nutrition and Dietetics.

Register